応用栄養学実習 第4版

ライフステージ別の栄養管理

日本人の食事摂取基準（2020年版）準拠

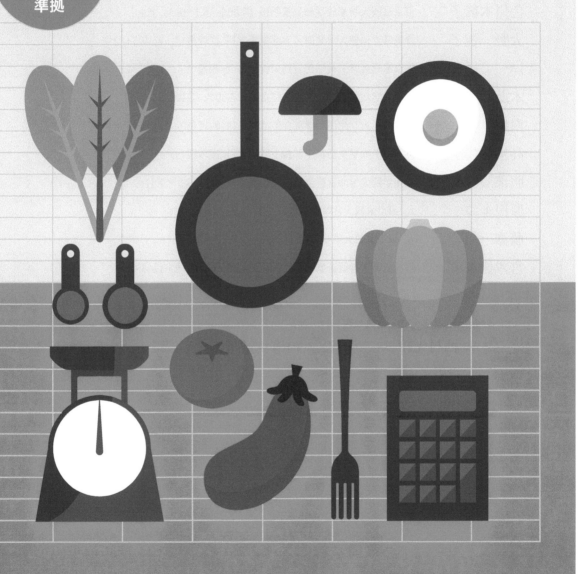

原田まつ子・色川木綿子・大野智子／編

講談社

執筆者一覧

飯島　良江　　医療法人社団圭春会 小張総合病院栄養科(7.5 ②③, 7.6 ④)

伊藤　智子　　東京家政大学家政学部栄養学科 特任講師(4.1〜4.4)

色川木綿子*　東京家政大学家政学部栄養学科 講師(1, 8.1〜8.3, 11)

大野　智子*　青森県立保健大学健康科学部栄養学科 准教授(2, 6, 7.5 ①)

岸　　昌代　　東京家政大学栄養学部管理栄養学科 准教授(3.4, 3.5†, 4.5†, 10.2)

木藤　宏子　　旭川大学短期大学部生活学科食物栄養専攻 教授(5.1〜5.5)

白尾　美佳　　実践女子大学生活科学部食生活科学科 教授(5.6, 10.1)

髙橋加代子　　実践女子大学生活科学部食生活科学科 准教授(9)

服部　浩子　　愛知学院大学心身科学部健康栄養学科 教授(7.1〜7.4)

原田まつ子*　元 東京家政大学特任教授(1, 2, 3.1〜3.3)

藤澤　和子　　元 東京家政大学非常勤講師(9)

宮本佳世子　　国立精神・神経医療研究センター病院 栄養管理室長(8.4)

(五十音順, *は編者, かっこ内は担当章・節)

†献立協力：西村光絵 文京区役所子ども家庭部幼児保育課 主査

まえがき

昭和 20 年連合国軍の指令に基づいて実施された「国民健康・栄養調査」は 70 年以上続いている.

戦後は, 国民全体が貧困であり, 健康・栄養状態は, 最悪であった. その後, 高度経済成長の時代に入り, 飽食の状態へと変わり, 平成 18 年から 22 年の都道府県別結果では, 肥満と生活習慣病が報告されている. 今日の「国民健康・栄養調査」は, 平成 15 年施行の健康増進法に規定されており, 「国民の健康増進を図るため, 国民の身体の状況, 栄養調査および生活習慣病の状況を明らかにする」ことを目的として, 厚生労働省の指導のもと国立研究開発法人 医薬基盤・健康・栄養研究所(国立健康・栄養研究所)が協力し, 都道府県, 政令指定都市, 保健所とともに実施し, その企画, 集計, 解析を担当しており, 国および地方公共団体の健康行政に欠かせない情報を提供している.

平成 25 年度に始まった「健康日本 21(第二次)」では, 「国民健康・栄養調査」その他の統計調査結果を受けて, 健康寿命延伸への取り組みや, 食育の推進, 社会経済的格差と地域格差の是正など, 将来を見据えた目標を掲げている.

一方, 「健康日本 21(第二次)」において主要な生活習慣病の発症予防と重症化予防の徹底を図ることを基本的方向としていることから, 国は, 「日本人の食事摂取基準(2020 年版)」を高齢化の進展や糖尿病等有病者数の増加を踏まえ, 健康の保持・増進とともに, 生活習慣病の発症予防及び重症化予防に加え, 高齢者の低栄養予防やフレイル予防も視野に入れて策定した.

かくして, 食事摂取基準の対象は, 健康な個人ならびに健康な人を中心として構成されている集団とし, 生活習慣病等に関する危険因子や, 高齢者でフレイルに関する危険因子を有していても, 自立した日常生活を営んでいる者を含む. ただし, この場合に対象とする範囲は, 検査値が基準範囲内, もしくは保健指導レベルである(詳細は, 第 2 章ライフステージ別の栄養管理を参照).

これらのことから, 今回, 応用栄養学実習の教材に, ライフステージの栄養管理とともに, 保健指導レベルの栄養管理の事例もとり挙げた. また, ストレスや熱中症対策等の特殊環境, 栄養アセスメントについて充実を図った.

栄養士・管理栄養士の業務も, より高度に, より複雑に, 多様化を呈してきた. さらに地域社会やその他の多種業務との連携も重要であり, 広い視野に立って, 役割を果たす, 責任ある行動が望まれる.

本書が, 応用栄養学実習書として, 少しでもお役に立てればと願っております. 新しい試みもあり, 不備な点も多々あろうかと思います. ご指導いただければ幸いです.

最後に初版からご指導賜りました東愛子先生ならびに編集部の国友奈緒美氏にお礼申し上げるとともに, 本書刊行にあたり, 編集部の神尾朋美氏, 大谷祥子氏に大変お世話になりました. 心からお礼を申し上げます.

2021 年 2 月 4 日

原田まつ子

色川木綿子

大野　智子

本書の構成　第4版の刊行にあたって

　本書では，健康日本21（第二次）の掲げる健康寿命延伸への取り組み（メタボリックシンドロームとロコモティブ・シンドロームを車の両輪とするなど）や，新しく策定された日本人の食事摂取基準，管理栄養士養成課程の新基準を踏まえ，栄養管理の充実を図った．本書の構成をまとめると以下のようになる．

1　概論（第1章）：健康の概念，ライフステージの加齢変化および特性，生活習慣病の現状と課題．
2　栄養管理（第2章）：栄養管理の基本概念とPDCAサイクル，日本人の食事摂取基準とその活用，栄養管理計画の例，献立作成，調理．
3　ライフステージ別栄養管理（第3〜9章）：ライフステージ別社会的・精神的・生理的・身体的特性，食行動，栄養トラブルなどを踏まえ，各ステージの一般的な対象者に対応した栄養管理の実際（栄養アセスメント，食事摂取基準，食品の組み合わせ，献立例，評価）を，成人期では，肥満・糖尿病・脂質異常，高血圧などの生活習慣病予備群とされる者への献立を展開．
4　身体活動および運動時・特殊環境の栄養管理（第10・11章）：身体活動・スポーツと栄養，ストレス，熱中症対策等．

管理栄養士教科カリキュラムにみる応用栄養学

　平成12年3月，栄養士法の一部改正が行われ，管理栄養士の業務が明確にされるとともに，新カリキュラムでの教育が開始された．その後，介護報酬改定，診療報酬改定，障害福祉サービス等報酬改定において「ケア・マネジメント（栄養管理）」の考え方が導入され，報酬化されるなど，ますます管理栄養士の社会的役割が重要となっている．教育内容は「栄養評価・判定に基づいた企画・実施・評価の総合的なマネジメントを行うことのできる能力を養う」という考え方が基本となっている．

　応用栄養学の教育目標は，「①栄養状態や心身機能に応じたケア・マネジメントの考え方を理解する，②食事摂取基準策定の考え方および科学的根拠について理解・修得する，③各ライフステージにおける栄養状態や心身機能の特徴に基づいたケア・マネジメントを習得する」とされた．

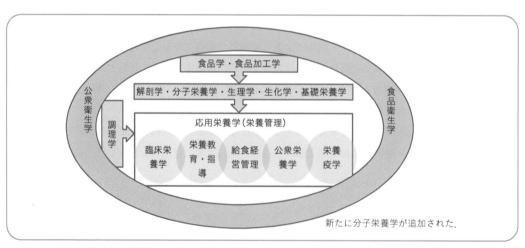

図●0.1　管理栄養士養成課程における応用栄養学
［資料：「管理栄養士養成課程における専門基礎分野・専門分野の実験・演習・演習の例示」（第二次管理栄養士養成課程における教育のあり方に関する検討委員会，平成25年8月24日，日本栄養改善学会）改変］

目次

各論

第1章

応用栄養学実習概論

1.1 ライフステージの特性

A. ライフステージの加齢変化

a ライフステージの区分と各ステージの特性

　ライフステージの区分は，目的によって暦年齢，生理的年齢，社会的年齢などに分けられて利用されている．個人個人でみていくと，暦年齢と生理的年齢・社会的年齢は必ずしも一致しない．また，人は生まれた時からすでに，一方では成長しつつ，他方では加齢現象が進んでいるわけで，この点からも明確に分けることは難しい．本書では，ライフステージを妊娠期(胎児期)，成長期(乳児期・幼児期・学童期・思春期)，成熟期(青年期・壮年期・中年(実年)期)，衰退期(高齢期)に分類した．さらに，「ライフステージの特性」を各ステージごとに心理的・精神的，生理的，社会的特性および行動特性，栄養トラブルに分けてその概要を一覧表に示した(表1.1)．詳しくは第3章以降の各論で述べる．

b 加齢による身体機能の生理的および病的変化

　人間の身体機能は多少の環境の変化があっても，それに適応しながら正常な働きを維持することができる．このような機能をホメオスタシス(恒常性)という．すなわち身体の内部の個々の細胞をめぐる内部環境は物理的，化学的に微妙に調整されている．この内部環境として最も影響をもっているのは，温度，浸透圧，pHで，物質の化学変化もこれらの条件によって左右される．これらの機能は成長期では未熟であり，成熟期をピークに高齢になるにしたがって衰退していく．このような生理的変化はある程度の個人差はあっても人間の寿命には逆らえない．

　一方，人間は生きていくために体内で合成できない栄養素を食物からとっている．外界から取り込まれた食物は，消化器官で物理的・化学的に最終分解産物まで消化され，吸収される．吸収された物質は，おもに門脈(脂肪はリンパ管から血中へ)を通って肝臓に運ばれる．栄養素はそれぞれ再合成されて血管を通じて全身に送り出される．有毒な物質や老廃物は，肝臓で無毒化されて体外へ排泄される．消化管がうまく働くためには自律神経のバランスのとれた活動が必要である．自律神経は精神状態に大きく左右されるため，快適な精神状態を保つことが，よい消化吸収につながる．過度のストレスは，胃や十二指腸潰瘍，消化性潰瘍などを引き起こす．

　また，生命の根幹をなす食欲は脳の視床下部の満腹中枢と飢餓中枢により支配される．血液中のブドウ糖濃度によって中枢の活動が変化し，その信号は自律神経によって消化管に伝えられる．過食の習慣は，満腹中枢の感受性を低くし，飢餓中枢を敏感にするため，食べても満腹を感じず，すぐ空腹を感じ，過食が繰り返されることになる．その結果生じる肥満や糖尿病などの代謝異常をもたらし，動脈硬化からやがては心筋梗塞や脳卒中などの生活習慣病へと移行しやすい．とくに，内臓脂肪型肥満(上半身肥満)は高血圧，高血糖，血中脂質異常などを合併している確率が高いことから，WHO(世界保健機

表●1.1　ライフステージの特性

ライフステージ	妊娠期（胎児期）				成長期		
	妊娠初期・中期・後期				乳児期【早期新生児1週, 新生児4週】		幼児期
年代	受精卵	胎嚢期	胎芽期	胎児期 9週～	授乳期（1～4か月頃）	離乳期（5～12か月頃）（12～18か月頃）	（1～5歳）
特性 心理	（母体） ・妊娠期　喜び＝不安 ・分娩期　喜び≦不安 ・産前の情緒不安定				（母体） ・マタニティブルー*1 ・産じょく期*2　喜び＞不安 ・授乳期　喜び＞不安 ・育児期　喜び＝不安 ・（乳児）養育態度に反応	・感覚・感情の発達 ・養育態度に反応	（第一反抗期） ・自我の芽生え ・情緒の発達・障害
生理	妊娠期　母体の変化 　　　　胎児の発育				母体：母乳分泌 乳児：発育旺盛	母体：母乳分泌低下 乳児：発育旺盛	運動・知能・消化器の発育
社会	母子健康手帳 定期検診 母親教室						
行動	1. 妊娠による嗜好・食行動の変化 2. 食習慣による嗜好・食行動の変化 3. 社会生活・ライフスタイルによる行動の変化 4. 学習による行動の変化				＜摂食行動の発達＞ 0　→5か月頃→12か月頃　→2～3歳 吸う　→咀しゃく→手づかみ食べ→社会食べ 哺乳反射　食体験　　練習　　しつけ		
起こりやすいトラブル	＜母体＞ 1. つわり，妊娠悪阻 2. 流産，早産 3. 肥満→糖尿病→巨大児 　（妊娠高血圧症候群） 4. 栄養失調→低出生体重児 5. 母体側の授乳障害・授乳禁忌 6. 母乳はビタミンK欠乏症になりやすいため生後，ビタミンKを投与する				＜乳児＞ 1. 先天代謝異常 2. 乳糖不耐症 3. 食物アレルギー 4. 乳児下痢症・便秘 5. ミルク嫌い 6. 偏食・食欲不振*3 7. 脱水症 8. 肥満・やせ，鉄欠乏症貧血		＜幼児＞ 1. 食物アレルギー 2. 偏食・食欲不振 3. 第一反抗期 　幼児の腹痛 　　↓ 　精神的緊張 　不登校 4. 運動不足
食　種	妊娠期の食事 授乳期の食事				乳汁食 母乳・人工・混合	離乳食	幼児期の食事

＊1　マタニティブルー…分娩後3～10日頃．一過性
＊2　産じょく期うつ病が生じることもある
＊3　食欲不振　（仮　性）：実際は食べているが母親はそう思っていない（50％）
　　　　　　　　（体質的）：生まれつき少食または食べ物に関心が薄い
　　　　　　　　（心因的）：過敏傾向・初めての食体験の乳児に食事強制→食欲不振
　　　　　　　　　　　　　　→母の不安・焦り→食事強制の悪循環

（表●1.1 つづき）

学童期	思春期	第3充実期 （15〜29歳） 青年期 （成人期）	成熟期 壮年期 （成人期）	中年(実年)期 （成人期）	衰退期 高齢期
（6〜11歳）	（12〜17歳）	（18〜29歳）	（30〜49歳）	（50〜64歳）	（65〜74歳：前期高齢者） （75歳以上：後期高齢者）
・自我の発達 ・欲求不満 ・不安，ストレス	（第二反抗期） ・第二次性徴による精神・心理的変化 ・不安，ストレス	新職場・環境に順応できないための不安，ストレス	・更年期による不定愁訴 ・空の巣症候群 ・不安，ストレス		病気，死，経済的不安，孤独感や疎外感，生きがい喪失による心身症，不安，ストレス
脳・骨・筋肉臓器の発達	第二次性徴変化発育急進期	成長終了→成熟期	生理機能低下		老化現象
小学校 学習塾 習いごと	中学・高校 部活動 学習塾	大学・ボランティア 単身就学・就労 育児	就労 単身赴任 育児		高齢者福祉施設 就労・ボランティア

1. 成長による嗜好・食行動の変化 2. 食体験による嗜好・食行動の変化 3. 社会生活・ライフスタイルによる行動の変化*4 4. 教育・学習による行動の変化 5. 外食・孤食			1. 加齢による嗜好・食行動の変化 2. 食習慣による嗜好・食行動の変化 3. ライフスタイル(アイデンティティ・モラトリアム人間)による行動変化 4. 社会生活(近代化，余暇行動) 5. 外食・孤食		
1. 偏食(間食，欠食，夜食，外食) 2. 食物アレルギー 3. 永久歯のむし歯 4. 食事量が減る時期→やせ→食事強制や食事中の叱責→嘔吐・食欲不振症*5, 拒食症 5. 小児肥満 6. 貧血 7. やせ			1. 偏食(間食，欠食，夜食，外食) 2. 食欲不振症 3. 肥満・やせ 4. 貧血 5. 生活習慣病 6. 認知症 7. 脱水症 8. 骨粗鬆症 9. サルコペニア・フレイル→ロコモティブシンドローム		
学童期の食事 学校給食	思春期の食事 貧血予防食	青年期の食事	生活習慣病予防食		高齢期の食事 咀しゃく・嚥下障害食

＊4　ダイエット：　とくに思春期から20歳代の女性に多くみられ，長期間続けると体調をくずし，低体重や貧血さらには生理の異常などに至ることもある．

＊5　食欲不振症　思春期には神経性食欲不振症(思春期やせ症)→思春期の項参照

関)はそれらをまとめて「メタボリックシンドローム」という疾患概念を導入した.

また，汚染された自然環境や不適切な生活環境，生活習慣の乱れなどの外部環境は老化を早め，特定の生活習慣病と診断されない境界領域にある場合でも長期にわたると将来問題が起こりやすいことが危惧されている.

B. 健康の概念

ⓐ 健康の定義

WHO によると「健康とは，身体的，精神的，社会的に完全によい状態にあることで，単に疾病または虚弱でないということではない」(WHO 憲章，1946)と定義されている.

ⓑ 健康寿命の延伸

近年，日本人の平均寿命は延び，世界に誇る長寿民族とされているものの，必ずしも，みんなが健康とは言い切れず，高齢化に伴い，要支援，要介護老人が増加しており，国は，介護を必要としない自立した老後を目指す「健康寿命」の施策に取り組んでいる.

厚生労働省の「令和元年国民生活基礎調査の概況」によると，介護が必要となった主な原因は，要支援者では「関節疾患」が 18.9％と最も多く，次いで「高齢による衰弱」となっている. 要介護者では，「認知症」，「脳血管疾患(脳卒中)」が多くなっている.

健康寿命の延伸には，従来のメタボリックシンドローム(内臓脂肪症候群)の改善策に加えて，ロコモティブ・シンドローム(運動器症候群)の改善策が必要である(詳細は第 9 章参照).

1.2 生活習慣および生活習慣病の現状と課題

A. 成人病から生活習慣病へ

厚生省(現厚生労働省)は，従来の成人病の発症に生活習慣(ライフスタイル)が深く関与していることから，1996 年(平成 8 年)10 月に成人病という用語を生活習慣病と改めた. 近年では，胎児期の低栄養状態が出生時の体重に影響し，低出生体重児が成人以降に生活習慣病の発症しやすいことが報告されている. 生活習慣は，子どもの頃からの積み重ねであると指摘されており，生活習慣病の予防対策として，健康の三大原則(栄養，運動，休養)を基盤に，「食事摂取基準」「食生活指針」が示されている.

生活習慣病とライフスタイルの定義

ライフスタイルの定義(Green)
「一時的な行動をさすのではなく，文化的，社会的，経済的，環境的に特徴づけられた個人やグループの習慣的行動のパターンであり，健康に関するもの」
生活習慣病の定義(公衆衛生審議会)
「食習慣，運動習慣，休養，喫煙，飲酒等の生活習慣がその発症・進行に関する疾患群」
①食習慣　：肥満症，2 型糖尿病，脂質異常症，循環器病，高尿酸血症，大腸がん，歯周病等
②運動習慣：肥満症，2 型糖尿病，脂質異常症，高血圧症等
③喫煙　　：肺扁平上皮がん，循環器病，慢性気管支炎，肺気腫，歯周病等
④飲酒　　：アルコール性肝疾患

B. 日本人の生活習慣および生活習慣病の現状（国民健康・栄養調査より）

　生活習慣の問題点の指標となるものに，政府が掲げる国民の健康づくり運動「健康日本21」*がある．この運動の過程で厚生労働省は，食生活や運動，たばこ，アルコール，循環器疾患，がんなど9分野の70項目について，数値目標を示した（現在は第二次：2013年～）．また，5年ごとに改定される「日本人の食事摂取基準」（厚生労働省）もある．いずれも生活習慣病等の予防を視野に入れたものである．これらの達成状況の検証のために国民健康・栄養調査（国民1人1日あたり性・年齢階級別）が毎年実施されている．

＊第一次は2000年からで，策定当初は2010年までとされていたが，2012年まで延長された．最終評価が行われ，2013年度以降の健康日本21（第二次）の推進に反映されている．

　本書ではおもに国民健康・栄養調査結果（20歳以上）の概要と，その結果にみるおもな問題点を述べる．

ⓐ 体格の指標と肥満およびやせの状況

　肥満者（BMI≧25）の割合は，令和元年（2019年）の結果によると，男性は33.0％（20～60歳代では35.1％）であり，40歳代が39.7％と高くなっている．女性は22.3％（40～60歳代では22.5％）であった．やせの者（BMI＜18.5）の割合は，20歳代女性で20.7％と高くなっている．体重ならびに体格指数（BMI）は，エネルギー管理からもっとも重要な指標として薦められている．体重の減少または，増加を目指す場合は，おおむね4週間ごとに体重を継続的に計測記録し，16週間以上のフォローを行うことが薦められる．体格指標は，このほかに腹囲や体脂肪率などがある．

　健康日本21（第二次）の目標値は，20～60歳代男性の肥満者の割合28％，40～60歳代女性の肥満者の割合19％，20歳代女性のやせの者の割合20％である．

ⓑ 栄養素等摂取状況

　エネルギー摂取量の平均値は，この10年間変化がなく，脂質のエネルギー比率の割合は，年齢が高くなるほど低い．野菜摂取量をみると，健康日本21（第二次）の目標は350 g/日であるが，20歳代以上すべての年代で目標値に達していない．食塩摂取量については，健康日本21（第二次）の目標は8 gであるが，20歳代以上で10.1 g（男性11.0 g，女性9.3 g）である．

ⓒ 生活習慣病等の状況

①糖尿病：糖尿病が強く疑われる者の割合は，令和元年（2019年）の結果によると，男性19.7％．女性10.8％であり，平成20年（2008年）からの年次推移で男性の増加傾向がみられる．

基準　「糖尿病が強く疑われる者」とは，ヘモグロビンA1cの測定値があり，身体状況調査の糖尿病診断の有無に回答した者のうち，ヘモグロビンA1c（NGSP）値が6.5％以上または身体状況調査の現在，糖尿病の治療の有無に「有」と回答した者．

②高血圧症：収縮期（最高）血圧の平均値は，令和元年（2019年）の結果によると，男性132.0 mmHg，女性126.5 mmHgである．収縮期血圧が，140 mmHg以上の者の割合は，男性29.9％，女性24.9％である．

③脂質異常症：脂質異常が疑われる者の割合は，平成30年（2018年）の結果によると，男性24.7％（そのうち服薬者69.9％），女性24.2％（そのうち服薬者92.4％）．

基準　国民健康・栄養調査の血液検査では，空腹時採血が困難であるため，脂質異常症の診断基準項目である中性脂肪による判定は行われていない．脂質異常症が疑われる者とは，HDLコレステロール40 mg/dL未満，もしくはコレステロールを下げる薬の服用者［動脈硬化性疾患予防ガイドライン2017年版］．

　「肥満，脂質異常症，高血糖，高血圧」といった動脈硬化の危険因子は，それぞれが重複すると，1つ1つの程度は軽くても，動脈硬化が急速に進み，動脈硬化性疾患（狭心症や心筋梗塞や脳梗塞など）の危険性を高める．このような動脈硬化の危険因子を複数併せもった状態を「メタボリックシンドローム」と呼び，特に内臓脂肪型肥満が原因であることがわかってきている．表 1.2 に診断基準を示す．

表●1.2　メタボリックシンドローム診断基準

内臓脂肪（腹腔内脂肪）蓄積	ウエスト周囲径：男性 85 cm，女性 90 cm 以上 （男女とも内臓脂肪面積 100 cm^2 以上に相当）		
上記に加えて，以下の 3 つの項目（血中脂質，血圧，血糖）のうち 2 項目以上が該当した場合，メタボリックシンドロームと診断される．			
項目	血中脂質	血圧	血糖
基準	・中性脂肪（TG）値 150 mg/dL 以上 （高トリグリセライド血症） ・HDL コレステロール値 40 mg/dL 未満 （低 HDL コレステロール血症）	・収縮期血圧値 　130 mmHg以上 ・拡張期血圧値 　85 mmHg 以上	・空腹時血糖 　110 mg/dL 以上
服薬	・高トリグリセライド血症の薬物治療 ・低 HDL コレステロール血症の薬物治療	・高血圧の薬物治療	・糖尿病の薬物治療

・CT スキャンなどで内臓脂肪量の測定を行うことが望ましい．
・ウエスト径は立位，軽呼気時，臍レベルで測定する．脂肪蓄積が著明で臍が下方に偏位している場合は肋骨下縁と前上腸骨棘の中点の高さで測定する．
・メタボリックシンドロームの診断に，糖負荷試験は必須ではない．糖尿病，高コレステロール血症は除外されない．
［資料：日本動脈硬化学会，日本糖尿病学会，日本高血圧学会，日本肥満学会，日本循環器学会，日本腎臓学会，日本血栓止血学会，日本内科学会，2005 年 4 月］

C. まとめ

　肥満症，糖尿病，高血圧症，脂質異常症，メタボリックシンドロームなどの境界型に位置する者も増えており，生活習慣病の発症や重症化が懸念される一方，「やせ」や栄養のアンバランス，低出生体重児，鉄欠乏性貧血なども見逃せない．特に成長期の子どもたちおよび若年女性のダイエット，高齢者の食欲不振による栄養不足に注意したい．サプリメントや食育に関しても的確な情報提供およびライフステージのなかでの一貫した食教育が望まれる．

A. 生活習慣病の段階的予防

厚生労働省は，生活習慣病の段階的予防対策として次の 3 つの段階的目標を掲げた.

①一次予防：健康的な生活習慣の確立のために生活習慣が身につきやすい小児期にその基本を地域・学校・家庭間での連携を図り，生涯の健康づくりを目指し，よりよい生活習慣を定着させる

②二次予防：定期的な健康審査で早期発見，早期治療

③三次予防：機能維持・回復を目標にリハビリテーション，生活習慣病の予防

従来の成人病は 40 歳代からの警告であったが，生活習慣病の予防は「小児期からのよりよい生活習慣」とうたわれており，適正な栄養管理の充実こそ一次予防の目標であることを銘記したい.

また，平成 23 年(2011 年)「第二次食育推進計画」の中では，「生活習慣病の予防及び改善につながる食育の推進」が，3 つの重点課題のうちの 1 つとして掲げられている.

図 1.1(p.9)は，生活習慣の乱れが肥満や検査値(表 1.3 ～ 表 1.8)の異常につながり，やがては生活習慣病を発症してしまう危険性を警告したものである. 自覚症状の出にくい生活習慣病の予防のためには，個々に自分の位置を確認し，適切な管理を心がけることが大切である.

表●1.3 健康診断等で用いられる一般的な判定基準[血液検査]

	項目		正常値(基準値)*	異常値をとる病態
赤血球数	RBC	万個/μL	男 430～554 女 374～495	
血色素	ヘモグロビン, Hb	g/dL	男 14～18(最低値) 女 12～18(最低値)	鉄欠乏性貧血で低下
ヘマトクリット	Ht	%	男 40.8～49.6 女 34.0～45.3	
血糖 空腹時血糖 75 g ブドウ糖負荷試験 ヘモグロビン A1c(NGSP)	BS OGTT HbA1c	mg/dL mg/dL, 2 時間値 %	～110 ～140 4.6～6.2	糖尿病で上昇
脂質 総コレステロール HDL コレステロール 中性脂肪 LDL コレステロール	TC HDL-C TG, トリグリセリド LDL-C	mg/dL mg/dL mg/dL mg/dL	120～220 40 以上 70～140 140 以下	脂質異常症, 肥満で上昇(HDL-C は低下)
尿酸	UA	mg/dL	男 3.5～6.5 女 3.0～5.5	高尿酸血症, 痛風で上昇
総たんぱく質	TP	g/dL	6.5～8.0	栄養不良
ガンマ-ジーティーピー	γ-GTP	IU/L	男 8～50 女 6～30	アルコール性脂肪肝(肝機能)
骨密度	YAM, 若年成人平均値		100%(基準) 80%以上(正常) 70%以上～80%未満 骨量減少 70%未満 骨粗鬆症	骨粗鬆症

＊正常値(基準値)とは：健康な人の 95%が入る(100－上限 2.5%＋下限 2.5%)値で，あくまでも参考値. 測定方法や検査施設により若干の違いはある. また，性・年齢によって異なる. なお，同じ人でも測定する日や時刻，また，食事や運動の前後，気温や季節などの環境によっても測定値は変動する. また，1 度だけの検査では判定は難しい. 診断は問診なども含めて総合的に行われる.

表●1.4 健康診断等で用いられる一般的な判定基準[肥満度]

項目	判定基準
[肥満の判定] BMI による判定 BMI＝体重 kg／(身長 m×身長 m)	男女とも 20 歳以上は BMI＝22 を基準として判定 BMI＜18.5　低体重(やせ)，18.5≦BMI＜25　普通体重，BMI≧25　肥満
体脂肪率(%) 30 歳以上	男 17〜23(標準値)　　25 以上(肥満) 女 25〜27(標準値)　　30 以上(肥満)

表●1.5 健康診断等で用いられる一般的な判定基準[血圧(成人)]

分類	診察室血圧(mmHg)			家庭血圧(mmHg)		
	収縮期血圧		拡張期血圧	収縮期血圧		拡張期血圧
正常血圧	＜120	かつ	＜80	＜115	かつ	＜75
正常高値血圧	120〜129	かつ	＜80	115〜124	かつ	＜75
高値血圧	130〜139	かつ/または	80〜89	125〜134	かつ/または	75〜84
Ⅰ度高血圧	140〜159	かつ/または	90〜99	135〜144	かつ/または	85〜89
Ⅱ度高血圧	160〜179	かつ/または	100〜109	145〜159	かつ/または	90〜99
Ⅲ度高血圧	≧180	かつ/または	≧110	≧160	かつ/または	≧100
(孤立性)収縮期高血圧	≧140	かつ	＜90	≧135	かつ	＜85

[日本高血圧学会，高血圧治療ガイドライン 2019，p.18]

表●1.6 小児の年代別，性別高血圧基準

	収縮期血圧 (mmHg)	拡張期血圧 (mmHg)		収縮期血圧 (mmHg)	拡張期血圧 (mmHg)
幼児	≧120	≧70	中学校　男子 　　　　女子	≧140 ≧135	≧85 ≧80
小学校　低学年 　　　　高学年	≧130 ≧135	≧80 ≧80	高等学校	≧140	≧85

[日本高血圧学会，高血圧治療ガイドライン 2019，p.165]

表●1.7 脂質異常症：スクリーニングのための診断基準(空腹時採血)

LDL コレステロール	140 mg／dL 以上 120〜139 mg／dL	高 LDL コレステロール血症 境界域高 LDL コレステロール血症
HDL コレステロール	40 mg／dL 未満	低 HDL コレステロール血症
トリグリセライド(中性脂肪)	150 mg／dL 以上	高トリグリセライド血症
non-HDL コレステロール	170 mg／dL 以上 150〜169 mg／dL	高 non-HDL コレステロール血症 境界域高 non-HDL コレステロール血症

[日本動脈硬化学会，動脈硬化性疾患予防ガイドライン 2017 年版]

表●1.8 小児(小中学生)の脂質異常症の基準(空腹時採血)

総コレステロール(TC)	220 mg／dL 以上
LDL コレステロール(LDL-C)	140 mg／dL 以上
トリグリセライド(TG)	140 mg／dL 以上
HDL コレステロール(HDL-C)	40 mg／dL 未満

[日本動脈硬化学会，動脈硬化性疾患予防ガイドライン 2017 年版]

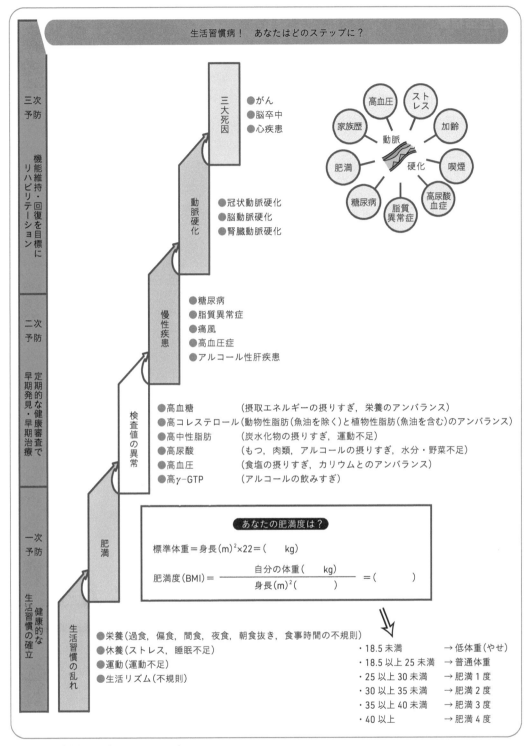

図●1.1　生活習慣病へのステップ
［日本肥満学会より改変］

B. 食生活指針

食生活指針（表1.9）は，一般の人ひとりひとりが自ら食生活改善に取り組むための具体的食生活の目標を示したもので，食事摂取基準を満足するように実践するためのガイドでもある．生活習慣病の一次予防を重視し，国民の健康の維持増進，生活の質の向上，食料の安定供給確保を図るためにつくられ，教育・食品産業・農林漁業分野で活用・啓蒙普及していくように進められている．

表●1.9　食生活指針

1. 食事を楽しみましょう．
2. 1日の食事のリズムから，健やかな生活リズムを．
3. 適度な運動とバランスのよい食事で，適正体重の維持を．
4. 主食，主菜，副菜を基本に，食事のバランスを．
5. ごはんなどの穀物をしっかりと．
6. 野菜・果物，牛乳・乳製品，豆類，魚なども組み合わせて．
7. 食塩は控えめに，脂肪は質と量を考えて．
8. 日本の食文化や地域の産物を活かし，郷土の味の継承を．
9. 食料資源を大切に，無駄や廃棄の少ない食生活を．
10.「食」に関する理解を深め，食生活を見直してみましょう．

［文部省決定，厚生省決定，農林水産省決定　平成28年（2016年）6月一部改正］

C. 食事バランスガイド

食事バランスガイドは，「食生活指針」を具体的に行動に結びつけるものとして，2005年6月に厚生労働省と農林水産省より策定された（図1.2）．特色は以下のとおり．

①1日に「何を」，「どれだけ」食べたらよいのかの目安が示されている．②「主食」，「主菜」，「副菜」，「牛乳・乳製品」，「果物」に分類，料理を示した．③基本は「成人」を対象とし，特に，30～60歳代の男性の肥満者，単身者，子育てを担う世代に焦点を絞ってその活用法を示している．

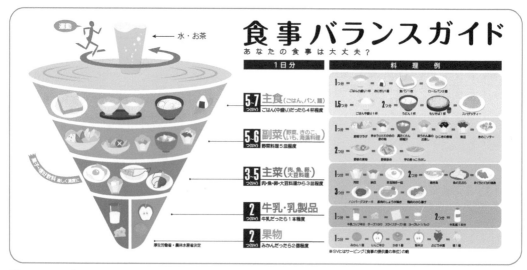

図●1.2　食事バランスガイド

第2章

ライフステージ別の栄養管理

2.1 栄養管理の基本的概念

　栄養管理(栄養ケア・マネジメント)を広義に解釈すると,「適正なエネルギーおよび栄養素の摂取により,からだの栄養状態を良好にし,健康の保持・増進をはかること」である.そのためには栄養ケア・マネジメントや栄養ケアプロセスといった手法が不可欠である(図2.1)

　具体的には,対象者に対し栄養スクリーニング(集団の場合)および栄養アセスメントを行い,得られた結果をもとに,栄養ケアを考えた短期・中期・長期の栄養管理計画を立て,実施,その結果を検証評価し,改善計画を立てていくことである.これら一連の過程は,それぞれの段階が密接に関連するようPDCAサイクル(Plan[計画]・Do[実施]・Check[検証]・Act[改善]を指標とする管理システム)の手順で実施することが望ましい(図2.2).また,この基本的概念は,乳児・成長期,成人期,妊娠・授乳期,高齢期,スポーツなどの栄養管理にも活用される(各章参照).

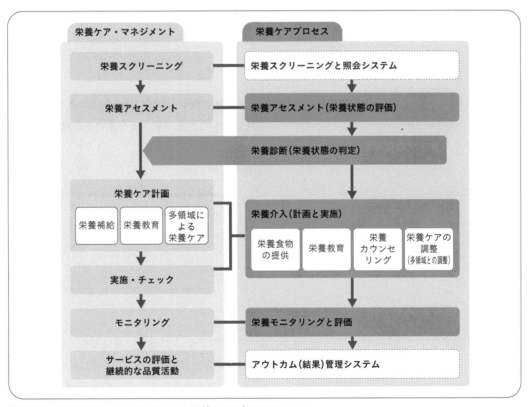

図●2.1 栄養ケア・マネジメントと栄養ケアプロセス

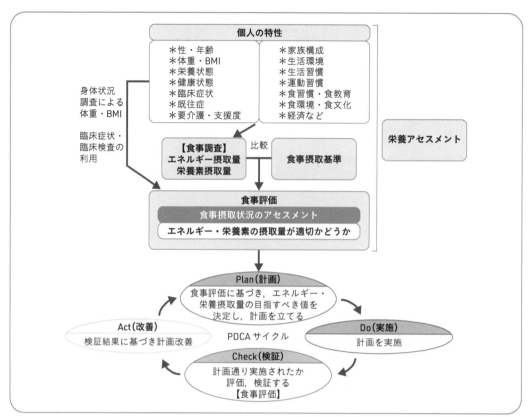

図●2.2 栄養管理の流れ図

A. 栄養スクリーニング

　栄養スクリーニングとは，集団の中から栄養状態のリスクのある人を見つけることである．方法は，体重変化や食事量の変化，身体症状などの項目（表2.1）について，質問紙などを用いて，対象者の主観的な評価から，リスクの有無を判定する．

表●2.1 栄養スクリーニングでの評価項目

体重変化の有無	平常時と比べた食事摂取量や状態の変化
消化管症状や機能不全の有無	皮下脂肪や筋肉の状態，浮腫や褥瘡の有無

B. 栄養アセスメント

　栄養アセスメントとは，身体計測値，生化学的検査値（表2.2）および臨床情報などや，食事調査（後述）に基づく摂取エネルギー量，栄養素摂取量（表2.3）などから，客観的に科学的根拠に基づき評価し，対象者の栄養状態を総合的に判断するものである．施設などで栄養スクリーニングを行った場合は，その結果を考慮しながらアセスメントを行う．

表●2.2　栄養アセスメントでの評価項目①　身体状況調査，臨床検査，臨床診査

身体計測値	身長・体重，周囲長，皮下脂肪厚，上腕筋囲，上腕筋面積，体脂肪率
総エネルギー消費量	生活活動調査表などから推定
生化学検査値	(p.7 表 1.3)
尿検査値	たんぱく質，ブドウ糖，潜血，ウロビリノーゲン，ビリルビン，ケトン体，pH，亜硝酸塩，比重，アスコルビン酸
臨床診査による栄養状態の把握	問診で基本情報(主訴，体調，体重歴，現病歴，既往歴，家族歴，食習慣，喫煙，飲酒など)を得る．触診，視診により栄養障害時の身体兆候がないか確認する．

表●2.3　栄養アセスメントでの評価項目②　エネルギー・栄養素摂取量

①エネルギー摂取量	・過不足の評価：BMI または体重変化量で評価 ・エネルギー産生栄養素バランス
②栄養素の摂取不足	推定平均必要量または推奨量・目安量
③栄養素の過剰摂取	耐容上限量

ⓐ 食事調査に基づくエネルギーおよび栄養素摂取量の推定

(1)食事調査法の選択　食事調査法には，食事記録法，24 時間食事思い出し法，陰膳法，食物摂取頻度調査票，食事歴法，生体指標などがある．それぞれ特徴と長所と短所があり，目的や状況に合わせて選択する必要がある．

(2)食事摂取状況調査の留意点

①食事調査の測定誤差(過小申告・過大申告・日間変動)に留意する．調査方法の標準化や精度管理に十分配慮するとともに，食事調査の測定誤差の種類とその特徴を知っておく．

②食事調査からエネルギー及び各栄養素の摂取量を推定する際には，食品成分表を用いて栄養価計算を行うが，食品成分表の栄養素量と実際にその摂取量を推定しようとする食品中の含有栄養素量は必ずしも同じではなく，そうした誤差の存在を理解したうえで対応する．

(注)ビタミンのように季節や保存方法および調理による損失(標準：ビタミン A；20％，B$_1$；30％，B$_2$；25％，C；50％)を伴うものに注意する．

ⓑ 食事評価(食事摂取状況のアセスメント)

(1)食事摂取基準(2.2 節参照)を指標とする場合の注意点

①**適用対象**：おもに健康な個人，ならびに健康人を中心として構成されている集団が対象である．ただし，高血圧，脂質異常症，糖尿病，慢性腎臓病に関するリスクや高齢者においてフレイルに関するリスクを有していても自立した日常生活を営んでいる者を含む．当該疾患に関しては保健指導レベルまでである．

②**適用する単位**：食事摂取基準として用いられている単位は，「1 日あたり」であるが，これは習慣的な摂取量を 1 日あたりに換算したものである．

③**考慮すべき栄養素**：栄養教育，給食計画等に活用する際，基本的には，エネルギー，たんぱく質，脂質，ビタミン A，ビタミン B$_1$，ビタミン C，カルシウム，鉄，ナトリウム，食物繊維について考慮するのが望ましい．

④**推奨量，目安量，目標量**：推奨量，目安量，目標量については，日常の食生活における通常の食品によってバランスのとれた食事をとることにより満たすことが基本である．

⑤耐容上限量：耐容上限量の栄養素の設定は，十分な科学的根拠が得られたものを示しており，通常の食品による食事で一時的にこの量を超えたからといって健康障害をもたらすものではない．

⑥高齢者の場合：高齢者では，咀しゃく能力や消化吸収率の低下，運動量の低下に伴う摂取量の低下などが存在し，これらは個人差が大きい．また，多くの人が，何らかの疾患を有していることも特徴である．そのため，年齢だけでなく，個人の特徴に十分に注意する必要がある．

(参考)日本人の食事摂取基準(2020年版)厚生労働省「日本人の食事摂取基準」策定検討会報告書

(2)総合評価　食品から摂るエネルギーおよび栄養素は，体内に取り込まれ，代謝の結果，はじめて功をなすものである．また，エネルギーおよび栄養素摂取量は，その日の身体状況や生活状況によっても変わる．したがって，食事摂取量の評価は，少なくとも1週間単位で行うことが望ましい．さらに，体内における栄養状態の評価は，個々人の消化吸収・代謝能力にかかっている．そのため，性・年齢に見合った身体状況や血液値や機能検査などによる栄養・健康状態を把握し，生活習慣病などの発症や重症化予防等に役立てる．つまり，エネルギーや栄養素の摂取量が適切かどうかの評価は，生活環境や生活習慣，さらに臨床症状・臨床検査値など栄養素の摂取状況以外の影響も踏まえ，総合的に評価する．表2.4に栄養アセスメント用式例を載せた．

c 食事改善計画の立案へ

　食事評価(食事摂取状況のアセスメント)の結果に基づき，食事改善の計画を立案する．その際には対象者の特性を十分に把握し，目的に応じて臨床検査のデータや臨床症状も考慮に入れる．食事摂取基準を活用した食事改善計画の立案のポイントを図2.3に示す．

C. 栄養管理計画の立案

a 初期計画

　栄養アセスメントによる総合判断をうけて，問題解決のための目標を設定し，栄養管理計画を立てる．そしてその目標に沿った献立を作成する．献立作成にあたっては，限られた予算をいかに有効に使うかが問題になることもある．さらに年間・月間の計画のなかで行事食や祝祭日など文化的な面も考慮に入れて，めりはりのあるものにすることも大切である(図2.4)．

b 評価・検証

(1)モニタリング(観察)(プロセス評価)　栄養管理計画の実施途中の一定時点において，BMIや食事摂取状況，臨床症状，検査値などを評価し，このまま継続してよいか，修正が必要かを検討する．また，計画の実施過程で，短期目標の修正や変更が必要な場合は，速やかに見直しや変更を行う．

(2)結果評価(中・長期目標)と総合評価　設定した目標が達成されたかどうかを評価する．臨床的，教育的，経済面からも判断し，最終的にどの程度改善できたか，また，プログラム内容は，対象者にとって最適であったか，否かなどを総合的に評価する．つまり，ゴール(目的・目標)は，単に身体的リスクの解消のみでなく，対象者の生活の質(QOL)の向上にある．

表●2.4　栄養アセスメント用式例

項目	基準量	摂取量	考　　察
エネルギー摂取量　　　　　　　（kcal）			
（エネルギー産生栄養素バランス：%E） 　　　　　　　　　　たんぱく質 　　　　　　　　　　脂質 　　　　　　　　　　炭水化物			
（栄養素摂取量）			
たんぱく質　　　　　　　　　　　（g）			
脂質　　　　　　　　　　　　　　（g）			
炭水化物　　　　　　　　　　　　（g）			
ビタミンA　　　　　　　　（μgRAE）			
ビタミンB_1　　　　　　　　　　（mg）			
ビタミンB_2　　　　　　　　　　（mg）			
ビタミンC　　　　　　　　　　（mg）			
カルシウム　　　　　　　　　　（mg）			
鉄　　　　　　　　　　　　　　（mg）			
食物繊維　　　　　　　　　　　　（g）			
ナトリウム（食塩相当量）　　　　（g）			
身体計測値，および血液検査			
身長　　　　　　　　　　　　　（cm）			
体重　　　　　　　　　　　　　（kg）			
BMI　　　　　　　　　　　（kg/m²）			
血圧　　　　　　　　　　　（mmHg）			
血液検査（全血）			
赤血球　　　　　　　　（万個/μL）			
血色素　　　　　　　　　（g/dL）			
ヘマトクリット　　　　　　　（%）			
空腹時血糖　　　　　　　（mg/dL）			
ヘモグロビンA1c　　　　　　（%）			
血液検査（血清）			
総たんぱく質　　　　　　　（g/dL）			
総コレステロール　　　　（mg/dL）			
HDLコレステロール　　　（mg/dL）			
トリグリセリド　　　　　（mg/dL）			
（生活状況）			
食生活			
飲酒・喫煙			
身体活動			
休養・ストレス			
総合評価			

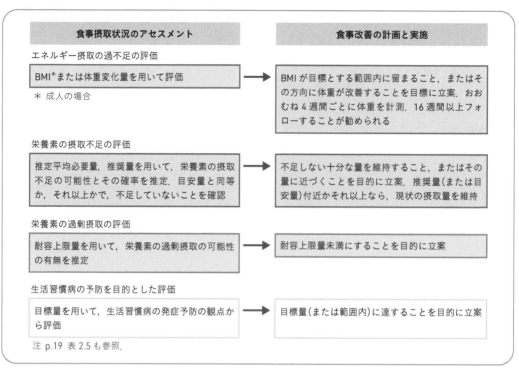

図●2.3 食事改善（個人）を目的とした食事摂取基準の活用による食事改善の計画と実施

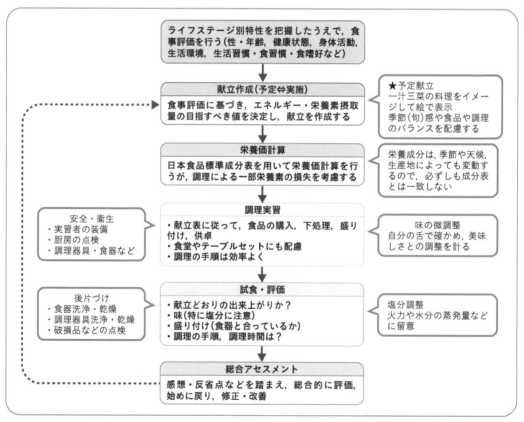

図●2.4 献立作成の流れ

　食事調査の結果をもとに，食品成分表を用いて栄養価計算を行い，食事摂取基準と比較をして評価していくが，食事摂取基準の活用のほかに，一汁三菜や，食品群バランスなどの視点からの評価も，栄養管理の計画や見直しには大切である．

　食事記録法を使った場合は，1日の献立が把握できるので，それを絵（盛り付け・配膳図）にし，1日または3食のバランス，一汁三菜の配分を診断する．また，エネルギーと6つの食品群別のバランスもチェックする．

①栄養管理計画の実施にあたっては，対象者（家族を含む）と面談し，家族関係や対象者の置かれている立場，生活環境などを多角的に把握，課題を共有することが大切である．そして，課題解決に向けて意欲を喚起し，いかに継続させるか，また，動機づけをいかに行うかなどの具体的なサポートが必要である．

　対象者は，身体的・精神的問題や社会的，経済的問題などを抱えていることもあり，関連する他（多）職種との連携を図ることが大切である．

　医療機関では，NST（栄養サポートチーム：医師，看護師，薬剤師，理学療法士，臨床検査技師，管理栄養士）によるサポート体制がすでに始動している．一般では，家族や地域社会（地域医療・福祉・ボランティアなど）などのサポートがすすめられている．

②関連する他（多）職種との連携による栄養管理計画推進に向けての留意事項
- ・他の専門職の業務を理解し，専門性を尊重する．
- ・組織で用いられる専門用語，共通言語を理解する．
- ・物事を客観的に捉える（主観に流されない）．
- ・情報共有のツールの報告書はわかりやすく記載する．
- ・日常のコミュニケーションを大切にする．
- ・管理栄養士（栄養士）としてのスキルアップを図り，専門性を高める．

　聞き取りや，客観的検査結果などから得られた情報を，分類・整理し，記録する方法である．病院などでのカルテの記載方式の一つである．栄養アセスメント，そして計画立案の記録も，SOAP 方式によって記録することが望ましい．

　Subject（主観的情報）：食習慣，嗜好，心理状態，生活環境など
　Object（客観的情報）：身体計測，栄養摂取量，検査値，疾病の有無など
　Asessment（評価）：S，O の情報に基づく栄養評価，考察
　Plan（計画）：A に基づく改善計画

A. 日本人の食事摂取基準

　食事摂取基準は，健康な個人ならびに健康な人を中心として構成されている集団を対象とし，国民の健康保持・増進，生活習慣病予防(発症予防)を目的に参照するエネルギーおよび各栄養素の摂取量の基準が示されている．日本人の食事摂取基準(2020 年版)は，高齢化の進展や糖尿病等有病者数の増加を踏まえて，生活習慣病等に関する危険因子や，高齢者でフレイルに関する危険因子を有していても，自立した日常生活を営んでいる者も対象に含み，国民の健康保持・増進，生活習慣病の発症予防だけでなく重症化予防，高齢者の低栄養予防やフレイル予防も視野に入れて策定されている．エネルギーおよび各栄養素の基準を 6 つの指標にエネルギーは BMI，栄養素は推定平均必要量，推奨量，目安量，目標量および耐容上限量とし，1 日あたりの習慣的な摂取量の基準を性別・年齢区分・身体活動レベルⅡを想定した値を示したものである．

①摂取不足の回避：推定平均必要量，推奨量(これらを推定できない場合の代替指標：目安量)

②過剰摂取による健康障害の回避：耐容上限量

③生活習慣病の発症予防：目標量

B. 指標の概要

ⓐ エネルギー

① BMI：エネルギーの摂取量および消費量のバランスの維持を示す指標として採用(18 歳以上)．

②(参考)エネルギー必要量

ⓑ 栄養素

①推定平均必要量(estimated average requirement：EAR)：ある母集団(ある性・年齢階級に属する人々など)の 50％が必要量を満たすと推定される摂取量．

②推奨量(recommended dietary allowance：RDA)：ある母集団のほとんど(97 ～ 98％)の人が充足している量．推定平均必要量が与えられる栄養素に対して設定される．理論的には「推定必要量の平均値＋(2 ×推定必要量の標準偏差)」とされている．実際には，標準偏差は推定値を用いて，推奨量＝推定平均必要量×(1 ＋ 2 ×変動係数)＝推定平均必要量×推奨量算定係数で求められる．

③目安量(adequate intake：AI)：推定平均必要量を算定するのに十分な科学的根拠が得られない場合に，特定の集団の人々がある一定の栄養状態を維持するのに十分な量．

④耐容上限量(tolerable upper intake level：UL)：健康障害をもたらすリスクがないとみなされる習慣的な摂取量の上限を与える量．

⑤目標量(tentative dietary goal for preventing life-style related diseases：DG)：生活習慣病の発症予防のために，現在の日本人が当面の目標とすべき摂取量(または，その範囲)．

(注)生活習慣病の重症化およびフレイル予防を目的にした摂取量の基準は区別して示す．

C. 個人および集団の食事改善を目的とした活用

　「日本人の食事摂取基準」の基本的な活用の目的は，「食事改善」である．食事改善は食事摂取基準を活

用し，食事摂取状況の評価（アセスメント）を行い，個人の摂取量から摂取不足や過剰摂取の可能性を推定する．その結果より摂取不足や過剰摂取を防ぎ，生活習慣病発症予防のための食事改善計画の立案と実施につなげる（2.1 節および表 2.5，表 2.6）．

食事摂取の評価は，食事摂取状態がどのような状態であるか調査，判断することをいう．食事摂取の評価は食事摂取量のみならず，身体状況調査や臨床症状・臨床検査値など総合的に判断する．

目標とする BMI や栄養素摂取量に近づけるためには，個人において栄養改善を実施するための料理・食物の量やバランス，身体活動量の増加を行う具体的な情報提供，効果的なツール開発等の栄養教育の企画や実施，検証も併せて行うことが必要である．集団においても，食行動・食生活や身体活動に関する改善目標の設定やそのモニタリング，改善のための効果的な各種事業の企画・実施等，公衆栄養計画の企画や実施，検証も併せて行う．

D. 日本人の食事摂取基準（各論）

a エネルギーの食事摂取基準

（1）BMI　健康の保持・増進，生活習慣病発症予防，高齢者はフレイル予防の観点から，当面目標とする BMI の範囲を示している（18 歳以上）．18 ～ 49 歳は 18.5 ～ 24.9（kg／m^2），65 歳以上は 21.5 ～ 24.9（kg／m^2）である．エネルギー摂取量とエネルギー消費量が等しいとき，体重の変化はなく，BMI は保

表●2.5　食事改善（個人に用いる場合）を目的として食事摂取基準を用いる場合の基本的考え方

目的	用いる指標	食事摂取状況の評価	食事改善の計画と実施
エネルギー摂取の過不足の評価	BMI 体重変化量	・測定された BMI が目標とする BMI の範囲を下回っていれば「不足」，上回っていれば「過剰」の恐れがないか，他の要因も含め，総合的に判断 ・体重変化量を測定	・BMI が目標とする範囲内に留まること，またはその方向に体重が改善することを目的に立案 【留意点】 おおむね 4 週間ごとに体重を計測記録し，16 週間以上フォローを行う
栄養素の摂取不足の評価	推定平均必要量 推奨量 目安量	・測定された摂取量と，推定平均必要量ならびに推奨量から不足の可能性とその確率を推定 ・目安量を用いる場合は，測定された摂取量と目安量を比較し，不足していないことを確認	・推奨量よりも摂取量が少ない場合は推奨量をめざす計画を立案 ・摂取量が目安量付近かそれ以上である場合は，それを維持する計画を立案 【留意点】 測定した摂取量が目安量を下回っている場合は，不足の有無やその程度を判断できない
栄養素の過剰摂取の評価	耐容上限量	・測定された摂取量と耐容上限量から過剰摂取の可能性の有無を推定	・耐容上限量を超えて摂取している場合は耐容上限量未満になるための計画を立案 【留意点】耐容上限量を超えた摂取は避けるべきであり，それを超えて摂取していることが明らかになった場合は，問題を解決するために速やかに計画を修正，実施
生活習慣病の発症予防を目的とした評価	目標量	・測定された摂取量と目標量を比較．ただし，発症予防を目的としている生活習慣病が関連する他の栄養関連因子ならびに非栄養性の関連因子の存在とその程度も測定し，これらを総合的に考慮したうえで評価	・摂取量が目標量の範囲に入ることを目的とした計画を立案 【留意点】 発症予防を目的とする生活習慣病が関連する他の栄養関連因子ならびに非栄養性の関連因子の存在と程度を明らかにし，これらを総合的に考慮したうえで，対象とする栄養素の摂取量の改善の程度を判断．また，生活習慣病の特徴から考えて，長い年月にわたって実施可能な栄養改善の立案と実施が望ましい

［厚生労働省，日本人の食事摂取基準（2020 年版）策定検討会報告書］

表●2.6 食事改善（集団に用いる場合）を目的として食事摂取基準を用いる場合の基本的考え方

目的	用いる指標	食事摂取状況の評価	食事改善の計画と実施
エネルギー摂取の過不足の評価	BMI 体重変化量	・測定されたBMIの分布から，BMIが目標とする範囲を下回っている，あるいは上回っている者の割合を算出 ・体重変化量を測定	・BMIが目標とする範囲内に留まっている者の割合を増やすことを目的として計画を立案 【留意点】 一定期間をおいて2回以上の評価を行い，その結果に基づいて計画を変更し，実施
栄養素の摂取不足の評価	推定平均必要量 目安量	・測定された摂取量の分布と推定平均必要量から，推定平均必要量を下回る者の割合を算出 ・目安量を用いる場合は，摂取量の中央値と目安量を比較し，不足していないことを確認	・推定平均必要量では，推定平均必要量を下回って摂取している者の集団内おける割合をできるだけ少なくするための計画を立案 ・目安量では，摂取量の中央値が目安量付近かそれ以上であれば，その量を維持するための計画を立案 【留意点】 摂取量の中央値が目安量を下回っている場合，不足状態にあるかどうかは判断できない
栄養素の過剰摂取の評価	耐容上限量	・測定された摂取量の分布と耐容上限量から，過剰摂取の可能性を有する者の割合を算出	・集団全員の摂取量が耐容上限量未満になるための計画を立案 【留意点】 耐容上限量を超えた摂取は避けるべきであり，超えて摂取している者がいることが明らかになった場合は，問題を解決するために速やかに計画を修正，実施
生活習慣病の発症予防を目的とした評価	目標量	・測定された摂取量の分布と目標量から，目標量の範囲を逸脱する者の割合を算出する．ただし，発症予防を目的としている生活習慣病が関連する他の栄養関連因子ならびに非栄養性の関連因子の存在とその程度も測定し，これらを総合的に考慮したうえで評価	・摂取量が目標量の範囲に入る者または近づく者の割合を増やすことを目的とした計画を立案 【留意点】 発症予防を目的とする生活習慣病が関連する他の栄養関連因子ならびに非栄養性の関連因子の存在と程度を明らかにし，これらを総合的に考慮したうえで，対象とする栄養素の摂取量の改善の程度を判断．また，生活習慣病の特徴から考えて，長い年月にわたって実施可能な栄養改善の立案と実施が望ましい

[厚生労働省，日本人の食事摂取基準(2020年版)策定検討会報告書]

たれる（付表参照）．

　エネルギー必要量は，個人差があり，性・年齢階級・身体活動別に単一の値として示すのは困難であるが，エネルギー必要量に依存する栄養素の推定平均必要量の算出にあたって，エネルギー必要量の概数が必要になることなどから，参考として推定方法などが示されている．

(2)エネルギー必要量　　推定エネルギー必要量は，総エネルギー消費量の推定値から求める．

①成人：18歳以上の成人の推定エネルギー必要量は，身体活動レベルに応じたエネルギー摂取量として次式より算出する．

　　　成人の推定エネルギー必要量(kcal／日)＝基礎代謝量(kcal／日)×身体活動レベル

ⅰ)基礎代謝量：基礎代謝量は「身体的・精神的に安静な状態で代謝される最小のエネルギー代謝量であって，生きていくために必要な最小のエネルギー代謝量」と定義され，早朝空腹時に快適な室内で安静仰臥位・覚醒状態で測定される．個人差が大きい．求め方は以下の通り．

　（方法1）　個々人の安静時エネルギー消費量を実測し，その結果で基礎代謝量を求める．

　（方法2）　一般には，基礎代謝量の算出には，性・年齢階級別「基礎代謝量」の数値(表2.7)を用いる．

　（方法3）　表2.7の性・年齢階級別「基礎代謝基準値」から1日の基礎代謝量を求める．

　　　　1日の基礎代謝量＝性・年齢階級別基礎代謝基準値(kcal／kg／日)×体重(kg)

表●2.7 性・年齢階級別参照体位および基礎代謝量

年齢等	参照身長(cm)		参照体重(kg)		基礎代謝基準値 (kcal/kg 体重/日)		基礎代謝量 (kcal/日)	
	男性	女性	男性	女性	男性	女性	男性	女性
0〜 5(月)	61.5	60.1	6.3	5.9				
6〜11(月)	71.6	70.2	8.8	8.1				
6〜 8(月)	69.8	68.3	8.4	7.8				
9〜11(月)	73.2	71.9	9.1	8.4				
1〜 2(歳)	85.8	84.6	11.5	11.0	61.0	59.7	700	660
3〜 5(歳)	103.6	103.2	16.5	16.1	54.8	52.2	900	840
6〜 7(歳)	119.5	118.3	22.2	21.9	44.3	41.9	980	920
8〜 9(歳)	130.4	130.4	28.0	27.4	40.8	38.3	1,140	1,050
10〜11(歳)	142.0	144.0	35.6	36.3	37.4	34.8	1,330	1,260
12〜14(歳)	160.5	155.1	49.0	47.5	31.0	29.6	1,520	1,410
15〜17(歳)	170.1	157.7	59.7	51.9	27.0	25.3	1,610	1,310
18〜29(歳)	171.0	158.0	64.5	50.3	23.7	22.1	1,530	1,110
30〜49(歳)	171.0	158.0	68.1	53.0	22.5	21.9	1,530	1,160
50〜64(歳)	169.0	155.8	68.0	53.8	21.8	20.7	1,480	1,110
65〜74(歳)	165.2	152.0	65.0	52.1	21.6	20.7	1,400	1,080
75 以上(歳)	160.8	148.0	59.6	48.8	21.5	20.7	1,280	1,010

体重は，個々人に応じた適正な参照体重（BMI が 18.5（kg/m^2）未満，あるいは 25.0 （kg/m^2）以上の場合*），あるいは実測体重（BMI が 18.5（kg/m^2）以上 25.0（kg/m^2）未満 の場合）を用いる．

　*低体重者，肥満者は，国立健康・栄養研究所の式を用いる．

ⅱ）身体活動レベル（physical activity level：PAL）：次の式で求められる．

　　身体活動レベル＝総エネルギー消費量÷基礎代謝量

また，身体活動記録法（生活時間調査など）によっても得ることができる．食事摂取基準では，表2.8 に示したように，健康な日本人の成人で測定したエネルギー消費量と推定基礎代謝量から求めた身 体活動レベルを用いている．18〜69 歳の，推定エネルギー必要量を求めるにあたっては，表2.8 の 身体活動レベルの日常生活の内容を参考に，身体活動レベルをⅠ（低い）＝1.50，Ⅱ（ふつう）＝1.75， Ⅲ（高い）＝2.00 の中から決める（表2.9）．

②成長期（乳児・小児期）：1〜17 歳までの成長期は，現在の身体活動に必要なエネルギー量に加えて， 組織合成に必要なエネルギーと，体重増加に必要なエネルギー蓄積量（表2.10）を加えて，推定エネル ギー必要量を求める必要がある．なお，「日本人の食事摂取基準」の推定エネルギー必要量には，この 付加量が含まれている．

　　推定エネルギー必要量（kcal/日）＝基礎代謝量（kcal/日）×身体活動レベル

　　　　　　　　　　　　　　　　＋エネルギー蓄積量（kcal/日）

母乳栄養児および人工乳栄養児の総エネルギー消費量は，次式で求められている．

　　母乳栄養児の総エネルギー消費量＝92.8×参照体重（kg）－152.0

　　人工乳栄養児の総エネルギー消費量＝82.6×体重（kg）－29.0

③妊婦：胎児の成長とそれに伴う付属臓器の増加分や，子宮や乳房などの肥大に伴うたんぱく質と体脂 肪の蓄積量からエネルギー蓄積量を妊娠前の推定エネルギー必要量に付加し，推定エネルギー必要量 とした．

表●2.8　身体活動レベル別にみた活動内容と活動時間の代表例

身体活動レベル[1]	低い（I）	ふつう（II）	高い（III）
	1.50 （1.40〜1.60）	1.75 （1.60〜1.90）	2.00 （1.90〜2.20）
日常生活の内容[2]	生活の大部分が座位で，静的な活動が中心の生活	座位中心の仕事だが，職場内での移動や立位での作業・接客等，あるいは通勤・買い物・家事，軽いスポーツ等のいずれかを含む場合	移動や立位の多い仕事への従事者，あるいは，スポーツ等余暇における活発な運動習慣を持っている場合
中程度の強度（3.0〜5.9 メッツ）の身体活動の 1 日あたりの合計時間（時間/日）[3]	1.65	2.06	2.53
仕事での 1 日あたりの合計歩行時間（時間/日）[3]	0.25	0.54	1.00

＊1　代表値．（　）内はおよその範囲．
＊2　Black, et al., Ishikawa-Tanaka et al. を参考に，身体活動レベル（PAL）に及ぼす仕事時間中の労作の影響が大きいことを考慮して作成．
＊3　Ishikawa-Tanaka et al. による．

表●2.9　年齢階級別にみた身体活動レベルの群分け（男女共通）

身体活動レベル	レベルI（低い）	レベルII（ふつう）	レベルIII（高い）
1〜 2 歳	—	1.35	—
3〜 5 歳	—	1.45	—
6〜 7 歳	1.35	1.55	1.75
8〜 9 歳	1.40	1.60	1.80
10〜11 歳	1.45	1.65	1.85
12〜14 歳	1.50	1.70	1.90
15〜17 歳	1.55	1.75	1.95
18〜64 歳	1.50	1.75	2.00
65〜74 歳	1.45	1.70	1.95
75 歳以上	1.40	1.65	—

④授乳婦：乳汁に必要な分のエネルギー量を加え，妊娠中増加した体重を減じるのに必要なエネルギーを減らした付加量を妊娠前の推定エネルギー必要量に付加し，推定エネルギー必要量とした．

ⓑ たんぱく質の食事摂取基準

　たんぱく質の摂取基準は，「日本人の食事摂取基準（2020 年版）」の推奨量および目標量を用いるとよい（付表または表 2.12 参照）．推定平均必要量は維持必要量に新生組織蓄積量を合わせたのが基本である．新生組織蓄積量は，1〜17 歳の小児と妊婦において加算される量である．推奨量は，推定平均必要量に推奨量算定係数（1.25）を乗じて求めている．また，数値の算定にあたっては四捨五入ではなく切り上げ，必要に応じて前後の年齢区分の値を参考にした数値の平滑化を行っている．

表●2.10 成長に伴う組織増加分のエネルギー(エネルギー蓄積量)

性別	男児				女児			
年齢等	A. 参照体重 (kg)	B. 体重増加量 (kg/年)	組織増加分		A. 参照体重 (kg)	B. 体重増加量 (kg/年)	組織増加分	
			C. エネルギー密度 (kcal/g)	D. エネルギー蓄積量 (kcal/日)			C. エネルギー密度 (kcal/g)	D. エネルギー蓄積量 (kcal/日)
0〜 5(月)	6.3	9.4	4.4	115	5.9	8.4	5.0	115
6〜 8(月)	8.4	4.2	1.5	15	7.8	3.7	1.8	20
9〜11(月)	9.1	2.5	2.7	20	8.4	2.4	2.3	15
1〜 2(歳)	11.5	2.1	3.5	20	11.0	2.2	2.4	15
3〜 5(歳)	16.5	2.1	1.5	10	16.1	2.2	2.0	10
6〜 7(歳)	22.2	2.6	2.1	15	21.9	2.5	2.8	20
8〜 9(歳)	28.0	3.4	2.5	25	27.4	3.6	3.2	30
10〜11(歳)	35.6	4.6	3.0	40	36.3	4.5	2.6	30
12〜14(歳)	49.0	4.5	1.5	20	47.5	3.0	3.0	25
15〜17(歳)	59.7	2.0	1.9	10	51.9	0.6	4.7	10

体重増加量(B)は,比例配分的な考え方により,参照体重(A)から以下のようにして計算した.

例:9〜11か月の女児における体重増加量(kg/年)

X＝[(9〜11か月(10.5か月時)の参照体重)−(6〜8か月(7.5か月時)の参照体重)]/[0.875(歳)−0.625(歳)]

＋[(1〜2歳の参照体重)−(9〜11か月の参照体重)]/[2(歳)−0.875(歳)]

体重増加量＝X/2＝[(8.4−7.8)/0.25＋(11.0−8.4)/1.125]/2≒2.4

組織増加分のエネルギー密度(C)は,アメリカ・カナダの食事摂取基準より計算.

組織増加分のエネルギー蓄積量(D)は,体重増加量(B)と組織増加分のエネルギー密度(C)の積として求めた.

例:9〜11か月の女児における組織増加分のエネルギー(kcal/日)

＝[(2.4(kg/年)×1000/365日)]×2.3(kcal/g)＝14.8≒15

(1)18歳以上の推定平均必要量

推定平均必要量(g/日)＝維持必要量(g/kg体重/日)×参照体重(kg)

＝良質なたんぱく質における維持必要量(0.66 g[*1]/kg体重/日)÷日常食混合たんぱく質の利用効率(0.9[*2])×参照体重(kg)

＊1　1歳以上すべての年齢区分に対して0.66

＊2　年齢区分によって値に差があるが,18歳以上は0.9.妊婦は0.7とされている.

(2)1〜17歳の推定平均必要量

推定平均必要量(g/日)＝維持必要量(g/kg体重/日)×参照体重(kg)＋新生組織蓄積量

c 脂質の食事摂取基準

「日本人の食事摂取基準(2020年版)」では,脂肪エネルギー比率やn-6系・n-3系脂肪酸,飽和脂肪酸で基準が設定されている.

脂肪エネルギー比率の目標量(1歳以上)＝20〜30%エネルギー(中央値:25%エネルギー)

(注)0〜5月は目安量50(%エネルギー),6〜11月は目安量40(%エネルギー)

標準体重

標準体重の算出は,18歳以上はBMI値22(成人の平均値)を用いて,$\{$身長(m)$\}^2$×BMIで求める.3〜18歳未満は身長別標準体重{a×実測身長(cm)−b}で求める(p.104 表5.1).

脂肪酸について

①飽和脂肪酸は，摂取量が少ないと脳出血の可能性があり，逆に過剰摂取は血中 LDL コレステロールを増加させ，心筋梗塞の危険因子となる．生活習慣病発症予防の観点などから，目標量としてエネルギー比率が示されている（3 〜 14 歳：10％エネルギー以下，15 〜 17 歳：8％エネルギー以下，18 歳以上：7％エネルギー以下）．

　　飽和脂肪酸（g/日）＝（推定エネルギー必要量×0.07）/9

　　なお，トランス脂肪酸についても，1％エネルギー未満に（できるだけ低く）留めることが望ましいとされている．

②必須脂肪酸の n-6 系脂肪酸（リノール酸の多い），n-3 系（α-リノレン酸や EPA，DHA）は，目安量（g/日）を示している．

③多価不飽和脂肪酸は過酸化物質を生成しやすい．その生成を抑制するために，抗酸化作用をもつビタミン E・C・カロテノイドを併せて摂取することが大切である．

④魚油中のタウリン（アミノ酸）は血圧，中性脂肪を下げ，HDL コレステロールを上げる．

d 炭水化物の食事摂取基準

(1) 炭水化物　炭水化物の目標量は，アルコールを含む合計量として，推定エネルギー必要量からたんぱく質エネルギー量と脂質エネルギー量をひいて求めた値として設定されている．すなわちエネルギーを生産する栄養素（たんぱく質，脂質，炭水化物（アルコールを含む））とそれらの構成成分が総エネルギー摂取量に占める割合（％エネルギー）をエネルギー生産栄養素バランスから求める．炭水化物エネルギー比率の目標量は 50 〜 65％である（1 歳以上）．

　　炭水化物エネルギー量＝推定エネルギー必要量−（たんぱく質エネルギー量＋脂質エネルギー量）

　　炭水化物目標量＝炭水化物エネルギー量/4（kcal）

　　炭水化物エネルギー比率＝〔炭水化物量×4（kcal）/推定エネルギー必要量〕×100

(2) 食物繊維　食物繊維の摂取不足と生活習慣病の発症と死亡率との関連から，目標量として，3 歳以上において下限のみが示されている（付表，表 2.12 参照）．

　食物繊維は，ヒトの消化酵素によって消化されない食物中の難消化成分のことをいう．腸の運動の促進，便容積の増加，食物の腸管通過時間の短縮，腸内環境の調整，食物成分の吸着・吸収抑制などがあり，これらの作用を通じて，耐糖性の改善，血中コレステロールの低下作用，食物性有害物質の毒性排除促進，血圧低下作用，大腸がんの発生抑制などの効果があり，その他に唾液の分泌促進，咀しゃく力の強化，虫歯発生の抑制効果なども明らかである．一方，ビタミンやカルシウム・鉄などの吸収を妨げるので，過度の摂取には注意する．

①水溶性：果物（ペクチン），こんにゃく（コンニャクマンナン），海草（アルギン酸）など

②不溶性：穀類，豆類，いも類，野菜（セルロース）

e エネルギー産生栄養素バランス

　摂取不足を回避するとともに，生活習慣病の発症予防と重症化予防を目的としている．その指標は目標量である．エネルギー産生栄養素バランスを定めるには，たんぱく質の量を初めに定め，次に脂質の量を定め，残りを炭水化物とするのが適切である．

(1) たんぱく質　目標値の下の値は，摂取不足を回避するため推奨量以上としている．高齢者では，フレイルの発症予防，妊婦ならびに授乳婦では児の発育の観点から，目標値の下の値に近づかないよう

に配慮する.

f ビタミンの食事摂取基準

　脂溶性ビタミンに A・D・E・K, 水溶性ビタミンに B₁, B₂・B₆・B₁₂・C・ナイアシン・葉酸・パントテン酸・ビオチンの 13 項目で, ここではビタミン A・B₁・B₂・C を示した.

(1) ビタミン A　　成人の推奨量は, 肝臓内で最低量のビタミン A 貯蔵量($20\,\mu g/g$)を維持するために必要なビタミン A 推定平均必要量 $9.3\,\mu gRAE/kg$ 体重/日に参照体重をかけ, 個人間変動係数 1.4(20%)を考慮して求めている. 過剰摂取による障害(成人では肝臓障害, 乳児では頭蓋内圧亢進等)がみられることから耐容上限量が示されている(付表, 表 2.12 参照).

　(注)2015 年版からビタミン A の単位がレチノール当量(μgRE)からレチノール活性当量($\mu gRAE$)に変更されている.

(2) ビタミン B₁・ビタミン B₂　　推定平均必要量はビタミン B₁・ビタミン B₂ の摂取量の体内プール飽和量であり, エネルギー摂取量あたりのビタミン B₁ および B₂ 摂取量と排泄量から推定エネルギー必要量(身体活動レベル II)が求められている. ビタミン B₁ はチアミン塩酸塩量として $0.45\,mg/1000\,kcal$, ビタミン B₂ $0.50\,mg/1000\,kcal$ で, この値に個人間変動係数 1.2 を考慮した値が推奨量で, ビタミン B₁ $0.54\,mg/1000\,kcal$, ビタミン B₂ $0.60\,mg/1000\,kcal$ である.

(3) ビタミン C　　12 歳以上の推奨量は $100\,mg/$日で, 血漿ビタミン C の濃度を $50\,\mu mol/L$ に維持する量と体内ビタミン C レベルを反映する白血球ビタミン C 濃度が飽和される量で, 心臓血管系の疾病予防および抗酸化作用を示す量である. また喫煙者は必要が高く, 推奨量以上に多く摂取することが望まれる. 他の年齢は付表, 表 2.12 を参照.

g 無機質(ミネラル)の食事摂取基準

　人体を形成している元素には, 炭素(C), 酸素(O), 水素(H), 窒素(N)など, たんぱく質, 脂質, 炭水化物の有機化合物や水を形成する主要元素のほか, ナトリウム・カリウム・カルシウム・マグネシウム・リンなどの多量ミネラル, 鉄・亜鉛・銅・マンガン・ヨウ素・セレン・クロム・モリブデンなどの微量ミネラルがあり, 生命活動に必要な生理作用, 酵素作用, 代謝調節作用などとも密接に関与している. ここではナトリウム・カリウム・カルシウム・鉄・マグネシウムを示す.

(1) ナトリウム(Na)　　成人のナトリウムの不可避損失量(糞便, 尿, 皮膚等から)は $500\,mg$ 以下で, 個人間変動(10%)を考慮した $600\,mg/$日(食塩相当量 $1.5\,g/$日)が, 18 歳以上の推定平均必要量である. 血圧を上げない食塩摂取量は $6\,g/$日未満といわれているが, 献立作成も容易でなく, おいしさに欠け, QOL の低下や他の栄養素の摂取に影響するので, 目標量としては生活習慣病の発症(高血圧および慢性腎臓病)予防, 重症化予防の観点から, 食塩相当量にして, 男性 15 歳以上で $7.5\,g/$日未満, 女性 12 歳以上で $6.5\,g/$日未満としている. 他は付表を参照.

(2) カリウム(K)　　18 歳以上の目安量は男性 $2500\,mg/$日, 15 歳以上は女性 $2000\,mg/$日であり, 体内のカリウム平衡を適正に維持するものと考える量である. また, 生活習慣病の発症予防(高血圧を中心にした)観点からみた基準として, 目標量が示されている(付表参照).

　(注)ナトリウム:カリウムの摂取比=2 以下:1, 調理による損失は, 煮ると 30%

(3) カルシウム(Ca)　　個人が一生を通じて適正な骨塩量を獲得し, これを維持するために毎日摂取すべきカルシウム量については, 1 歳以上では, 要因加算法により次式により推定平均必要量と推奨量が示されている(付表, 表 2.11).

表●2.11 要因加算法によるカルシウム推定平均必要量と推奨量

年齢(歳)	参照体重(kg)		A. 体内蓄積量(mg/日)		B. 尿中排泄量(mg/日)		C. 経皮的損失量(mg/日)		A+B+C(mg/日)		見かけの吸収率(%)		推定平均必要量(mg/日)		推奨量(mg/日)	
	男	女	男	女	男	女	男	女	男	女	男	女	男	女	男	女
1〜2	11.5	11.0	99	96	37	36	6	6	143	138	40	40	357	346	428	415
3〜5	16.5	16.1	114	99	49	48	8	8	171	155	35	35	489	444	587	532
6〜7	22.2	21.9	99	86	61	61	10	10	171	157	35	35	487	448	585	538
8〜9	28.0	27.4	103	135	73	72	12	12	188	219	35	35	538	625	645	750
10〜11	35.6	36.3	134	171	87	89	15	15	236	275	40	45	590	610	708	732
12〜14	49.0	47.5	242	178	111	109	19	18	372	305	45	45	826	677	991	812
15〜17	59.7	51.9	151	89	129	116	21	19	301	224	45	40	670	561	804	673
18〜29	64.5	50.3	38	33	137	113	23	19	197	165	30	30	658	551	789	661
30〜49	68.1	53.0	0	0	142	118	24	20	166	138	27	25	615	550	738	660
50〜64	68.0	53.8	0	0	142	119	24	20	166	139	27	25	614	556	737	667
65〜74	65.0	52.1	0	0	137	116	23	19	160	136	25	25	641	543	769	652
75以上	59.6	48.8	0	0	129	111	21	19	150	129	25	25	600	517	720	620

推奨量(mg/日)＝推定平均必要量(体内カルシウム蓄積量＋尿中排泄量＋経皮的損失量)×

見かけの吸収率×1.2

①体内カルシウム蓄積量：体内カルシウム量は，出生時から29歳ごろまで増加し続ける．
②カルシウムの尿中排泄量：体重(kg)$^{0.75}$×6mg/日(カルシウム出納の平衡維持されている場合)
③カルシウムの経皮的損失量：尿中排泄量の約1/6と考えられている．
④カルシウムの見かけの吸収率：摂取量に依存して変動．摂取量が少ない場合は上昇，多い場合は低下する(表2.10参照)．

過剰摂取による障害として，高カルシウム血症，泌尿器系結石，カルシウムアルカリ症候群，鉄や亜鉛の吸収抑制等が成人のみにまれに起こることから，18歳以上は耐容上限量に2500mg/日が示された．

（4）マグネシウム(Mg)　マグネシウムの出納を平衡維持する量をもとに，18歳以上は4.5mg/kg体重/日に性・年齢階級別基準体重を乗じて推定平均必要量とし，1.2を乗じて推奨量が求められている(付表参照)．食品以外からのマグネシウムを過剰摂取すると下痢を起こすため，通常の食品以外からの摂取量の耐容上限量は，成人の場合350mg/日，小児は5mg/kg体重/日である．

（5）鉄(Fe)　糞便，尿，汗，皮膚細胞の剥脱による基本的損失量は，平均体重68.6kgで平均0.96mg/日という報告値を用い，体重比の0.75乗で外挿し，性・年齢階級別に推定した．これに吸収率を加味した推定平均必要量を求め，これに推奨量算定係数(個人間の変動係数を10％と見積もり，1.2)を乗じた値が推奨量で，18〜74歳の男性は7.5mg/日である(付表，表2.12参照)．

推奨量(mg/日)＝推定平均必要量(基本的鉄損失量÷吸収率(0.15))×推奨量算定係数*

＊6か月〜5歳は個人間の変動係数を20％と見積もり，1.4．6歳以上は個人間の変動係数を10％と見積もり，1.2.

月経のある女性の推奨量は，月経血による1日あたりの鉄の損失量を加えた量に吸収率と推奨量算定係数(1.2)を乗じた値で，15〜49歳は10.5mg/日である．また妊婦や授乳婦は月経が止まるため「月経なし」の推奨量を用いる．

成長期である月経のある10歳以上女児の推定平均必要量は，月経血による鉄損失を考慮して，

推定平均必要量

＝［基本的鉄損失量＋ヘモグロビン中の鉄蓄積量＋非貯蔵性組織鉄の増加量＋貯蔵鉄の増加量

＋月経血による鉄損失］÷吸収率（0.15）

として求め，推奨量はこれに推奨量算定係数（1.2）を加味して求めている．

　成人に対しては耐容上限量として，鉄の長期摂取に伴う慢性的な鉄沈着症の発生が重大な問題であるとし，15 歳以上の男性の耐容上限量は 50 mg／日，15 歳以上の女性は 40 mg／日とされている．他は付表，表 2.12 を参照．

E. ライフステージ別「日本人の食事摂取基準（2020 年版）」

　表 2.12 にライフステージ別の「日本人の食事摂取基準（2020 年版）」を一覧表にまとめた．「日本人の食事摂取基準」の基準体位や基準量からライフステージ別の体位や食事摂取基準を比較してみる．

（1）乳児期から高齢期までの体位の成長・成熟・衰退による変化（図 2.5）　　身長のピークは，男女と

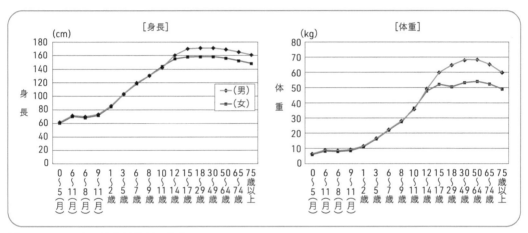

図●2.5　日本人の体位基準値の推移
［資料：厚生労働省，日本人の食事摂取基準（2020 年版）］

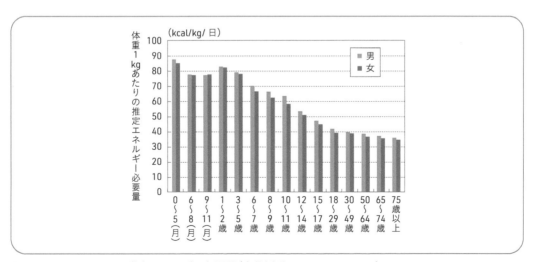

図●2.6　1 kg あたりの推定エネルギー必要量（身体活動レベル II　ふつう）
［資料：厚生労働省，日本人の食事摂取基準（2020 年版）］

もに青年期の 18 〜 29 歳，体重のピークは 30 〜 49 歳である．その後，細胞の委縮により，原則として身長は低く，体重は軽くなる．

(2)乳児期から高齢期までの食事摂取基準の変化　体位の成長にしたがって摂取基準量は増加し，男性の 1 日あたりの推定エネルギー必要量，基礎代謝量は，思春期後半の 15 〜 17 歳がピーク，女性は男性より早めの思春期前半の 12 〜 14 歳がピークである(表 2.12 参照)．

(3)体重 1 kg あたりの食事摂取基準　細胞分裂がさかんになり，体重あたりの基礎代謝量が高まる成長期ほど高い(図 2.6)．乳児は一生の間で最も成長度が著しく，身長は 12 か月後に出生時の約 1.5 倍，体重は 3 〜 4 か月で 2 倍に増加する．体重 1 kg あたりの推定エネルギー必要量は，18 〜 29 歳の約 2 倍，体重 1 kg あたりのたんぱく質目安量は乳児で 1.6 〜 2.9 倍と多く，脂肪エネルギー比率も 6 〜 11 か月で 40％ と高い．表 2.12 に示すように，体重あたりの基礎代謝基準値は，1 〜 2 歳は約 60 kcal／kg／日であるのに比べて，50 歳以上は約 21 kcal／kg／日と約 1／3 と加齢にしたがって低下する．基礎代謝量や推定エネルギー必要量は，同じ身体活動レベルで，成長期には最大になり，その後減少する．たんぱく質目安量または推奨量や，カルシウム目安量または推奨量も同様である．

表●2.12 ライフステージ別日本人の食事摂取基準一覧（「日本人の食事摂取基準（2020 年版）」）

食事摂取基準	区分	性別	乳児 0〜5(月)	乳児 6〜8(月)	乳児 9〜11(月)	幼児 1〜2歳	幼児 3〜5歳	学童 6〜7歳	学童 8〜9歳	学童 10〜11歳	思春期 12〜14歳	思春期 15〜17歳	成人期 青年期 18〜29歳	成人期 壮年期 30〜49歳	成人期 中年(実年)期 50〜64歳	高齢期 65〜74歳	高齢期 75歳以上
身長(cm)		男	61.5	69.8	73.2	85.8	103.6	119.5	130.4	142.0	160.5	170.1	171.0	171.0	169.0	165.2	160.8
		女	60.1	68.3	71.9	84.6	103.2	118.3	130.4	144.0	155.1	157.7	158.0	158.0	155.8	152.0	148.0
体重(kg)		男	6.3	8.4	9.1	11.5	16.5	22.2	28.0	35.6	49.0	59.7	64.5	68.1	68.0	65.0	59.6
		女	5.9	7.8	8.4	11.0	16.1	21.9	27.4	36.3	47.5	51.9	50.3	53.0	53.8	52.1	48.8
目標とするBMI(kg/m²)		共通	—	—	—	—	—	—	—	—	—	—	18.5〜24.9	18.5〜24.9	20.0〜24.9	21.5〜24.9	21.5〜24.9
推定エネルギー必要量(kcal/日)	I	男				—	—	1350	1600	1950	2300	2500	2300	2300	2200	2050	1800
	I	女				—	—	1250	1500	1850	2150	2050	1700	1750	1650	1550	1400
	II	男	550	650	700	950	1300	1550	1850	2250	2600	2800	2650	2700	2600	2400	2100
	II	女	500	600	650	900	1250	1450	1700	2100	2400	2300	2000	2050	1950	1850	1650
	III	男				—	—	1750	2100	2500	2900	3150	3050	3050	2950	2750	—
	III	女				—	—	1650	1900	2350	2700	2550	2300	2350	2250	2100	—
体重あたり(kcal/kg/日)	I	男						60.8	57.1	54.8	46.9	41.9	35.5	33.7	32.7	31.3	30.1
	I	女						57.1	54.7	51.0	45.3	39.5	33.2	32.9	31.1	30.0	29.0
	II	男	87.3	77.4	76.9	82.6	78.8	69.8	66.1	63.2	53.1	46.9	41.5	39.3	38.2	36.7	35.5
	II	女	84.7	76.9	77.4	81.8	77.6	66.2	62.0	57.9	50.5	44.3	38.7	38.4	36.2	35.2	34.2
	III	男						76.6	75.0	70.2	59.2	52.8	47.4	44.9	43.6	42.1	—
	III	女						75.3	69.3	64.7	56.8	49.1	44.2	43.9	41.4	40.4	—
基礎代謝基準値(kcal/kg/日)		男				61.0	54.8	44.3	40.8	37.4	31.0	27.0	23.7	22.5	21.8	21.6	21.5
		女				59.7	52.2	41.9	38.3	34.8	29.6	25.3	22.1	21.9	20.7	20.7	20.7
基礎代謝量(kcal/日)		男				700	900	980	1140	1330	1520	1610	1530	1530	1480	1400	1280
		女				660	840	920	1050	1260	1410	1310	1110	1160	1110	1080	1010
たんぱく質(g/日)	推奨量または(目安量)	男	(10)	(15)	(25)	20	25	30	40	45	60	65	65	65	65	60	60
	推奨量または(目安量)	女				20	25	30	40	50	55	55	50	50	50	50	50
たんぱく質(% E)	目標量	男女	—	—	—	13〜20	13〜20	13〜20	13〜20	13〜20	13〜20	13〜20	13〜20	13〜20	14〜20	15〜20	15〜20
脂質(% E)	目標量または(目安量)	男女	(50)	(40)	(40)	20〜30	20〜30	20〜30	20〜30	20〜30	20〜30	20〜30	20〜30	20〜30	20〜30	20〜30	20〜30
飽和脂肪酸(% E)	目標量	男女	—	—	—	—	10以下	10以下	10以下	10以下	10以下	8以下	7以下	7以下	7以下	7以下	7以下
n-6系脂肪酸(g/日)	目安量	男	4	4	4	4	6	8	8	10	11	13	11	10	10	9	8
	目安量	女						7	7	8	9	9	8	8	8	8	7
n-3系脂肪酸(g/日)	目安量	男	0.9	0.8	0.8	0.7	1.1	1.5	1.5	1.6	1.9	2.1	2.0	2.0	2.2	2.2	2.1
	目安量	女				0.8	1.0	1.3	1.3	1.6	1.6	1.6	1.6	1.6	1.9	2.0	1.8
炭水化物(% E)	目標量	男女	—	—	—	50〜65	50〜65	50〜65	50〜65	50〜65	50〜65	50〜65	50〜65	50〜65	50〜65	50〜65	50〜65
食物繊維(g/日)	目標量	男	—	—	—	—	8以上	10以上	11以上	13以上	17以上	19以上	21以上	21以上	21以上	20以上	20以上
	目標量	女					8以上	10以上	11以上	13以上	17以上	18以上	18以上	18以上	18以上	17以上	17以上
ビタミンA(μgRAE/日)	推奨量または(目安量)	男	(300)	(400)	(400)	400	450	400	500	600	800	900	850	900	900	850	800
	推奨量または(目安量)	女				350	500	400	500	600	700	650	650	700	700	700	650
	耐容上限量	男	600	600	600	600	700	950	1200	1500	2100	2500	2700	2700	2700	2700	2700
	耐容上限量	女				600	850	1200	1500	1900	2500	2800	2700	2700	2700	2700	2700
ビタミンB₁(mg/日)	推奨量または(目安量)	男	(0.1)	(0.2)	(0.2)	0.5	0.7	0.8	1.0	1.2	1.4	1.5	1.4	1.4	1.3	1.3	1.2
	推奨量または(目安量)	女				0.5	0.7	0.8	0.9	1.1	1.3	1.2	1.1	1.1	1.1	1.1	0.9
ビタミンB₂(mg/日)	推奨量または(目安量)	男	(0.3)	(0.4)	(0.4)	0.6	0.8	0.9	1.1	1.4	1.6	1.7	1.6	1.6	1.5	1.5	1.3
	推奨量または(目安量)	女				0.5	0.8	0.9	1.0	1.3	1.4	1.4	1.2	1.2	1.2	1.2	1.0
ビタミンC(mg/日)	推奨量または(目安量)	男女	(40)	(40)	(40)	40	50	60	70	85	100	100	100	100	100	100	100
カルシウム(mg/日)	推奨量または(目安量)	男	(200)	(250)	(250)	450	600	600	650	700	1000	800	800	750	750	750	700
	推奨量または(目安量)	女				400	550	550	750	750	800	650	650	650	650	650	600
	耐容上限量	男女	—	—	—	—	—	—	—	—	—	—	2500	2500	2500	2500	2500
鉄(mg/日)	推奨量または(目安量)	男	(0.5)	5.0	5.0	4.5	5.5	5.5	7.0	8.5	10.0	10.0	7.5	7.5	7.5	7.5	7.0
	推奨量または(目安量)	女 月経なし		4.5	4.5	4.5	5.5	5.5	7.5	8.5	8.5	7.0	6.5	6.5	6.5	6.0	6.0
	推奨量または(目安量)	女 月経あり				—	—	—	—	12.0	12.0	10.5	10.5	10.5	11.0	—	—
	耐容上限量	男	—	—	—	25	25	30	35	35	40	50	50	50	50	50	50
	耐容上限量	女				20	25	30	35	35	40	40	40	40	40	40	40

2.3 食品の組み合わせ

A. どのような食品をどのくらいとったらよいか

　食事摂取基準は，人間が成長・成熟・衰退する過程で健康を保持，増進させ，なるべく老化をゆるやかにするためには「どのような栄養素をどのくらいとったらよいのか」を示すものである．食事摂取基準を満たし，これを日常の食生活に活かすためには，食事摂取基準を食品に置き換えて食品の摂取量基準を示すことが便利である．その基準を目安にして毎日食事をしていれば，いちいち栄養価計算をしなくても，ほぼ食事摂取基準を満たし，栄養のバランスのとれた食生活を営むことができ，食品の購入にあたって分量の見当をつけるうえでも役に立つ．

　しかし，すべての食品について示すのはかえって煩雑になり実際的でない．そこで栄養価の類似した食品をいくつかの食品群にまとめ，食品群ごとに栄養価を計算（荷重平均）をしておく．食品群の中身は，その土地の生産・流通食品，個人や家族や各集団の嗜好・食習慣，年齢構成，また健康状態によっても変わる．それぞれが活用しやすい独自のものを作ることが望ましい．

　本書では，「6つの基礎食品」をもとに応用展開した．

B. 6つの基礎食品

　「6つの基礎食品」（表2.13）は厚生省（現厚生労働省）が作成したもので，義務教育から社会教育まで各層に広く用いられている．特徴は，6群に分類して各群に属するおもな栄養素，栄養素を含む食品，体内における栄養素の働きについてまとめたもので，三者の相互関係が理解しやすい．からだの構成要素としてのたんぱく質を第一に考えた分類方法は成長期の子どもたちに利用できる．難点は，食品分類で淡色野菜と果物，穀類と砂糖のように目的によっては代替食品になりにくいところである．意図は「6つの食品を組み合わせてとりましょう」という初歩的な段階での普及を狙ったものである．

　「6つの基礎食品」をさらに実用的に展開したものが，「80キロカロリー1点法」で，1日の必要エネルギーを点数（1点＝80 kcal）で表現し，1日の点数を各群に適正に配分すれば（「6つの基礎食品」適正点数表，表2.14），食品をバランスよくとることができるとした．

　1点を80 kcalとしたのは，おもな食品の常用量がほぼ80 kcalに相当することから考えられたもので，1点80 kcalあたりの食品の重量値も示されている．

ⓐ 80キロカロリー1点法の活用例

①性・年齢・身体活動レベル，肥満度などから，1日の推定エネルギー必要量（点数）を決める．

　［計算例］：1日の推定エネルギー必要量が1600 kcalなら点数は　　1600÷80＝20点

②1日の推定エネルギー必要量（点数）を各群から適正に配分し，食品の栄養バランスをとる．

　1日の推定エネルギー必要量が1600 kcalなら点数は20点で，1日の点数配分は，1群から4点，2群から2点，3群と4群から2点，5群から10点，6群から2点で合計20点．

③1点の食品重量および目安（例）

　卵1個60 g，魚1切70 g，牛乳1本200 mL，ご飯軽く1/2杯50 g，りんご中1個200 gなどである．各食材の80 kcalあたりの分量と目安を覚えておくとよい．

表●2.13　6つの基礎食品（厚生省（現厚生労働省））

食品群	体内での働き	おもな栄養素	食品分類	備　　考
1群	筋肉や骨など作る エネルギー源となる	たんぱく質	魚・肉・卵・大豆・大豆製品	良質のたんぱく質．脂質，リン，鉄，ビタミンも多い．大豆は良質のたんぱく質のほかビタミン（B₁，B₂）やカルシウム源．主菜の中心となる．
2群	骨・歯を作る 体の各機能を調節	ミネラル （カルシウム）	牛乳・乳製品 小魚・海藻類	乳類は良質のたんぱく質，吸収率の高いカルシウム源．海藻類は水溶性の食物繊維が豊富．
3群	皮膚や粘膜の保護 体の各機能を調節	ビタミンA （カロテン）	緑黄色野菜	緑黄色野菜はカロテンを多く含んでいるもの．
4群	体の各機能を調節	ビタミンC	淡色野菜 果物	柑橘類やキャベツはとくにビタミンCが多い．果物には水溶性食物繊維が多い．
5群	エネルギー源となる 体の各機能を調節	炭水化物	穀類 いも類 砂糖	でんぷん質の食品はエネルギー源としてすぐれている． 穀類・いも類は非水溶性の食物繊維が多い． 砂糖のとり過ぎによる相対的なB₁不足に注意．
6群	エネルギー源となる	脂肪	油脂類 脂肪の多い食品	緑黄色野菜を油で調理するとビタミンA，Dの吸収を促進する．

［資料：細谷憲政監修，最新食品標準成分表（社団法人 全国調理師養成施設協会編），p.20，（株）調理栄養教育公社に一部加筆］

表●2.14　6つの基礎食品別適正点数表

食品群	1日の推定エネルギー必要量（1点 80 kcal で換算）																						
	18	19	20	21	22	23	24	25	26	27	28	29	30	31	32	33	34	35	36	37	38	39	40
1群	4	4	4	4	4	4	4	4	4	4	4	4	4	5	5	5	5	5	5	5	5	5	5
2群	2	2	2	2	2	2	2	2	2	2	2	2	2	2	2	2	2	3	3	3	3	3	3
3群 4群	2	2	2	2	2	2	2	2	2	2	2	2	2	3	3	3	3	3	3	3	3	3	3
5群	8	9	10	11	12	13	14	15	16	17	18	19	20	20	21	21	21	22	22	23	24	24	25
6群	2	2	2	2	2	2	2	2	2	2	2	2	2	2	2	2	2	3	3	3	3	4	4

（注）・1, 2, 3, 4群は特にたんぱく質，ビタミン，ミネラルの補給上不可欠なものであるから優先的に摂取し，不足しないようにする．
　　　・5, 6群を多くした食生活では，エネルギーは十分でも身体の構成成分となる栄養素が不足する．
［細谷憲政監修，最新食品標準成分表（社団法人 全国調理師養成施設協会編），p.20，（株）調理栄養教育公社］

ⓑ 栄養のバランスを考える

　6つの基礎食品はそれぞれ機能も成分も異なるので，各群を組み合わせてとることでバランスがとれる．次に6つの基礎食品模型図（図2.7）および食品の組み合わせ配分例（表2.15）を示した．目的によっては1点＝80 kcal を，1単位＝80 kcal として活用している糖尿病食品交換表を利用してもよい（表2.16）．また，「食事バランスガイド」などもある（1章 p.10 参照）．

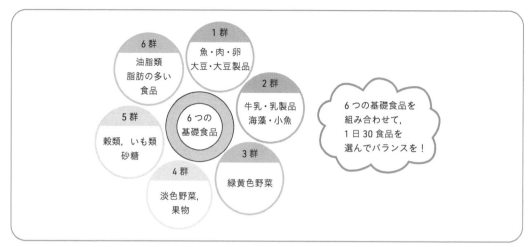

図●2.7 6つの基礎食品

表●2.15 1600 kcal（1点80 kcal × 20点）の食品の組み合わせ配分例

1群	2群	3群・4群	5群	6群
4点	2点	果物1点・野菜1点	10点	2点
主菜	副菜	副々菜	主食	調味料
豚もも肉　60 g　1切れ あじ　　　60 g　中1尾 卵　　　　50 g　小1個 木綿豆腐　100 g　1/3丁	牛乳　200 g 小魚　 10 g 海藻　 3 g	りんご 150 g　中1/2個 緑黄色野菜 }350 g 淡色野菜	ご飯　　　300 g　茶碗軽く3杯 食パン　　 90 g　6枚切1枚半 じゃがいも 100 g　　中1個	植物油 10 g　大さじ1 マーガリン

表●2.16 「6つの基礎食品分類表」と「糖尿病食品交換表」との関連表

6つの基礎食品分類	1群	2群	3群	4群	5群	6群	
糖尿病食品交換表分類	表3	表4	表6	表6, 表2	表1, 砂糖	表5	調味料・嗜好品

・6つの基礎食品分類：たんぱく質を第一に考えた分類．義務教育から社会教育まで幅広く利用．（文部科学省）
・糖尿病食品交換表分類：糖尿病患者のための分類．肥満を基点にした生活習慣病予防のために利用できる．（厚生労働省）
［6つの基礎食品分類：最新食品標準成分表，社団法人全国調理師養成施設協会編．糖尿病食品交換表分類：糖尿病食事療法のための食品交換表　第7版（日本糖尿病学会編），日本糖尿病協会・文光堂］

> **1点80 kcalで考える減量のポイント**
>
> ①その日の身体活動による消費エネルギーに合わせて，まず5群の主食で調整する（6点まで）．
> ②ついで6群を1〜1.5点に．または果物を0.5点に．
> ③野菜（朝食に生野菜で1皿，昼食に炒め野菜で1皿，夕食に煮野菜で1皿，1日3皿，合計350 g以上）のほかに，ノンカロリー食品のきのこやこんにゃくなどを増やすと，満足感が充足し食物繊維もとれる．
> ④嗜好品（アルコール，菓子類）は，たまに1〜2点の範囲で．

A. 献立作成の概要

ⓐ 献立の意義

　飽食の時代といわれる今日，食品は工業化され，料理は外食産業にゆだねられている面もある．また，私たちの生活スタイルおよび食生活や食行動は国際化・多様化・高級化してきており，そのためプラス・マイナスの両側面から総合的な見直しを余儀なくされている．

　食文化においても，古来の日本料理は，季節や対象の特性，心とからだの状態や好みなどを配慮した，献立名，素材，調理法，盛り付ける器の選択など行き届いた演出のうえに成り立っている．しかしながら，このように心豊かな長所もあるものの，栄養面での短所もあり，これからは，伝統的な食文化を残しつつ新しい食文化を取り入れていくことになっていくだろう．

　このような生活環境の変化のなかで，食生活の柱となるのは個々の「食」に対する人生観や価値観といえよう．健康を軸にすると献立の意義は，第一に日々の食事・栄養バランスの保持にある．しかし献立は毎日の食事づくりの計画書だけに，家庭ではある程度柔軟性を持たせたものでないと続かない．食事摂取基準・食品の組み合わせの数値はあくまでも目安であり，食習慣・食行動に結びついた魅力ある献立作りが望まれる．

ⓑ 献立の種類と内容

　献立は食膳に供する食品と料理の方法を表したものである．献立の種類には家庭料理・客膳料理の献立，保健食・病人食の献立，幼児食・妊産婦食・高齢者食の献立などがある．

　家庭料理の内容は，栄養的，経済的で家族の好みにあったものが望まれる．また，客膳料理ともなれば年中行事，趣味，行楽，社交などの趣旨を表現するにふさわしい材料や技法を盛り込んだものが望まれる．いずれも性・年齢・生活環境などによって趣向は大きく異なるので内容もそれに合わせて変えなければならない．また，衛生的で安全なもの，季節感を盛り込んだもの，愛情のこもった料理であることはいうまでもない．

B. 献立作成手順（予定→実施）

ⓐ 献立作成の流れ

　図2.8に献立作成の流れを示した．

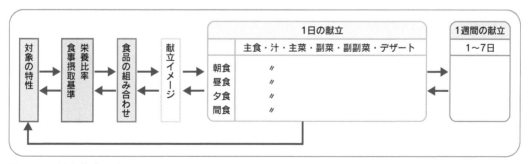

図●2.8　献立作成の流れ図

b 献立のイメージを描く

① 献立のイメージ→理想的な献立イメージ

まず，対象や目的にあわせてエネルギーや栄養素の基準値を設定し，さらに食品の組み合わせを考える．そして，献立のイメージを描いてみて(p.38)，過不足分を補正しながら理想的な献立作成に結びつけていく(料理カード(p.35)などを利用)．

理想的な献立内容とは

・朝食・昼食(外食)・間食・夕食にふさわしい季節感のあるもの

・毎食の献立に最低，主食・主菜・副菜があり，適正な栄養バランスが保持されているもの

・食欲をそそる彩りや食器との配合，盛り付け・配膳のにぎわい，食べる人の表情をも配慮したもの

・予算との関連など多くの情報が盛り込まれたもの(ライフステージ別栄養管理)

② 日頃の食事→理想的な献立イメージ

日頃の食事内容を描いてみて，過不足分を診断したうえで補正を加え，理想献立に仕上げていく．

c 1日の献立表の作成 (p.39 参照)

1日の献立が決定したら献立表に記入して献立表を完成させる(書き方は図2.9を参考)．

d 栄養量の算出 (p.40 参照)

・「日本食品標準成分表」による計算は各栄養素の含有量を正確に算出することができる．

・栄養素の種類は目的によって選択する．

・栄養量の算出方法は目的によって使い分ける．

・栄養量は朝食，昼食，夕食，間食ごとに小計を入れ，最後に1日の合計を入れる．

献立作成(例)　テーマ［女子大生の食事］——①

② 区分	③ 料理名	④ 食品名	⑤ 重量(g)	栄養量											
				エネルギー(kcal)	たんぱく質(g)	脂質(g)	炭水化物(g)	ビタミン				カルシウム(mg)	鉄(mg)	食物繊維総量(g)	食塩相当量(g)
								脂溶性	水溶性						
								A*2(μg)	B₁(mg)	B₂(mg)	C(mg)				
朝食	ご飯	めし(精白米)	200	312	5.0	0.6	74.2	(0)	0.04	0.02	(0)	6	0.2	3.0	0
	コンソメスープ	たまねぎ	5	2	0.1	0.0	0.4	0	0.00	0.00	0	1	0.0	0.1	0
		さやいんげん	5	1	0.1	0.0	0.3	2	0.00	0.01	0	2	0.0	0.1	0
		固形コンソメ*1	0.5	1	0.0	0.0	0.2	0	0.00	0.00	0	0	0.0	0.1	0.2
		水	150												
	目玉焼き	鶏卵　全卵	50	71	6.1	5.1	0.2	105	0.03	0.19	0	23	0.8	0	0.2
		植物油	4	35	0	4.0	0	0	0.00	0.00	(0)	Tr	0	0	0
		食塩	0.2	0	0	0.0	0	0	0.00	0.00	(0)	0	0	(0)	0.2
	サラダ	トマト	40	8	0.3	0.0	1.9	18			6	3	0.1	0.4	0.0
			20	2	0.1								0.1	0.2	

① テーマ　わかりやすく

② 区分　朝食・昼食・夕食・間食

③ 料理名　献立名：献立の書き順は主食・汁・主菜・副菜・香の物・デザートの順

④ 食品名　材料名：材料は料理ごとに主材料—副材料—調味料の順，主材料，調理法が1日で重複することを避ける．

⑤ 食品の重量　純使用量：純使用量＝総使用量−廃棄量　（購入時は総使用量，栄養価計算時は純使用量）

＊1　「固形ブイヨン」を別名「固形コンソメ」，また，顆粒状は「顆粒コンソメ」で記載．

＊2　ビタミンA：「レチノール活性当量」

図●2.9　献立のフォーマット

一品料理カード（図2.10）を1日単位，1週間単位，旬単位などにまとめておき，サイクルメニューとして活用する．一品料理や組み合わせの内容は補正しながら独自の献立を作っていく．

カード No.3 —10［目玉焼き］									
料理名	食品名	重量（g）	目安量	栄養量				1点 80 kcal 換算（点）	価格（円）
				エネルギー(kcal)	たんぱく質(g)	脂質(g)	炭水化物(g)		
目玉焼き	鶏卵	50	小	71	6.1	5.1	0.2	1.5	20〜30
	植物油	4	小さじ	35	0	4.0	0	索引	索引
	こいくちしょうゆ	3	小さじ 1/2	2	0.2	0	0.2	〜1	〜10
	合　計			108	6.3	9.1	0.4	①〜	10〜
調理法：①小さめのフライパンを熱して，油を入れてよくなじませる．								2	⑳
②卵を割り入れて，大きさを盛り皿に合わせて整える．								3	30
③白身にこんがりと焼き色がついたら，ふたや火加減で黄身の色・固さを好みに調整する．								4	40
索引	食種：朝・昼・夕・間・夜食　　弁当・行事食／アレルギー食など							5	50
	年代：乳児・幼児・学童・思春期・青年期・壮年期・妊娠・授乳期・老年期・全期							6	60
	季節：春・夏・秋・冬・全期							7	70
	料理：和・洋・中華・その他／　主食・汁・主菜・副菜・副副菜・菜・飲み物・デザート							8	80
	食品：穀類米・パン・めん・粉）いも，肉・魚介類，卵，豆類，乳類，野菜，果物，その他							9	90
	調理法：生・蒸・焼・炒・煮・揚・和え物・酢の物・寄せ物，漬物，汁物							10	100

図●2.10　一品料理カードの例

①一品料理カードを用いて1日の予定献立を作成する．

表●2.17　1日の予定献立の例

	主食	器	汁もの	器	主菜	器	副菜	器	副副菜	器	デザート
朝食	ご飯	碗	豆腐みそ汁	椀	卵―油	大皿	煮浸し	小鉢	なすぬか漬	小皿	果物
昼食	スパゲッティ	深皿			肉―炒		サラダ	小鉢			牛乳
夕食	ご飯	碗	あさり潮汁	椀	魚―塩	角皿	筑前煮	中鉢	レモン煮	小皿	ビール

②一品料理カードを用いて1週間の予定献立を作成する．

家庭では1週間単位で献立を立てておくと，生鮮食品以外はまとめ買いができて手間が省ける．

表●2.18　1週間の予定献立表の例

＜家族構成　A子さん（女子大生19歳，昼は外食），父50歳，母45歳，祖父70歳＞

8月		朝食			昼食（外食）			夕食		
日	曜	主食	主菜	副菜	主食	主菜	副菜	主食	主菜	副菜
4	日	サンドイッチ	ハムエッグ	野菜	そば	天ぷら	野菜	ご飯	焼肉	野菜
5	月	ご飯	納豆，小魚	野菜	カレーライス	肉	野菜	ご飯	煮魚，冷奴	野菜
6	火	トースト	ベーコンエッグ	野菜	冷やし中華	肉，卵	野菜	ご飯	ハンバーグ	野菜
7	水	ピザトースト	チーズ，サラミ	野菜	ご飯	焼肉	野菜	ご飯	南蛮漬け	野菜
8	木	ご飯	厚焼卵，小魚	野菜	スパゲッティ	ミートソース	野菜	ご飯	魚塩焼	野菜
9	金	パン	ソーセージ，卵	野菜	ご飯	魚みそ煮	野菜	ご飯	麻婆豆腐	野菜
10	土	ご飯	干魚，厚揚げ	野菜	幕の内	五目	野菜	ご飯	肉冷しゃぶ	野菜

2.5 女子大生の栄養管理の例～ある一日の献立診断と理想（補正）献立～

　以下に，大学生 A 子さんの栄養管理の例を示す．ここでは，ある 1 日の献立を評価し（記入例 1 ～ 4），そこから補正献立を考える．なお，臨床検査値を考慮した栄養管理のプロセスについては，成人期で詳しく解説した．

記入例 1 　栄養アセスメント［対象の特性の把握と献立評価］

令和 2 年 12 月 10 日　　対象者名：A 子さん　　男 ⓦ　　年齢：19 歳　　職業：大学生
身体状況　　　身長：151 cm　　体重：49 kg　　BMI：21.5（＜ 22）→ 適正体重
生活状況　　　睡眠時間：7 時間 30 分　　運動・労働：通学に 1 時間　生活の中で 1 日 1 万歩，アルバイト（接客，週 2 日 10 時間）→ 睡眠時間はとれている．毎日 2 時間のバイトは厳しい？　身体活動量は十分
食生活状況　　朝食は簡単，昼は学食，夜は自炊を心がけているが時間があまりなくて，おかずにお惣菜を買うことも多い．→ 適切な栄養バランスをとりにくい（炭水化物が少なく脂質の摂取量が多い）ミネラルの摂取量不足，食塩の摂取量が多い．

食事の評価➡　一汁三菜に欠けている（特に朝食・夕食は質・量ともに問題あり）

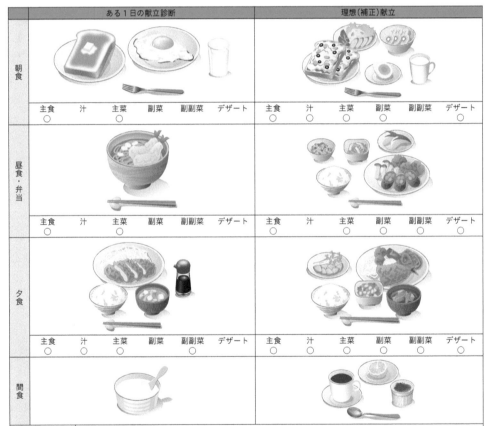

| 食事調査による栄養価計算 | エネルギー：1979 kcal，たんぱく質：73.5 g，脂質：81.8 g，炭水化物：223.2 g，ビタミン A：343 µgRAE，ビタミン B$_1$：1.19 mg，ビタミン C：25 mg，カルシウム：528 mg，鉄：4.4 mg，食塩相当量：8.9 g |

┌ 総合評価と診断 ─────────────────────────
　学業とアルバイトで，食事が二の次になっている．生活設計を見直す．栄養バランスを考えながら，A 子さんの生活や嗜好や経済性にあった献立作成を試みる．

| 記入例2 | 栄養管理計画①[食事調査をふまえて，1日の食事摂取基準の設定1] |

ステップ1　対象者の特性(記入例1を参考)

①性→女，年齢→19歳，身長→151 cm，体重→49.0 kg

②標準体重，BMI(body mass index)，エネルギー摂取の過不足の評価をする(p.8肥満度の判定基準，およびp.19表2.5参照).

　　・標準体重(kg)＝身長(m)×身長(m)×22　または各年代のBMI(p.21表2.7)

　　　　　　　　　＝1.51×1.51×22＝50.2

　　・BMI＝実測体重(kg)÷[身長(m)]^2＝21.5　　→

18.5未満	：エネルギー摂取量が「不足」
18.5以上25.0未満	：エネルギー摂取量が「適正」
25.0以上	：エネルギー摂取量が「過剰」

③生活状況の把握(栄養：朝食が少なくアンバランス，休養：睡眠7時間半，運動・労働：アルバイトは週2日10時間，生活の中で1万歩は歩く)→身体活動レベル(p.22表2.8)はふつう(Ⅱ)→1.75

ステップ2　推定エネルギー必要量を設定する

推定エネルギー必要量は個人差が大きい，個々に自分のBMIから判定し，18.5以上25.0未満は実測体重，18.5未満と25.0以上は標準体重を用いて求めてみる.

　　推定エネルギー必要量＝基礎代謝量×身体活動レベル

　　　　　　　　　　　　＝基礎代謝基準値(表2.7)×体重×身体活動レベル

　　　　　　　　　　　　＝22.1×49.0*×1.75＝1895→1900 kcal

> ＊BMIが21.5で18.5以上25.0未満の範囲にあるため，実測体重を用いる

ステップ3　3大栄養素の食事摂取基準，エネルギー産生栄養素バランスを設定する

(1)たんぱく質：「日本人の食事摂取基準」より，推奨量は50 g．目標量は13～20%エネルギー(%E)，たとえば16%Eでは，1900×0.16＝304 kcal　たんぱく質＝304÷4＝76(g)

(2)脂質：「日本人の食事摂取基準」より脂質エネルギー比率は20～30%E→25%Eを選択

　　脂質エネルギー量＝1900×0.25＝475(kcal)，脂質＝475÷9＝52.8(→53(g))

(3)炭水化物：炭水化物エネルギー比率＝100−(たんぱく質エネルギー比率＋脂質エネルギー比率)

　　　　　　　　　　　　　＝100−(16＋25)＝59(%)

　　炭水化物エネルギー量＝1900×0.59＝1121(kcal)　1121÷4≒280.3(g)

ステップ4　ビタミン，ミネラルなどの食事摂取基準を「日本人の食事摂取基準」より設定する

ステップ5　飽和脂肪酸の%エネルギーおよびn−6系脂肪酸，n−3系脂肪酸の摂取基準を「日本人の食事摂取基準」より設定する

ステップ6　食品の組み合わせ

　献立のイメージをつかむために，「一汁三菜」や「6つの基礎食品」「食事バランスガイド」の分類をもとに，食品の組み合わせならびに献立を考える.

★エネルギー産生栄養素バランス(A子さんの場合)

総エネルギー摂取量　1900 kcal	
栄養素	目標量(%エネルギー)
たんぱく質	13～20
脂質	20～30
炭水化物	50～65

(計)100(%)

記入例3 栄養管理計画②［食事調査をふまえて，1日の食事摂取基準の設定2］

①エネルギー・栄養素摂取基準量　←ステップ2〜5より

栄養素	エネルギー (kcal)	たんぱく質 (g) [推奨量は50]	脂質 (g)	炭水化物 (g)	ビタミン					カルシウム (mg)	鉄 (mg)	食物繊維総量 (g)	食塩相当量 (g)
					脂溶性	水溶性							
					A (μgRAE)	B₁ (mg)	B₂ (mg)	C (mg)					
基準	1900	76	53.0	280.0	650	1.1	1.2	100	650	10.5	18 以上	6.5 未満

栄養素	エネルギー産生栄養素バランス（%エネルギー）（目標量）				n-6系脂肪酸 (g)	n-3系脂肪酸 (g)	穀類エネルギー比率(%エネルギー)	動物性たんぱく質比 (%)
	たんぱく質	脂質		炭水化物				
			飽和脂肪酸					
基準	13〜20 [設定16]	20〜30 [設定25]	7 以下	50〜65 [設定59]	8 (目安量)	1.6 (目安量)	50〜60	40〜50

②食品の組み合わせ　←ステップ6より

食品群	1群	2群	3群	4群	5群	6群	合計
	魚・肉・卵大豆・大豆製品	牛乳・乳製品海藻・小魚類	緑黄色野菜	淡色野菜・果物	穀類・いも類・砂糖	油脂類・脂肪の多い食品	
6つの基礎食品							
基準量（点数）	4	2		2	14	2	24

③盛り付けのイメージ図を描いてみる

献立作成

テーマ［女子大生の食事］

注1：朝・昼・夕・間食ごとに小計を入れて過不足分を調整する．
注2：料理名「ご飯」の計算について，食品名が「精白米」か「めし（精白米）」かを確認のうえ計算すること．

区分	料理名	食品名	重量(g)	エネルギー(kcal)	たんぱく質(g)	脂質(g)	炭水化物(g)	ビタミン 脂溶性 A(µg)	ビタミン 水溶性 B₁(mg)	B₂(mg)	C(mg)	カルシウム(mg)	鉄(mg)	食物繊維総量(g)	食塩相当量(g)
朝食	ピザ風トースト	食パン	100	248	8.9	4.1	46.4	0	0.07	0.05	0	22	0.5	4.2	1.2
		有塩バター	3	21	0.0	2.4	0.0	16	0.00	0.00	0	0	0.0	(0)	0.1
		青ピーマン	6	1	0.1	0.0	0.3	2	0.00	0.00	5	1	0.0	0.1	0.0
		スタッフドオリーブ	3	4	0.0	0.4	0.1	1	0.00	0.00	0	0	0.0	0.1	0.2
		トマトケチャップ	6	6	0.1	0.0	1.7	3	0.00	0.00	0	1	0.0	0.1	0.2
		ナチュラルチーズ カマンベール	3	9	0.6	0.7	0.0	7	0.00	0.01	(0)	14	0.0	(0)	0.1
	ミルク紅茶	普通牛乳	155	95	5.1	5.9	7.4	59	0.06	0.23	2	171	0.0	(0)	0.2
		紅茶 浸出液	50	1	0.1	0.0	0.1	0	0.00	0.01	0	1	0.0	—	0.0
	シーフード野菜サラダ	まぐろ缶詰 水煮	30	21	4.8	0.2	0.1	3	0.00	0.01	0	2	0.2	(0)	0.2
		たまねぎ	15	5	0.2	0.0	1.3	0	0.01	0.00	1	3	0.0	0.2	0.0
		鶏卵 全卵	25	36	3.1	2.6	0.1	53	0.02	0.09	0	12	0.4	0.0	0.1
		マヨネーズ 全卵型	1	7	0.0	0.8	0.0	0	0.00	0.00	0	0	0.0	0.0	0.0
		トマト	40	8	0.3	0.0	1.9	18	0.02	0.01	6	3	0.1	0.4	0.0
		レタス	20	2	0.1	0.0	0.6	4	0.01	0.01	1	4	0.1	0.2	0.0
		きゅうり	20	3	0.2	0.0	0.6	6	0.01	0.01	3	5	0.1	0.2	0.0
		しそ 葉	2	1	0.1	0.0	0.2	18	0.00	0.01	1	5	0.1	0.1	0.0
		和風ドレッシング	4	7	(0.1)	(0.6)	(0.4)	(Tr)	0.00	0.00	0	0	0.0	(0)	(0.1)
	果物	バナナ	50	47	0.6	0.1	11.3	3	0.03	0.02	8	3	0.2	0.6	0.0
		キウイフルーツ 緑肉種	20	10	0.2	0.0	2.7	1	0.00	0.00	14	5	0.1	0.5	0.0
		小 計		**530**	**24.3**	**18.0**	**75.0**	**192**	**0.23**	**0.46**	**40**	**251**	**1.6**	**6.8**	**2.2**
昼食	ご飯	精白米	95	325	5.8	0.9	73.7	(0)	0.08	0.02	(0)	5	0.8	0.5	0.0
	肉の野菜巻き	ぶた もも 赤肉	50	60	11.1	1.8	0.1	2	0.48	0.12	1	2	0.5	(0)	0.1
		アスパラガス 生	12	3	0.3	0.0	0.5	4	0.02	0.02	2	2	0.1	0.2	0.0
		にんじん	12	4	0.1	0.0	1.0	83	0.01	0.01	1	3	0.0	0.3	0.0
		調合油	3	27	0.0	3.0	0.0	0	0.00	0.00	(0)	Tr	0.0	0.0	0.0
		こいくちしょうゆ	4	3	0.3	0.0	0.3	0	0.00	0.01	0	1	0.1	(Tr)	0.6
		上白糖	2	8	(0)	(0)	2.0	(0)	(0)	(0)	(0)	0	Tr	(0)	0.0
	野菜ときのこの炒め	ブロッコリー	30	11	1.6	0.2	2.0	23	0.05	0.07	42	15	0.4	1.5	Tr
		ほんしめじ	30	6	0.8	0.1	0.8	0	0.02	0.08	0	1	0.2	0.6	0.0
		ごま油	1	9	0.0	1.0	0.0	0	0.00	0.00	0	0	0.0	0.0	0.0
		食塩	0	0	0.0	0.0	0.0	(0)	(0)	(0)	(0)	0	0.0	(0)	0.4
		こしょう 白	0	0	0.0	0.0	0.0	0	0.00	0.00	0	0	0.0	—	0.0
	ひじき煮	ほしひじき ステンレス釜 乾	7	13	0.6	0.2	4.1	25	0.01	0.03	0	70	0.4	3.6	0.3
		にんじん	3	1	0.0	0.0	0.3	21	0.00	0.00	0	1	0.0	0.1	0.0
		しらたき	3	0	0.0	Tr	0.1	(0)	(0)	(0)	(0)	2	0.0	0.1	0.0
		油揚げ	2	8	0.5	0.7	0.0	0	0.00	0.00	0	6	0.1	0.0	0.0
		上白糖	1	3	(0)	(0)	0.8	(0)	(0)	(0)	(0)	0	Tr	(0)	0.0
		こいくちしょうゆ	3	2	0.2	0.0	0.2	0	0.00	0.01	0	1	0.1	(Tr)	0.4
		本みりん	0.8	2	0.0	Tr	0.3	0	Tr	0.00	0	0	0.0	—	0.0
		清酒	1	1	0.0	Tr	0.0	0	Tr	0.00	0	0	0.0	Tr	0.0
		ごま油	1	9	0.0	1.0	0.0	0	0.00	0.00	0	0	0.0	0.0	0.0
	ほうれん草のごま和え	ほうれんそう	50	9	1.1	0.2	1.6	175	0.06	0.10	18	25	1.0	1.4	0.0
		ごま 乾	3	18	0.6	1.6	0.5	0	0.03	0.01	Tr	36	0.3	0.3	0.0
		上白糖	2	8	(0)	(0)	2.0	(0)	(0)	(0)	(0)	0	Tr	(0)	0.0
		こいくちしょうゆ	2	2	0.2	0.0	0.2	0	0.00	0.00	0	1	0.0	(Tr)	0.3
	兎りんご	りんご 皮つき	50	28	0.1	0.2	8.1	1	0.01	0.01	3	2	0.1	1.0	0.0
		小 計		**557**	**23.3**	**10.9**	**98.6**	**332**	**0.76**	**0.47**	**66**	**172**	**3.9**	**9.6**	**2.1**

（つづく）

（つづき）

区分	料理名	食品名	重量 (g)	エネルギー (kcal)	たんぱく質 (g)	脂質 (g)	炭水化物 (g)	ビタミン 脂溶性 A (μg)	水溶性 B₁ (mg)	B₂ (mg)	C (mg)	カルシウム (mg)	鉄 (mg)	食物繊維総量 (g)	食塩相当量 (g)
間食	プリン	鶏卵 全卵	25	36	3.1	2.6	0.1	53	0.02	0.09	0	12	0.4	0.0	0.1
		普通牛乳	75	46	2.5	2.9	3.6	29	0.03	0.11	1	83	0.0	(0)	0.1
		上白糖	10	39	(0)	(0)	9.9	(0)	(0)	(0)	(0)	0	Tr	(0)	0.0
		バニラエッセンス	1												
	カラメルソース	上白糖	2	8	(0)	(0)	2.0	(0)	(0)	(0)	(0)	0	Tr	(0)	0.0
		水	2												
	コーヒー	コーヒー 浸出液	150	6	0.3	Tr	1.1	0	0.00	0.02	0	3	Tr	—	0.0
	果物	グレープフルーツ	100	40	0.9	0.1	9.6	(0)	0.07	0.03	36	15	Tr	0.6	0.0
		小 計		174	6.7	5.5	26.3	81	0.12	0.25	37	112	0.4	0.6	0.2
夕食	ご飯	精白米	95	325	5.8	0.9	73.7	(0)	0.08	0.02	0	5	0.8	0.5	0.0
	みそ汁	赤色辛みそ	6	11	0.8	0.3	1.3	(0)	0.00	0.01	0	8	0.3	0.2	0.8
		煮干しだし	150	2	0.2	0.2	Tr	—	0.02	Tr	0	5	Tr	—	0.2
		西洋かぼちゃ	40	31	0.8	0.1	8.2	132	0.03	0.04	17	6	0.2	1.4	0.0
		さやえんどう	10	4	0.3	0.0	0.8	5	0.02	0.01	6	4	0.1	0.3	0.0
	あじフライ	まあじ 皮つき	50	56	9.9	2.3	0.1	4	0.07	0.07	Tr	33	0.3	(0)	0.2
		薄力粉	6	21	0.5	0.1	4.5	0	0.01	0.00	0	1	0.1	0.2	0.0
		鶏卵 全卵	3	4	0.4	0.3	0.0	6	0.00	0.01	0	1	0.1	0.0	0.0
		パン粉 乾燥	6	22	0.9	0.4	3.8	Tr	0.01	0.00	(0)	2	0.1	0.2	0.1
		調合油	5	44	0.0	5.0	0.0	0	0.00	0.00	(0)	0	0.0	0.0	0.0
		キャベツ	30	6	0.4	0.1	1.6	1	0.01	0.01	12	13	0.1	0.5	0.0
		中濃ソース	8	11	0.1	0.0	2.5	1	0.00	0.00	(0)	5	0.1	0.1	0.5
		スパゲッティ 乾	8	28	1.0	0.1	5.8	0	0.02	0.00	0	1	0.1	0.4	0.0
		トマトケチャップ	3	3	0.0	0.0	0.8	1	0.00	0.00	0	0	0.0	0.1	0.1
		レモン	5	2	0.0	0.0	0.6	0	0.00	0.00	5	3	0.0	0.2	0.0
		パセリ	2	1	0.1	0.0	0.2	12	0.00	0.00	2	6	0.2	0.1	0.0
	葱納豆	糸引き納豆	20	38	3.3	2.0	2.4	0	0.01	0.11	Tr	18	0.7	1.3	0.0
		こねぎ	5	1	0.1	0.0	0.3	10	0.00	0.01	2	5	0.1	0.1	0.0
		こいくちしょうゆ	1	1	0.1	0.0	0.1	0	0.00	0.00	0	0	0.0	(Tr)	0.1
		からし 練り	1	3	0.1	0.1	0.4	0	0.00	0.00	0	1	0.0	—	0.1
	甘酢和え	だいこん	30	5	0.1	0.0	1.2	(0)	0.01	0.00	3	7	0.1	0.4	0.0
		かいわれだいこん	5	1	0.1	0.0	0.2	8	0.00	0.01	2	3	0.0	0.1	0.0
		米酢	2	1	0.0	0.0	0.1	0	0.00	0.00	0	0	0.0	0.0	0.0
		上白糖	2	8	(0)	(0)	2.0	(0)	(0)	(0)	(0)	0	Tr	(0)	0
		小 計		628	24.8	12.0	110.6	180	0.29	0.31	51	127	3.1	6.2	1.9
		合 計		1889	79.1	46.3	310.5	785	1.39	1.49	194	662	9.1	23.2	6.5
		基準量		1900	76.0	53.0	280.0	650	1.10	1.20	100	650	10.5	18 以上	6.5 未満

	エネルギー産生栄養素バランス（%エネルギー）（目標量） たんぱく質	脂質	飽和脂肪酸	炭水化物	n−6 系 脂肪酸 (g)	n−3 系 脂肪酸 (g)	穀類 エネルギー比率 (%エネルギー)	動物性 たんぱく質比 (%)
基準	13〜20	20〜30	7 以下	50〜65	8 （目安量）	1.6 （目安量）	50〜60	40〜50
摂取比率	16.7	22.1	6.5	61.2	9.1	1.8	48.7	46.7

比率の計算は Atwater 係数を使用した．

2.6 調理

A. 調理の基本

ⓐ 調理の目的

調理は，人体に栄養を補給するために，食品の栄養素の損失をできるだけ少なくし，消化しやすく，食べやすくして供する操作で，またこの調理操作は食品の組織を柔軟にし，または分解して咀しゃくを容易にし，消化吸収を高め栄養の効果を大にすることを本来の目的としている．

ⓑ 調理の意義

調理法には，なまの調理(なま物・酢の物・和え物など)と加熱調理(汁物・煮物・蒸物・焼き物・炒め物・揚げ物・練物など)がある．また，調理操作には段階があり，まず食品の不要部分を取り除き洗浄・整理して，切る，下ゆで，砕くなど，乾燥品・冷凍品はそれぞれもどすなどの下調理をする．

ついで焼く，煮る，蒸す，揚げるなどの加熱操作を加えることで細菌を死滅させ，軟らかく消化しやすく外見を変え，香味を出し，食欲をそそるようにすることで，食品の価値が高められる．

さらに調味料や香辛料を用いて食品の持ち味をいっそう引き立てるようにする．また美しく見せるために彩りや盛り付けに配慮する．

つまり，①加熱：火加減　②調味：味加減　③盛り付け：盛加減の三加減の実現である．これらの実現には，調理施設・調理器具・調理者の健康や調理技術などが大きな役割を果たすことになる．

ⓒ 調理過程の要点

(1)材料は新鮮なもの，旬のもの，過度に精製・加工されていないものを選択する．また，品質および賞味・保存期間など表示を確認する．

(2)材料購入の際，重量で買えないもの(魚は一匹・一尾・一切れ，豆腐は一丁など)に注意する．

(3)廃棄量のある食品は純使用量に廃棄率をかけて購入，発注する．

純使用量：廃棄量を除く　　総使用量＝(純使用量/可食率)×100

(4)下準備：水に浸してもどす．皮を厚くむく，水につける，ゆでる，酢水につけるなどしてあく抜きをする．説明をよく読み適切な処理をする．もどしたあとの重量および容量を確認しておく．

＜冷凍食品の解凍＞

・低温解凍：肉類，魚介類(包装のまま5℃の冷蔵室内に数時間そのままおく．刺身用マグロなどは食塩水20％程度に浸すとよい)

・自然解凍：肉類，魚介類(包装のまま涼しいところへ．時間は室温により調整する)

・水中解凍：肉類，魚介類，果物のピューレなど(包装のままポリ袋などに入れて空気を抜いてからきっちり口を閉め，大きめのボールに入れ流水にあてたり，冷水に入れる)

・電子レンジ解凍：肉類，魚介類，野菜，調理済食品(何回か様子を見ながら，半解凍で止める．レンジのワット数，食品温度・大きさなどで異なる．お皿と食品の間に割箸を並べ，隙間をつくるのがコツ)

・冷凍食品の品質保存：保存温度を常に−18℃以下に保ち，賞味期限，使用方法(解凍・調理方法等)の表示を確認する．

ⓓ 計量

・台秤(1 kg)，計量カップ，計量スプーンを使って分量は正確に計る.

・なまの状態で純使用量を計る. 乾燥食品はもどしたときの重量および容量を把握しておく.

B. 調理の要点

ⓐ 食事形態の変化

　ライフステージの過程において乳児期においては消化器官は未熟であり，高齢期においては衰退していく. 食事形態も次のような段階を経ることになる.

・乳児期(流動食→半流動食→半固形食→固形食)

・成人期(固形食)

・高齢期(固形食→半固形食→半流動食→流動食)

　流動食→半流動食→半固形食に相当する炊飯の水加減を表2.19に示した.

表●2.19 炊飯の水加減

粥の種類 (倍粥)	米と水の分量		米と水の配合			飯と水の分量と 割合		出来上がりに対する全粥・ おも湯の割合
	米(g)	水(g)	米	容量比	重量比	飯(g)	水(g)	全粥：おも湯
おも湯	15	200	1					0：10
3分粥(20倍粥)	8	120	1	20	15	20	70(3.5倍)	3：7
5分粥(10倍粥)	10	120	1	10	12	30	75(2.5倍)	5：5
7分粥(7倍粥)	15	120	1	7	8	40	60(1.5倍)	7：3
全粥(5倍粥)	20	120	1	5	6	50	50(同量)	10：0
軟飯	35	120	1	2〜3	3.5			
米飯	45	70	1	1.1〜1.2	1.5			

備考　・米は炊く30分から1時間前に洗って水に浸けておく(不洗米は，洗わないで1〜1.5時間前).
　　　・おも湯・粥は厚手の深鍋に米と水を入れて火にかけ，沸騰するまでは強火，沸騰したら弱火にして蓋をずらして30〜40分加熱. 途中でかき混ぜない. 加熱後10分間蒸らす.
　　　・おも湯は，火を消して直ちにこし器でこす. 粥の0.3〜0.5%の塩を加えて味を整える.
　　　・おも湯・粥は，火力や鍋の形や大きさ，米の水分などによって違ってくるので注意する.
　　　・飯から粥を炊く場合は，沸騰後，弱火で(3分粥 約14分，5分粥 12分，7分粥 10分，全粥 8分)それぞれ炊き，かき混ぜない.

ⓑ 生活習慣病予防の観点から

(1)塩分　　うす味でも美味しさの決め手になるだし汁のとり方(表2.20)および塩加減の基本と塩分の計算例(表2.21)を示す.

(2)油料理　　高エネルギーになりやすい油料理についての工夫を示した(図2.11，表2.22).

ⓒ 乾燥食品の調理

(1)乾燥食品の調理後の重量変化　　表2.23に示した.

(2)寒天　　寒天とゼラチンの違いと，寒天のもどした時の固さを表2.24にまとめた.

(3)片栗粉　　とろみの程度を表2.25にまとめた.

表●2.20　だし汁のとり方

種類	汁に対する重量割合	煮だし汁のとり方	用途
昆布だし	2～5(%)	水に一晩つけておくか，水から入れて沸騰直前に取り出す	すし，精進料理
鰹一番だし	1～2	水が沸騰したら鰹節を入れ，再沸騰したら火を止め，沈んだら上澄みをこす	吸物，茶碗蒸
二番だし	2～4	一番だしをとった後のかすに一番だしの半量の水を入れ，沸騰したら火を止めてこす	煮物，みそ汁
混合だし	鰹4＋昆布3 各1～2%	昆布を沸騰直前にとり出した後，鰹節を入れて沸騰したら火を止めてこす	上等吸物 上等煮出し
煮干だし	3～4	水から入れて沸騰後2～3分煮出す	煮物，みそ汁
干しいたけ	2～3	もどし汁を使うか，もどした後中火で2～3分煮出す	煮物
スープストック	20～30	骨肉は30分～1時間水につけて1～2時間弱火で煮る．途中で野菜を加えてアクをとりながら濁りは卵白でとる	スープソース

表●2.21　塩加減の基本と塩分の計算例

献立による塩分配分は，すべてうす味だと飽きるので，うす味でもおいしいもの，濃いめの味がおいしいものを組み合わせてめりはりをつける．汁ものは水の量で加減する．

	塩分(%)	材料	100g中の塩分	使用量	使用量中の塩分量	算出方法
みそ汁	0.6～1.0	だし 淡色辛みそ	12.4 g	120 mL 10 g	1.2 g	塩分1%；120×0.01＝1.2 g みそ使用量(x)は，100：12.4＝x：1.2 x＝(100×1.2)/12.4＝9.7≒10 g
すまし汁	0.6～0.8	だし 食塩 うすくちしょうゆ 清酒	16.0 g	120 mL 0.4 g 2.5 g	0.4 g 0.4 g	塩分0.6%；120×0.006＝0.72 食塩：うすくちしょうゆ＝1：1として 食塩使用量＝0.36≒0.4 g うすくちしょうゆ使用量(x)は，100：16.0＝x：0.4 x＝(100×0.4)/16.0＝2.5 g
五目鶏めし	ご飯 0.5 具 1～1.5	精白米 具 水・清酒 油 食塩 うすくちしょうゆ	16.0 g	100 g 米の80% 120 mL・8 g 3 g 0.5 g 7.5 g	0.5 g 1.2 g	ご飯 塩分0.5%；100×0.005＝0.5 g 具(80 g 使用) 塩分1.5%；80×0.015＝1.2 g うすくちしょうゆ使用量(x)は，100：16.0＝x：1.2 x＝(100×1.2)/16.0＝7.5 g
煮魚	1～2	魚(白身) 水・清酒 上白糖 こいくちしょうゆ	14.5 g	80 g しょうゆの3～4倍 しょうゆの1/3 6 g	0.8 g	塩分1%；80×0.01＝0.8 g こいくちしょうゆ使用量(x)は，100：14.5＝x：0.8 x＝(100×0.8)/14.5＝5.5≒6 g ・赤身魚の場合は1.5～2%
筑前煮	0.8～1.0	鶏肉・野菜 だし 上白糖・みりん 油 こいくちしょうゆ	14.5 g	40・100 g 100 mL 4～10 g 4～5 g 7.5 g	1.1 g	塩分0.8%；140×0.008＝1.1 g こいくちしょうゆ使用量(x)は，100：14.5＝x：1.1 x＝(100×1.1)/14.5＝7.5 g ・材料によって加減する
酢の物	0.6～0.8	野菜 だし 上白糖 こいくちしょうゆ 酢	14.5 g	60 g 5 mL 酢の1/3 3.4 g 材料の10%	0.5 g	塩分0.8%；60×0.008＝0.48≒0.5 g こいくちしょうゆ使用量(x)は，100：14.5＝x：0.5 x＝(100×0.5)/14.5＝3.4 g
ごま和え	0.6～0.8	野菜 だし うすくちしょうゆ 上白糖 ごま 乾	16.0 g	60 g 5 mL 2.5 g 2 g 6 g	0.4 g	食塩0.6%；60×0.006＝0.36≒0.4 うすくちしょうゆ使用量(x)は，100：16.0＝x：0.4 x＝(100×0.4)/16.0＝2.5 g

(つづく)

（表 2.21 のつづき）

| ① 1 日の食塩摂取目標　男性 7.5 g 未満，女性 6.5 g 未満 | ④ 塩分の多い食品 |

① 1 日の食塩摂取目標　男性 7.5 g 未満，女性 6.5 g 未満

② 摂取塩分の配分目安

食塩相当量に換算して　自然食品中から 1～2 g
　　　　　　　　　　　加工食品中から 1～2 g
　　　　　　　　　　　調味料中から　 5～6 g

食塩相当量＝（食品中のナトリウム量 ×2.54）/1000

ナトリウム/カリウム＝2 以下

③ 調味料の食塩換算

食塩 1 g →小さじ 1/5
食塩 1 g に相当する他の調味料の分量

うすくちしょうゆ	6.3 g	甘みそ	16.4 g
こいくちしょうゆ	6.9 g	麦・大豆みそ	9.3 g
淡色辛みそ	8.1 g	マヨネーズ	55.6 g
赤色辛みそ	7.7 g	ウスターソース	11.9 g

④ 塩分の多い食品

・魚介類塩蔵品・干物・佃煮・缶詰など
・肉加工品・水産練製品
・調味料・漬物・汁物

⑤ 下ごしらえの塩分の目安

・魚を洗う	3%	…水 1 L に 30 g ＝大さじ 2
・あさりなどの砂出し	1%	…水 1 L に 10 g ＝大＝小さじ 2
・スパゲッティをゆでる時	0.8%	…水 2 L に 16 g ＝大さじ 1
・和え物・おひたしの下味	0.5%	…水 200 g に 1 g ＝小さじ 1/5

⑥ うす味でもおいしく食べる工夫

＜素材＞　旬のものは新鮮で味もよく経済的，うす味でもおいしい.

＜調味＞　・だしを利用する．酢やしょうゆをだしで割って使う．化学調味料より天然のだしの方がよい.
　　　　　・果物やヨーグルトなどの酸味，ごまなどの旨みと香りや香辛料，薬味を上手に使う.
　　　　　・味は重点的にアクセントをつける（1 食すべてうす味にしないで，1 品は好みの味にする）.
　　　　　・卓上の調味料は直接かけないで小皿にとる.
　　　　　・塩分を含む食品を利用する（梅干しはペーストにして和え物やドレッシングに利用．ベーコンは炒めてスープに）.

＜調理＞　・煮物・焼き物・炒め物の塩味は表面だけに付ける．こげ味も貴重な味．炒め物や揚げ物，ドレッシングなどの油の利用で塩分が節約できる.
　　　　　・あんかけ料理などの味をまとめると塩分を無駄なく利用できる.

調理別油の適温と揚げ時間

調理法と材料	温度 （℃）	時間 （分）
天ぷら（魚介類）	180～190	1～2
精進揚（野菜）	150～180	1～4
かき揚	170～180	2～4
フライ，カツレツ	180	2～4
コロッケ	180～190	1～2
ポテトチップ	130～140	8～10
パセリ素揚げ	150～160	30 秒

油の温度の見分け方

160℃	170～180℃	190℃	200℃以上
底まで沈んで 静かに浮き上がる	中ほどまで 沈んで浮き上がる	ほんの少し沈んで 浮き上がる	沈まないで 表面を走る

図 ● 2.11　調理別油の適温と揚げ時間・油の温度の見分け方

表●2.22　揚げ物の衣と吸油量

料理名	食品名	重量	料理名	目安量	吸油量(g)
魚のから揚げ	かれい切り身 片栗粉 油	80 8 5	野菜炒め	1皿	油 5
魚フライ	あじ 中1枚 鶏卵 小麦粉・パン粉 油	60 5.2 5.5 10	ごま和え	小鉢	ごま 乾 5〜7
			ポテトサラダ	小鉢	マヨネーズ 15
とんかつ	豚もも肉 鶏卵 小麦粉・パン粉 油	60 5.2 5.5 10	野菜サラダ	小鉢	ドレッシング 10〜20
			バター焼き(魚・肉)	1切れ	バター 5〜10
			卵焼き	1個分	油 3〜5
きす天ぷら	きす 中3尾 鶏卵 小麦粉 油	80 7 20 15	から揚げ(魚・肉)	1切れ	油 5
			エビフライ	中1尾	油 5
			魚・肉フライ	中1切れ	油 10
野菜天ぷら(3個分)	にんじん 鶏卵 小麦粉 油	30 3 20 15	天ぷら	きす小1尾	油 5
			五目麺	1人前	ラード 5〜10
			サンドイッチ	1人前	バター
かきフライ(5個分)	かき 中5個 鶏卵 小麦粉・パン粉 油	100 8.7 20 15	カレーライス	1人前	ラード・バター 15〜20
			マカロニグラタン	1人前	バター 20

注：吸油率　油で揚げると，食品の脱水と油の吸収が同時に起こる．吸油率は素材やその大きさで異なり，また衣を厚くしたり，細かくするほど吸油率が高くなる．目安は素揚げ・から揚げで素材と衣の重量の3〜5％，天ぷら・精進揚げで10〜12％，フライで15〜20％．

表●2.23　乾燥食品の調理後の重量変化

食品名	倍率	もどし方
精白米	2.1	浸水30分後炊く[*1]
スパゲッティ・マカロニ	2.2〜3	たっぷりの沸騰湯(7〜10倍)でゆでる[*2]
うどん・そば	2.4〜3	同上
はるさめ	4	微温湯に20分くらいつける
大豆・小豆	2.2〜2.5	豆の4〜5倍の水に5〜8時間つける
高野豆腐	4〜6	50〜80℃の湯に15分つけてもどす
乾しいたけ	3〜5	かぶるくらいの水に約30分くらいつける[*3]
かんぴょう	8〜10	塩でもんでからゆでる
切干しだいこん	5	水に約10分つけてもどす
ほしひじき	6〜8	水に約40分つけてもどす
きくらげ	5	水かぬるま湯につけてもどす
干しわかめ	8〜10	水につけてもどす
寒天	7〜10	洗って30分〜1時間水につけてもどす
干しゆば	3	湯をかけて2〜3分おく

＊1　粥の場合は1時間つける
＊2　スパゲッティは一般にはアルデンテ，咀しゃく力が弱い場合は軟らかくゆでる
＊3　限られた調理時間の中にもどし時間を入れる

表●2.24　寒天とゼラチン

	材料	成分	凝固の条件
寒天	海藻	炭水化物	液を煮立てる，弱酸性で固まる，酸を加えて煮ると固まらない
ゼラチン	動物の骨・皮	たんぱく質	強酸性で固まる，酸を加えて煮ると固まらない
酸の量の多い果物			りんご，レモン，すもも，いちご，あんず…0.8〜1.2%
ペクチン質の多い果物			りんご，レモン，オレンジ，いちじく，もも，バナナ…1%以内

	水	砂糖	固さ	菓子
寒天に対して（寒天1本7g　水にもどすと50 mL）	10〜11倍	2.5〜3倍	スプーンで軽くすくえる	ゼリー
	9	5〜5.5	寒天つきで突き出せる	淡雪かん
	7	6.5	あめ状に煮つめて寄せる	錦玉糖

表●2.25　片栗粉のとろみ

水1カップに対して片栗粉→	大さじ　1杯	濃い	とろみ…肉団子など	濃度：甘酢あん	4〜5%
	小さじ　2	ごく普通	とろみ…酢豚	くずあん	3〜6
	小さじ　1	薄い	とろみ…卵豆腐のあん	汁もの	1〜1.5
	小さじ　1/2	ごく薄い	とろみ…かき玉汁	くず桜	15〜20

C. 調理実習の要点

(1)調理機器の確認　　ガスコンロおよびIH(電磁調理器)個数，オーブンレンジ，鍋(大・中・小，個数)，蒸器，魚焼器，揚鍋など．

(2)調理者　　性，年齢，健康状態，清潔さ(髪・手指・爪・衣服)．

(3)材料選択　　旬，鮮度，安全性＝添加物，保存法，賞味期間，品質，正味量，栄養量．

(4)調理手順　　材料処理・洗浄—計量—切断・整形—加熱—調味—盛り付け—供卓

　①必要な材料・調味料を確認，調理を始める前に計量しておくこと．

　②使用済みの器具は，その都度洗って片付ける．食器や調理器具の油は，紙ナフキンでふきとる．

(5)調理順位と調理時間(表2.26)

(6)調理のポイント

①加熱：鍋の大きさ，内容量・質・形(切り方)，火加減など．

②味：総合感覚による単位の味，調理法と調味料との調和，献立全体の味のバランス．

　・調理の途中，できあがり時点で必ず味をみること．

表●2.26　調理順位と調理時間

順位	料理名	調理法	用具	0	10	20	30	40	50	60〜(分)
1	ご飯	炊飯	炊飯器	→→→→→→→→→			→			
3	みそ汁	煮	汁なべ							
2	目玉焼き	油焼き	フライパン	→→→→→		→				
4	サラダ	なま	サラダボール	→→→→→		→				
5	バナナヨーグルト	なま	小鉢	→→	→					

注：炊飯は洗米，浸水に約30分かかる．

③盛り付け：器との対比，色・形・立体感，季節感など．

(7)供卓　　適温，食堂・テーブルのセッティングによる雰囲気づくり，楽しい会話など．

(8)反省．残食について

　①原因を調べて検討し，次の実習に活かす．

　②喫食者の嗜好，健康状態，食事時間は適正か(空腹状態)，量は適当か，衛生的か．

　③味(おいしいか)：温度，盛り付け(視覚)も入れる．雰囲気づくりなど．

第3章

乳児期の栄養管理

3.1　乳児期の特性

　乳児期とは，新生児期(出生後4週間)を含み満1歳になるまでの期間をいう．また，乳児の在胎期間が37～42週未満を正期産児という．身体の形態が量的に成熟していく過程を成長または発育といい，機能の増進することを発達という．乳児期の成長・発達は，一生のうちで最も著しい時期である．特に，乳児期前半の発育と発達が著しい．したがって，乳児期の栄養は，その時期のみではなく，生涯を通じての健康の基礎を確立するためにも重要である．

A. 社会性の発達

　乳児期の栄養は，保育行動として母子コミュニケーションの糸口(社会性)となる．乳児の出生後の最初の行動は哺乳である．母親から哺乳される時の満足感を通して母子関係や情緒が形成されていく．乳児期の接し方の誤りは情緒的なゆがみに発展しやすいので，母親は愛情とゆとりある気持ちで乳児に接することが最も重要である．

B. 精神・心理的発達

　乳児期の精神的発達は乳汁を吸ったり，離乳食を咀しゃくしたり，味覚，視覚，嗅覚，触覚，聴覚などの刺激によって大脳の発育が促されるといわれている．脳の神経細胞はさまざまな刺激を受けて神経細胞の突起は伸び，神経細胞間のネットワーク形成されていく．さらに乳汁・離乳食を与える時やおむつ交換を通じて「抱く」，「語りかける」などの保育行為は，親子相互作用を保ちやすい．精神発達は，身体の発育や運動機能を観察することや，言葉や社会性の発達によって知ることができる．

C. 生理的発達

ⓐ 身体発育

(1)**身長と体重**　　出生時の体重は約3kgで，出生後3～5日に出生時体重の約3～10%程度の体重減少がみられる．これを生理的体重減少という．これは哺乳量が胎便や不感蒸泄を下回るために起こるが，生後約1週間で出生時の体重に戻る．体重は生後3か月頃まで1日に約25～30g増加し，その後は約10～20g増加する．身長は出生時に約50cm，1歳で出生時の約1.5倍に伸び，著しい(表3.1)．

(2)**頭囲・胸囲**　　頭囲は出生時に平均33cmが1歳で約45cmになる．胸囲は出生時に平均32cm，1歳で平均約45cmと増加し，頭囲・胸

表●3.1　身長・体重，頭囲，胸囲の成長

	身長	体重	頭囲	胸囲
出生児	約50cm	約3kg	33cm	32cm
3～4か月児		2倍	頭囲＞胸囲	
1歳児	1.5倍	3倍	頭囲＝胸囲	

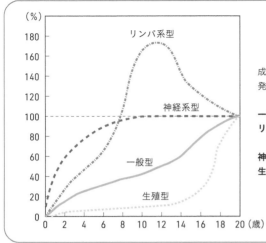

成長期の発育曲線を示したものであるが，各臓器によって発育の過程が異なっている．

一般型：S字状発育を示す
リンパ型：生後10年で成人の2倍になるが，その後縮小する
神経系型：乳幼児期に急速な量的発育を示す
生殖器系型：思春期以後に急激な発育を示す

図 ● 3.1　スキャモンの発育曲線

囲ともにほぼ同等になる．その後は胸囲の方が大きくなる（表3.1）．

（3）**骨**　　胎生期の2か月頃から軟骨ができ，カルシウムが沈着して次第に硬骨する．手根骨の骨核は，生後2～6か月頃から出現しはじめる．

（4）**生歯**　　乳歯は生後6～7か月頃から生え，1歳で8本，3歳頃には20本生えそろう．乳歯が生えるにしたがって咀しゃく機能は発達していく．しかし咀しゃく機能は未熟なため，消化・吸収に応じた栄養法，調理形態で与えることが大切である．

　体内の各組織や器官の発育は一様でなく，それぞれ遅速があるので，年齢的に特徴が現れる．スキャモンは，からだの各機能を4つの発育型に分け，それぞれの発育特性を示している（図3.1）．

ⓑ 身体発育・栄養状態の評価

　乳児の発育評価には，身体発育曲線とカウプ指数などがある．

（1）**身体発育曲線**　　パーセンタイル値で示され，測定値を順番に小さい方から並べ，全体を100としたときに何番目に当たるかを示したものである．3パーセンタイル未満と97パーセンタイル以上は発育の偏りとして精密検査が必要，3～10パーセンタイル未満，90～97パーセンタイル未満は発育の偏りの疑い，10～90パーセンタイル未満は普通としている．体重や身長の変化を経時的に観察し，一時点の計測値のみでなく，一定期間の成長の方向を確認・判断することにより，成長障害をもたらす疾患の診断や心身の健康状態や栄養状態の把握するために重要である．子どもを取り巻く家庭環境の問題等を発見し，支援を行うのにも役立てる（図3.2）．

（2）**カウプ指数**　　3か月以降の乳幼児の発育の指数として，身長と体重のバランスをみるために用いられている．計算は，体重(kg) ÷ {身長(cm)}^{2} × 10^4 で得られた数値を目安に評価する（表3.2）．

ⓒ 生理・代謝（消化吸収）

（1）**呼吸・循環**　　出生と同時に呼吸を開始する．循環機能は胎児から新生児，さらに乳児期になる過程で著しく変わり，胎盤循環から成人と同じ肺循環，体循環に変化する．

（2）**消化・吸収**

①口腔：生後2～3か月頃までは，吸啜と嚥下の原始反射である哺乳反射を行っているが，その後は随意的哺乳が行われる．原始反射は探索反射（乳首を探す），捕捉反射（乳首を口に入れる），吸啜反射

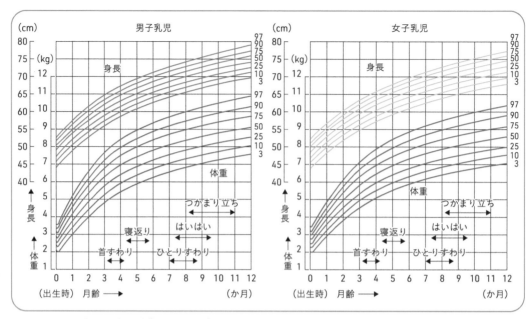

図●3.2 乳児身体発育曲線（体重・身長）
［平成22年乳幼児身体発育調査(2010)］

表●3.2 カウプ指数による体格の判定

	やせすぎ	普通	太りすぎ
乳児（3か月以降）	14.5＞	16〜18	20＜
満1歳	14.5＞	15.5〜17.5	19.5＜

（乳首を吸い母乳を吸いだす），嚥下反射（乳汁を飲み込む）一連の哺乳反射をいう．4か月頃までの乳汁の吸啜は，口腔内の吸啜圧と咬合圧による舌の蠕動様運動により，それ以降は顎や舌の上下運動で行われる．生後2〜3か月頃までは，唾液の分泌機能が未熟なため分泌量は少ない．唾液アミラーゼは乳児がでんぷんを摂取すれば分泌する．人工栄養にでんぷんが含まれたり，離乳食がスタートすると，急速に唾液アミラーゼの分泌は増加する．

②胃：乳児の胃の容量は小さく，筒状で噴門の括約筋が不完全であるため吐乳や溢乳を起こしやすい．胃の容量は新生児で50 mL，3か月で140〜170 mL，1歳で370〜460 mLと月齢が進むにつれて大きくなる．乳児の胃内乳汁停滞時間は，母乳が約1.5〜2時間，調製粉乳はそれより長くなる．胃内ではレンニン（凝集酵素）が含まれ，母乳や調製粉乳中のカゼインを凝固（カード：Curd）し，ペプシンによる分解を促進する働きをもつ．

③腸：小腸の長さは身長の約7倍といわれている．乳児のラクターゼ活性は強く，離乳食が与えられるようになると，膵液のアミラーゼ分泌は増加するが，たんぱく質や脂質の消化機能は未熟である．腸壁の選択吸収能力が未発達のため，異種たんぱく質である牛乳を月齢が低い時期に与えた場合には，高分子のまま吸収されて食物アレルギーにつながりやすい．

④腎臓：乳児期前半では，腎臓の尿濃縮機能が未熟であるため，水分と電解質の代謝が問題となる．育児用調製粉乳は濃く，また相対的に水分不足になると，老廃物を排泄しきれずに体内に蓄積して，発熱の原因になるため，濃度に注意する．

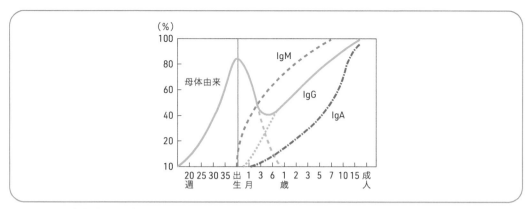

図●3.3 血清免疫グロブリン値の年齢による変化
[資料：森川昭廣ほか編，標準小児科学　第6版，医学書院（2006）]

（3）免疫　　新生児の免疫は，体内の免疫臓器系によって作られるリンパ球と好中球などと胎盤を通じて移行してきた母親の免疫グロブリン IgG によって行われる．母体由来の IgG は，生後次第に崩壊減少するが，新生児の体内で生後3～4か月頃から盛んに作られ始める．乳児の生産能力では不足するため，生後4か月頃で IgG 値は最低になる．母乳の免疫物質はこれを補っている（図3.3）．

生理的黄疸：出生直後，胎児型ヘモグロビンから成人型ヘモグロビンへの切り替えが行われる．そのため，一時に大量の赤血球が崩壊されるが，肝臓での処理が未熟なため，血清ビリルビンが増加し，出生後生理的黄疸が現れる．

D. 食機能の発達

出生後の乳児の摂食行動は，原始反射の哺乳行動（探索・捕捉・吸啜・嚥下反射）から始まる．乳汁は3～4か月頃になると随意的に吸い，哺乳量を自律的に調節する自立哺乳になる．乳汁から固形物へと，食べ物を咀しゃく・嚥下する能力を習得していく．離乳期は食物の咀しゃく・嚥下運動を覚える大切な時期である．また，発達とともに手づかみ食べにより一口量を覚え，手と口の協調が発達し手づかみ食べが上手になっていく．やがて食具（スプーン・フォーク）などを使って食べることを獲得していく時期である．食機能の発達を理解して，発達に応じた栄養法・調理形態を与えることが大切である．図3.4に食行動と食機能の発達過程を，図3.5に咀しゃく機能の発達の目安を示した．

E. 栄養トラブル

ⓐ ミルク嫌い

母乳栄養から人工栄養または混合栄養に切り替えた場合に，ミルク嫌いが起こりやすい．母乳と調乳ミルクを飲む時の乳房の乳首とゴム乳首の感触の違いや味，香り，温度の違いがミルク嫌いの原因と考えられる．特に，神経質な乳児にミルク嫌いが多い．乳児によって感受性も異なるので，それぞれの乳児に適した授乳法を考え授乳する工夫が必要である．

授乳の工夫を行ってもミルクの哺乳量が少なく，栄養状態が不良となって発育の遅延がみられる時は，離乳を少し早めることがある．

ⓑ 離乳期食欲不振

離乳食を与えてから1～2か月経って，離乳食を嫌って食べないことがある．原因としては離乳食を

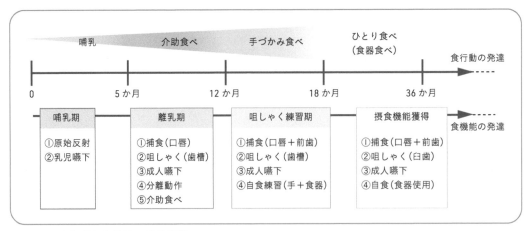

図●3.4　食行動と食機能の発達過程
［資料：向井美惠ほか編，食べる機能をうながす食事，医歯薬出版（1994）］

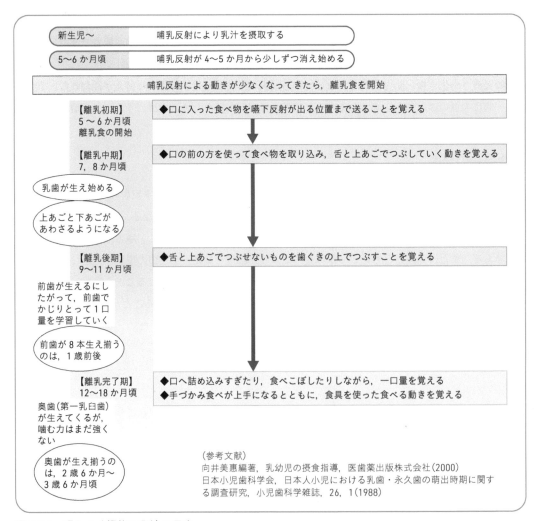

図●3.5　咀しゃく機能の発達の目安
［資料：厚生労働省，授乳・離乳の支援ガイド（平成19年3月14日）を一部改変］

与える時期の遅延，離乳食の強制，離乳食の硬さ・味・色・形などの内容の不備などが考えられる．離乳食嫌いの矯正は，その原因を調べ適切に対処することが大切である．

c 乳児下痢症

調乳，哺乳量，離乳食の与え方が不適切な場合に起こすことがある．また，感染による場合(ロタウイルスを代表とするウイルス性下痢)や，気温・湿度の不良の場合にみられる．基本は脱水防止，水分補給が重要であり，白湯，番茶，希釈果汁，乳児用電解質飲料，スポーツドリンク，野菜スープなどを適量与える．嘔吐がある場合は少量ずつにする．

d 便秘

母乳またはミルクの摂取不足，濃厚調乳，低残さ食，離乳の遅延などが考えられる．発育良好な乳児の慢性便秘の多くは機能性便秘である．母乳では哺乳量が十分であるのに消化吸収が不良なためになることもある．果汁，野菜スープ，マルツエキスを2〜3%濃度に白湯に溶かして与える．離乳食では，いも類，野菜，果物等の食物繊維の多い食品や腸内発酵を促すヨーグルトを与える．

e 乳糖不耐症

腸管内の乳糖分解酵素(ラクターゼ)が欠損や低活性の場合に下痢，腹痛，吐乳，膨満感の症状を呈する．先天性と腸粘膜の傷害によって起こる二次性のものがある．乳糖不耐症用粉乳(ラクトレス，ノンラクト)やアミノ酸乳調製粉乳などを与える．

f 鉄欠乏性貧血

母体からの鉄の蓄積量の不足(低出生体重児，早産児)や胎児期に生後4か月頃まで利用の鉄を使い果たし，発育増加に伴う赤血球の増加の遅れにより生理的貧血が起こる．乳児期後半では離乳食の遅延や摂取不足によることが多い．離乳期では鉄含有量の多い食品と鉄の吸収を促進するたんぱく質やビタミンCが多い食品を一緒に摂る工夫が大切である．9か月頃からは，離乳期に不足しがちな栄養素をバランスよく補うためのフォローアップミルクがある．

g 食物アレルギー

異種物質(抗原)が体内に入ると，これと特異的に反応する抗体を生産し，抗原抗体反応が起こる．これが生体に有利な反応が免疫反応といい，原因食物(アレルゲン)を食べた後に，生体にとって不利益な過敏反応を起こす場合を食物アレルギーという(図3.6)．

食物アレルギーは発症が即時型(Ⅰ型)，遅延型(Ⅱ〜Ⅳ型)に分けられる．

症状：皮膚，粘膜，消化器，呼吸器，アナフィラキシーなど

原因：卵・乳製品・小麦粉が多い

過度な思い込みで禁止食品や除去食を増加することで，栄養不足になることもあるため，代替食や治療乳を利用する．

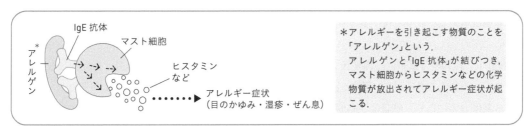

図●3.6 アレルギー発症の機序
[資料：東京都福祉保健局，保育園・幼稚園・学校における食物アレルギー日常生活・緊急時対応ガイドブック(2010)]

表●3.3 先天性代謝異常症の治療乳

病名	摂取制限物質	特徴	特殊ミルク
フェニルケトン尿症	フェニルアラニン	フェニルアラニンをチロシンに転換する酵素(フェニルアラニン水酸化酵素)が先天的に欠如しているため，アラニンが蓄積し，放置すると痙攣，精神遅滞となる．	フェニルアラニン除去ミルク(ロフェミルク)
メープルシロップ尿症	ロイシンイソロイシンバリン	分枝鎖アミノ酸から生じるα-ケト酸の障害により，それらが体内に蓄積し，放置すると生後数日で哺乳困難，痙攣，呼吸障害となる．	ロイシン・イソロイシン・バリン除去ミルク
ガラクトース血症	ラクトースガラクトース(摂取禁止)	ガラクトースを分解する酵素(ラクターゼ)の欠損(活性低下)により血中ガラクトースが上昇し，嘔吐，下痢，白内障，精神・運動発達遅延，低血糖を起こす．	大豆乳，ガラクトース除去ミルク，フォーミュラ，無乳糖乳，ボンラクトi
ホモシスチン尿症	メチオニン，シスチンは添加	メチオニンからシスチンを生成する過程で生じるホモシスチンの代謝異常のため，ホモシスチンが体内に異常に蓄積し，痙攣，知能障害，毛髪の褐色が起こる．	メチオニン除去ミルク

h 先天性代謝異常症

先天的に特定の酵素が欠損しているか，活性が低下しているために起こる．代謝される物質が体内に蓄積したり，不可欠の物質が欠乏したりするため，発育・知的障害などの障害が起きる．治療には特殊ミルクの使用がされる．表3.3に代表的なものを挙げた．

3.2 乳児期の栄養

A. 栄養法

乳児期は成長・発育が著しく，新陳代謝が盛んである．そのための栄養素が必要であり，成人に比べて体重あたりの必要な栄養素量が非常に大である．一方，消化機能は未発達であり，感染に対する抵抗力が弱い．したがって，各月齢に適した栄養を行うことと，食品の選択や調理方法などに十分な注意が必要である．乳児期前半は母乳または人工乳の乳汁栄養，後半では発育，発達に応じた離乳食が与えられる．

B. 乳汁栄養

乳汁による栄養法で，母乳栄養法，母乳以外の乳を用いる人工栄養法，母乳栄養法と人工栄養法を併用した混合栄養法がある．乳汁栄養の基本は母乳栄養法であり，母乳は乳児にとって最も適している．

a 母乳栄養

(1)授乳 母乳の分泌量は，出産後2～3日は少なく，乳児の吸啜力も弱いので，授乳回数も多くなり，また，不規則であるが，1週間を過ぎると母乳の分泌量も増加し，一定してくる．生後1か月頃からは3時間おきになり，昼間は3時間おき，夜間は6～7時間の間隔，3か月以降は4時間おきの1日5～6回となる．

（2）母乳栄養の利点

①乳児の発育，健康維持・増進のための最適な成分組成で，消化・吸収がよく代謝負担が少ない．

②諸種の免疫物質が含まれているので，感染に対する抵抗力をつける(死亡率，罹患率が低い)．出産後3～4日後頃までに分泌される乳汁を初乳といい，その後，移行乳を経て成分が一定した成乳となる．初乳の中に免疫グロブリンA(IgA)を多量に含み，その他の病原体抑制因子とともに新生児を感染から防御している．母乳中には多くの感染防御因子が含まれている(IgA，ラクトフェリン，補体，リゾチームなど)．また，母乳栄養児の腸内細菌叢はビフィズス菌が主力を占め，病原の集落を抑制している．

③母乳は同種たんぱく質であるため，抗原性がなく，牛乳アレルギーや大豆アレルギーのような，アレルギー症状は起こらない．

④スキンシップの効果がある．母親が子どもを抱いて自分の乳房から直接皮膚を通じて授乳することが，母子間に満足感を与え，母性愛や安定した母子関係の確立を容易にし，さらに乳児の情緒が安定し，その後の人格形成にまでよい影響を与えるといわれている．

⑤授乳が簡単で，授乳時の細菌感染が少なく，経済的である．

⑥小児期の肥満やその後に2型糖尿病の発症のリスクが低くなる．

⑦母体の産後の回復(子宮が元の状態に戻る)によい．

（3）母乳栄養の問題点

①母乳不足の把握：体重増加が不十分，哺乳時間が長く，授乳間隔が短縮，不機嫌，便秘．

②ビタミンK不足：新生児メレナ(生後2～3日後に頭蓋内出血)や乳児ビタミンK欠乏症出血症(母乳栄養児の出生後1か月前後に母乳中のビタミンK含有量少ない，乳児期のビタミンKの生産する腸内菌叢が不十分で吸収が悪い)を起こすことがある．現在では3回(出生直後，7日目，1か月後)ビタミンK経口投与をしているので出血はみられなくなった．

③授乳障害：母乳の分泌が正常だが，授乳が正常に行えない場合をいう．
- 母親側の問題　　乳首異常(小乳頭，陥没，裂傷，扁平)，乳腺炎が中等症以上
- 乳児側の問題　　哺乳力が微弱の時(低出生体重児，先天性虚弱児)，口腔の奇形(兎唇，口蓋裂など)，口内炎，鼻閉塞，哺乳怠惰など

④授乳禁忌：母親が乳児に悪影響を及ぼす時に授乳を禁止する．
- 母親が感染症に罹患(ATL，IIIV，肝炎ウイルス)，薬剤の服用(母乳を通じて薬剤移行)，糖尿病，慢性腎炎，心不全，甲状腺機能亢進症，悪性腫瘍などの重い病気(母体の衰弱)，精神病，てんかん(乳児に危害の危険性)

⑤母親の食生活：(栄養摂取不良，喫煙やアルコール摂取)，心身の過労状態などが母乳分泌量や成分組成に影響する．

ⓑ 人工栄養

人工栄養とは，母乳以外の乳汁で栄養を補う場合をいう．育児用調製粉乳，常温保存で災害など緊急時に便利な乳児用液体ミルク，9か月以降に不足しがちな栄養素を補足するためフォローアップミルクや低出生体重児用粉乳，特殊ミルクがある．

育児用調製粉乳：育児用調製粉乳は牛乳の成分組成上の欠点を改良し，母乳に近づける努力がされてきた(表3.4)．栄養成分の比較と母乳(人乳)・牛乳・育児用調製粉乳の比較を表3.5に示した．

表●3.4 育児用調製粉乳を母乳に近づける工夫

①たんぱく質	普通牛乳にはたんぱく質が母乳の2倍含まれ，その組成はカゼインと乳清たんぱく質の割合は8：2，母乳では4：6である．牛乳はカゼインが多く，カード（凝塊）は粗大である．一方，母乳は胃での凝集酵素により微細で，凝固しにくい消化されやすいソフトカードが形成される．改善はカゼインを減らしラクトアルブミンを増加，カゼインと乳清たんぱく質の割合を母乳に近づけている．たんぱく質を減量し，一部をペプチドにして消化吸収，腎臓への負担を軽減してある．アミノ酸組成も母乳に近づけている
②脂質	母乳と牛乳では含有量に大差がないが，乳脂肪分の大部分を植物性脂肪に置換，リノール酸・α-リノレイン酸のような多価不飽和脂肪酸の調整，DHA・アラキドン酸の強化
③炭水化物	母乳・牛乳ともほとんどが乳糖であり，母乳に約7％，牛乳に約5％含まれている．乳糖を添加，ビフィズス菌増殖因子（オリゴ糖，フラクトオリゴ糖，ラクチュロース）の添加
④無機質（ミネラル）	カルシウム，リン，ナトリウム，カリウムは牛乳が多く，鉄含有量は少ない．カルシウムを減量，カルシウムとリンの比率とナトリウムとカリウムの比率の調整，鉄，銅，亜鉛，マンガンの添加
⑤ビタミン	母乳にはビタミンA，ナイアシン，ビタミンCが牛乳に比べて多い．一方ビタミンKの含有量は少ない．各種ビタミン添加，β-カロテンの増強
⑥その他	タウリン，シスチンの強化，シアル酸，ラクトフェリンの強化

表●3.5 育児用調製粉乳の組成と人乳（母乳）・牛乳の成分比較

調乳濃度（%）	人乳*	普通牛乳*	森永はぐくみ	明治ほほえみ	和光堂レーベンスミルクはいはい	雪印メグミルクぴゅあ	雪印ビーンスタークすこやかM1	アイクレオバランスミルク	和光堂ぐんぐんフォローアップミルク
	100	100	13	13	13	13	13	13	14
調乳濃度 （%）	100	100	13	13	13	13	13	13	14
エネルギー （kcal）	61	61	67	66	67	67	67	68	67
たんぱく質 （g）	1.1	3.3	1.4	1.4	1.5	1.5	1.4	1.6	2
脂質 （g）	3.5	3.8	3.5	3.4	3.6	3.6	3.6	3.6	2.8
炭水化物 （g）	7.2	4.8	7.4	7.5	7.3	7.2	7.3	7.3	8.3
灰分 （g）	0.2	0.7	0.3	0.3	0.3	0.3	0.3	0.3	0.5
カルシウム （mg）	27	110	49	49	49	46	46	46	91
リン （mg）	14	93	27.3	27.3	27.3	26	26	29	56
鉄 （mg）	0.04	0.02	0.8	0.8	0.9	0.8	0.9	0.9	1.3
ナトリウム （mg）	15	41	18	18	18	20	20	15	28
カリウム （mg）	48	150	64	64	62	65	65	59	95
ビタミンA（μgRAE）	46	38	53	51	55	59	59	56	50
ビタミンB₁ （mg）	0.01	0.04	0.05	0.05	0.05	0.05	0.05	0.08	0.1
ビタミンB₂ （mg）	0.03	0.15	0.09	0.08	0.08	0.10	0.10	0.12	0.11
ビタミンC （mg）	5	1	8	9	8	8	8	8	7
ビタミンD （μg）	0.3	0.3	0.8	0.8	0.9	1.1	1.2	1.1	0.7
ビタミンK （μg）	1	2	3.3	3.3	2	3	3	3	1.4
ナイアシン （mg）	0.2	0.1	0.5	0.4	0.6	0.6	0.7	0.7	0.7

（注）人乳・普通牛乳は100 g 中の成分値．育児用調製粉乳は各社製品情報の100 mL 中の成分値（2020 年9 月現在）
＊　科学技術庁資源調査会編，日本食品標準成分表 2020 年版（八訂）

c 調乳

(1)調乳器具の消毒

①煮沸消毒：哺乳びん，哺乳びんばさみ，計量スプーン，すりきり棒，ロートなどを鍋に入れ，かぶる程度の水を入れ火にかける．煮沸後5〜10分後に乳首，キャップを入れさらに2〜3分煮沸する．

②薬剤による消毒

③電子レンジを使用する消毒：専用の容器に水とともに入れ，電子レンジで約3分加熱する．

(2)調乳方法　　調乳には，無菌操作法と終末殺菌法がある．

①無菌操作法：無菌操作法はあらかじめ乳瓶を消毒して，沸騰後冷ましたお湯(70℃以上)を使って，授乳ごとに調乳する方法のことである(表3.6参照)．

②終末殺菌法：病院，乳児院や保育園等で1日分を調乳し，最後に加熱する方法である．容量の約1/2〜2/3の沸騰後70℃以上のお湯を容器に用意→指示量の粉乳を入れて溶かす→お湯を加え指示量にする→よく混ぜた後，哺乳びんに分注→キャップをつける→5〜10分間煮沸(蒸気)殺菌する→ただちに冷水で冷ます→冷蔵庫に保管する．使用時に適温まで加温してから授乳する．

　2007年には，*Enterobacter sakazakii* による乳児の感染リスクの軽減を目的に，WHO/FAOより「乳児調製粉乳の安全な調乳，保存及び取扱いに関するガイドライン」が作成された(表3.6)．なお，ミルクをお湯に溶かす順番については，湯気がつきやすいので，ミルクを先に哺乳びんに入れてから，お湯を入れる方法をとることも多い．

d 授乳方法

　母乳と同様に乳児が欲しがるときに欲しがるだけ飲ませる「自律授乳」の方式が一般的にとられている．授乳者は手洗いをする．乳児の口のまわりや手指をきれいなタオルで拭い，調乳したミルクはすぐに飲ませる．授乳後は，背中を軽くたたき，飲み込んだ空気を出させてから寝かせる．

　乳首の孔は，大きさ(S・M・Lサイズ)やカットの形にY字や十字がある．孔の大きさは乳児の吸啜力によって使用する．

表 ● 3.6　「乳児調製粉乳の安全な調乳，保存及び取扱いに関するガイドライン」

Step 1	調乳する場所を清掃・消毒
Step 2	手を石鹸と水でよく洗い，清潔なふきんまたは使い捨てふきんで水を拭き取る
Step 3	飲料水を沸騰させる
Step 4	粉ミルクの必要な量と水を正確に計量する
Step 5	洗浄・殺菌した哺乳びんに正確な量の湯を注ぐ．70℃以上に湯は保ち，湯沸かしてから30分以内に使用する
Step 6	正確な量の粉ミルクを哺乳びんに加える
Step 7	清潔なふきんを使って，哺乳びんを持ち，中身が混ざるよう，哺乳びんをゆっくり振るなどする
Step 8	混ざったら，直ちに流水にあてるか冷水の入った容器に入れ，授乳できる温度まで冷やす．冷却水は哺乳びんのキャップより下にあてる
Step 9	哺乳びんの外側に付着した水を清潔なふきんまたは使い捨てふきんで拭きとる
Step 10	腕の内側に少量のミルクを垂らし，授乳に適しているか確認する
Step 11	ミルクを与える
Step 12	調乳後2時間以内に使用しなかったものは捨てる

[WHO/FAO, 2007 一部改変]

C. 離乳食

　離乳とは，成長に伴い，母乳または育児用ミルクの乳汁だけでは不足してくるエネルギーや栄養素を補完するために乳汁から幼児食に移行する過程をいう．

ⓐ 離乳食の必要性

（1）栄養の補給　　乳児の栄養は成長・発達とともに必要量が増し，水分量の多い乳汁だけでは胃腸の負担が過剰となり，必要量の確保が困難になる．また，母乳の分泌量と栄養素含有量も減少し，エネルギーや栄養素量が不足する．胎児期の乳児の体内に蓄積されてきた鉄やカルシウムなどの栄養素が使い果たされてしまう．このような理由から，不足する栄養素を乳汁以外の食物で補給する必要がある．

（2）消化機能の発達　　3〜4か月頃から唾液や消化液の分泌量が増し，離乳食を食べ始めることで消化酵素の生産を高め，消化機能の働きを促す．

（3）咀しゃく力・嚥下力の獲得の助長　　5か月頃になると，月齢に応じた調理形態の食物を舌や歯ぐきでかみ砕き飲み込むことが可能になる．離乳食を食べることで，咀しゃく・嚥下機能の発達が促進される．

（4）味覚の形成　　離乳食を介して多様な食品を摂取することにより，味覚の形成を促す．

（5）精神機能の発達　　離乳食を摂取することにより，乳汁とは異なる味覚，視覚，嗅覚，触覚，聴覚などの各種感覚器官が刺激され，また，家族や仲間と一緒に食べる（共食）により，食べる意欲と自律を促し，精神的発達が促される．

（6）食習慣の確立　　離乳食を通じて，食事内容，食事時間，回数，適切な食べさせ方などの生活リズムを整えて，望ましい食習慣の基礎を作っていくことができる．

ⓑ 離乳の支援に関する基本的な考え方とポイント

　支援にあたって，離乳は，子どもの成長や発達状況，日々の子どもの様子を見ながら進めること，強制しないことに配慮する．そして生活リズムを身につけ，食べる楽しさを体験させ，一人一人が「食べる力」を育むことが目標．母親には，自信を持たせ，健やかな親子関係の形成を目指すことを基本としている．以下，「授乳・離乳の支援ガイド」（厚生労働省，2019年改定版）に基づき記載する（図3.7）．

ⓒ 離乳の支援のポイント

（1）離乳の開始　　離乳の開始とは，「なめらかにすりつぶした状態の食物を初めて与えた時」をいう．

　発達の目安としては，首のすわりがしっかりし寝返りができ，支えてやると5秒以上座れる，食物に興味を示す，スプーンなどを口に入れても舌で押し出すことが少なくなる（哺乳反射の減弱）などがあげられる．

（2）離乳の進行

①離乳初期（生後5〜6か月頃）：離乳の開始後ほぼ1か月間は，離乳食は1日1回与える．離乳食のあとに母乳または育児用ミルクを子どもが欲するままに与える．この時期は，離乳食を飲み込むこと，その舌さわりや味に慣れることが主な目的である．

②離乳中期（生後7〜8か月頃）：離乳食は1日2回にしていく．母乳または育児用ミルクは離乳食の後に与え，このほかに授乳のリズムに沿って母乳は子どもの欲するままに，育児用ミルクは1日に3回程度与える．舌でつぶせる固さのものを与える．

　舌・顎の動きは前後から上下運動へ移行，口唇は左右対称に引かれるようになる（図3.5，図3.7）．

③離乳後期（生後9〜11か月頃）：生後9か月頃から，離乳食は1日3回にし，歯ぐきでつぶせる固さ

	離乳の開始 ──────────────▶ 離乳の完了			
以下に示す事項は，あくまでも目安であり，子どもの食欲や成長・発達の状況に応じて調整する．				
	離乳初期 生後5〜6か月頃	離乳中期 生後7〜8か月頃	離乳後期 生後9〜11か月頃	離乳完了期 生後12〜18か月頃
食べ方の目安	○子どもの様子をみながら1日1回1さじずつ始める． ○母乳や育児用ミルクは飲みたいだけ与える．	○1日2回食で食事のリズムをつけていく． ○いろいろな味や舌ざわりを楽しめるように食品の種類を増やしていく．	○食事リズムを大切に，1日3回食に進めていく． ○共食を通じて食の楽しい体験を積み重ねる．	○1日3回の食事リズムを大切に，生活リズムを整える． ○手づかみ食べにより，自分で食べる楽しみを増やす．
調理形態	なめらかにすりつぶした状態	舌でつぶせる固さ	歯ぐきでつぶせる固さ	歯ぐきで噛める固さ
1回当たりの目安量				
Ⅰ　穀類(g)	つぶし粥から始める． すりつぶした野菜等も試してみる． 慣れてきたら，つぶした豆腐・白身魚・卵黄等を試してみる．	全粥 50〜80	全粥 90〜軟飯80	軟飯80〜 ご飯80
Ⅱ　野菜・ 果物(g)		20〜30	30〜40	40〜50
Ⅲ　魚(g)		10〜15	15	15〜20
または肉(g)		10〜15	15	15〜20
または豆腐(g)		30〜40	45	50〜55
または卵(個)		卵黄1〜 全卵1/3	全卵1/2	全卵1/2 〜2/3
または乳製品(g)		50〜70	80	100
歯の萌出の目安		乳歯が生え始める．	1歳前後で前歯が 8本生えそろう． 離乳完了期の後半頃に奥歯(第一乳臼歯)が生え始める．	
摂食機能の目安	口を閉じて取り込みや飲み込みができるようになる．	舌と上あごで潰していくことができるようになる．	歯ぐきで潰すことができるようになる．	歯を使うようになる．

衛生面に十分に配慮して食べやすく調理したものを与える

図●3.7　離乳の進め方の目安
［厚生労働省，授乳・離乳の支援ガイド（2019年改定版）］

のものを与える．食欲に応じて，離乳食の量を増やし，離乳食の後に母乳または育児用ミルクを与える．このほかに授乳のリズムに沿って，母乳は子どもの欲するままに，育児用ミルクは1日に2回程度与える．鉄への不足には十分配慮する．

(3) 離乳の完了　　離乳の完了とは，形のある食物をかみつぶすことができるようになり，エネルギーや栄養素の大部分が母乳または育児用ミルク以外の食物からとれるようになった状態をいう．その時期は生後12〜18か月頃で，食事は1日3回となり，その他に1日1〜2回の間食を目安とする．

　母乳または育児用ミルクは，一人一人の子どもの離乳の進行及び完了の状況に応じて与える．なお，離乳の完了は，母乳または育児用ミルクを飲んでいない状態を意味するものではない．

ⓓ 離乳食の進め方の目安

(1) 食べさせ方の目安　食欲を育み，規則的な食事のリズムを整え，食べる楽しさを体験していくことを目標とする．離乳の開始では，子どもの様子をみながら，1さじずつ始め，母乳や育児用ミルクは飲ませたいだけ飲ませる．

　離乳が進むにつれ，1日2回食，3回食へと食事リズムをつけ，生活リズムを整えていくようにする．また，いろいろな食品の味や舌ざわりを楽しむ，家族と一緒の食卓を楽しむ，手づかみ食べで自分で食べることを楽しむといったように，食べる楽しさの体験を増やしていく．

(2) 食事の目安

①食品の種類と組合わせ：与える食品は，離乳食の段階を経て，食品の種類を増やしていく．

ⅰ）離乳の開始では，アレルギーの心配の少ない粥(米)から始める．新しい食品を始める時には一さじ
　　ずつ与え，乳児の様子を見ながら量を増やしていく．慣れてきたらじゃがいもや野菜，果物，さらに
　　慣れてきたら豆腐や白身魚，固ゆで卵黄など，種類を増やしていく．

　　なお，はちみつは乳児ボツリヌス症予防のため満1歳までは使わない．

ⅱ）離乳が進むにつれて，卵は卵黄から全卵へ，魚は白身魚から赤身魚，青皮魚へと進めていく．ヨー
　　グルト，塩分や脂肪の少ないチーズも用いてよい．食べやすく調理した脂肪の少ない鶏肉，豆類，各
　　種野菜，海藻と種類を増やしていく．脂肪の多い肉類は少し遅らせる．野菜類は緑黄色野菜も用い
　　る．

ⅲ）生後9か月以降は，鉄が不足しやすいので，赤身の魚や肉，レバーを取り入れ，調理用に牛乳・乳
　　製品の代わりに育児用ミルクを使用するなど工夫する．フォローアップミルクは，母乳代替食品では
　　なく，離乳が順調に進んでいる場合は，摂取する必要はない．離乳が順調に進まず鉄欠乏のリスクが
　　高い場合や適当な体重増加がみられない場合には，医師に相談したうえで，必要に応じて活用する．
　　牛乳を飲用として与える場合は1歳過ぎが望ましい．

　　離乳食に慣れ，1日2回食に進む頃には，穀物(主食)，野菜(副菜)，果物，たんぱく質性食品(主
　菜)を組み合わせた食事とする．

②調理形態・調理方法(表3.7)：離乳の進行に応じて，消化吸収や大きさに配慮した，食べやすく調理
　したものを与える．子どもは細菌への抵抗力が弱いので，調理を行う際には衛生に十分配慮する．新
　鮮な材料を選ぶ．

　ⅰ）米粥は，乳児が口の中で押しつぶせるように十分煮る．「つぶし粥(10倍粥)」→「粗つぶし」→「つ
　　ぶさない」→「軟飯」へと移行する．

　ⅱ）野菜類やたんぱく質性食品などは，初めはなめらかに調理し，次第に粗くしていく．

　ⅲ）調理について，離乳食を開始したばかりでは調味料は使用しない．離乳開始7，8か月以降で，
　　塩，砂糖など調味料を使用する場合は，それぞれの食品の持つ味を生かして，薄味でおいしく調理
　　する．油脂類(バター，植物油)も少量の使用とする．

(3) 成長の目安　食事の量の評価は，成長の過程で評価する．具体的には，身体発育曲線のグラフに，体重や身長を記入して，身体発育曲線のカーブに沿っているかどうかを確認する．

　体の大きさや発育には個人差があり，一人一人特有のパターンで大きくなっていく．身長や体重を記入して，その変化を見ることによって，成長の経過を確認することができる．

　体重増加が見られず成長曲線からはずれていく場合や，成長曲線から大きくはずれるような急速な体重増加がある場合は，医師に相談して，その後の変化を観察しながら適切な対応をする．

表●3.7 離乳期各月齢の食品(調理例)

食品	生後5〜6か月頃 なめらかなトロトロ状	7〜8か月頃 舌と上あごで つぶせる固さ	9〜11か月頃 歯ぐきでつぶせる固さ	12〜18か月頃 歯ぐきで噛める固さ
穀類 いも類	10倍粥, つぶし粥 パン粥 ポタージュスープ くず湯 つぶし芋	7倍粥, 全粥 パン粥 うどんのくたくた煮 マッシュポテト	全粥 フレンチトースト うどんの柔らか煮	軟飯, チャーハン トースト サンドイッチ 軟らか煮 コロッケ
卵 大豆製品 魚類 肉類	すり流し豆腐 豆腐のペースト 豆腐のくず煮 ささ身のペースト 白身魚のすり流し 卵黄ペースト	フワフワオムレツ 豆腐のとろとろ煮 肉そぼろあんかけ 刻み納豆 白身魚の煮ほぐし 赤身魚(あじ, さけ)の 煮ほぐし	卵とじ レバーペースト 豆腐ハンバーグ 刻み納豆 蒸し魚 ムニエル 肉のそぼろ煮	オムレツ 目玉焼き ミートボール 青皮(身)魚(さば, さ んまなど)の焼き魚 煮魚
牛・乳製品 油脂類	ヨーグルト	粉チーズ バター 植物油	チーズ クリーム煮 マヨネーズ	グラタン クリームシチュー
野菜類 果実類	ペースト おろし煮 すりつぶし煮 マッシュ	やわらか煮 刻み煮	刻み野菜スープ 軟らか煮 ソテー	煮物 あえ物 コンポート
海藻類		わかめのとろとろ煮		ひじきの軟らか煮

　離乳期の食物は，離乳の進行過程に応じて，食べやすく調理する．離乳初期や新しい食品を使用するときには食物アレルギーに注意すること．離乳期各月齢の食品(調理例)は表3.7を参照のこと．食物アレルギーは必要最小限の食物除去と代替食品が基本である．表3.8に代表的な抗原性の強い食品の調理上の工夫を示した．

e 市販離乳食品(ベビーフード)

　ベビーフードの種類には，乾燥食品(粉末状，顆粒状，フレーク状)，ウエット製品(缶詰，瓶詰)，凍結乾燥製品(フリーズドライ)などが乳児の咀しゃく能力に合わせた調理形態がある．利便性が高く，種類が豊富であり，上手に組み合わせると離乳食に変化が富む．塩分濃度は0.25%以下で調理されている．短所として，柔らかく，かみごたえのないものばかり与えると，咀しゃく機能の発達が遅れる．また画一化した味である．

表●3.8 抗原性の強い食品の調理上の工夫

卵	肉料理のつなぎ：でんぷんやすりおろした芋で代用する. 揚げ物の衣：水とでんぷんの衣で揚げる. ケーキなどの材料：ゼラチンや寒天，でんぷんで代用する．重曹やベーキングパウダーを利用する. 料理の彩り：かぼちゃやとうもろこし，パプリカ，クチナシの実を利用する.
乳製品	ホワイトソースなどの料理：ルウはすりおろした芋で代用する．アレルギー用ルウを使用する．アレルギー 　　用マーガリンと小麦粉や米粉，でんぷんで作る. アレルギー用ミルクで代用する.

A. 食事摂取基準

　乳児について，各栄養素を2区分(0〜5か月，6〜11か月)，エネルギーおよびたんぱく質は3区分(0〜5か月，6〜8か月，9〜11か月)で特に成長に合わせて詳細な区分設定が必要と考えられることから策定されている(表3.9).

　参照体位(参照身長，参照体重)については，日本小児内分泌学会・日本成長学会合同標準委員会による小児の体格評価に用いる標準値をもとに，年齢区分に応じて，月齢ならびに年齢階級の中央値が用いられている(付表参照).

(1)推定エネルギー必要量　身体活動に必要なエネルギーに加えて，組織合成に要するエネルギーとエネルギー蓄積量相当分を摂取する必要がある．したがって，身体活動に必要なエネルギーと組織合成に消費されたエネルギー量を含めた総エネルギー消費量とエネルギー蓄積量の和として次式で求められる．

　　　推定エネルギー必要量(kcal/日)＝総エネルギー消費量(kcal/日)＋エネルギー蓄積量(kcal/日)

　推定エネルギー必要量は，0〜5か月の男児550 kcal/日，女児500 kcal/日，6〜8か月の男児650 kcal/日，女児600 kcal/日，9〜11か月の男児700 kcal/日，女児650 kcal/日とされている．

表●3.9　食事摂取基準　乳児期(幼児期 12〜18 か月は参考)

エネルギー・栄養素			月齢	0〜5か月		6〜8か月		9〜11か月		幼児期(12〜18か月)	
			策定項目	男児	女児	男児	女児	男児	女児	男児	女児
エネルギー(kcal/日)			推定エネルギー必要量	550	500	650	600	700	650	950	900
たんぱく質(g/日)			目安量	10		15		25		—	
			推奨量(目標量%エネルギー)	—						20(13〜20%エネルギー)	
脂質(%エネルギー)			目安量	50		40				—	
			目標量	—						20〜30	
ビタミン	脂溶性	ビタミンA(μgRAE/日)	目安量〜耐容上限量	300〜600		400〜600				—	
			推奨量〜耐容上限量	—						400〜600	350〜600
		ビタミンD(μg/日)	目安量〜耐容上限量	5.0〜25						3.0〜20	3.5〜20
		ビタミンE(mg/日)	目安量〜耐容上限量	3.0		4.0				3.0〜150	
		ビタミンK(μg/日)	目安量	4		7				50	60
	水溶性	ビタミンB$_1$(mg/日)	目安量	0.1		0.2				—	
			推奨量	—						0.5	
		ビタミンB$_2$(mg/日)	目安量	0.3		0.4				—	
			推奨量	—						0.6	0.5
		ナイアシン(mgNE/日)	目安量	2(mg/日)		3				—	
			推奨量〜耐容上限量	—						6〜60	5〜60
		ビタミンC(mg/日)	目安量	40						—	
			推奨量	—						40	
ミネラル		カルシウム(mg/日)	目安量	200		250				—	
			推奨量	—						450	400
		鉄(mg/日)	目安量	0.5		—				—	
			推奨量	—		5.0	4.5	5.0	4.5	—	
			推奨量〜耐容上限量	—						4.5〜25	4.5〜20

留意点
・0〜5か月児の体重変化は，前半と後半で推定エネルギー必要量に大きな差が出る
・総エネルギー消費量は人工栄養児が母乳栄養児に比べて多い
・エネルギー摂取と消費のバランス指標に，身体発育曲線(成長曲線)で縦断的観察を行う

(2)**たんぱく質**　　目安量は，0〜5か月児は10 g/日，6〜8か月児15 g/日，9〜11か月児25 g/日である．たんぱく質必要量は，0〜5か月児において，健康な乳児が摂取する母乳(哺乳量)とそのたんぱく質濃度の積で算定している．

　　離乳期の6〜11か月では，哺乳量とたんぱく質濃度以外に離乳食からのたんぱく質を加えた量を目安量とし，次式で算出している．

　　　0〜5か月児目安量(g/日)＝母乳中のたんぱく質濃度×平均哺乳量
　　　6〜11か月児目安量(g/日)＝母乳中のたんぱく質濃度×平均哺乳量＋乳以外の離乳食のたんぱく質量

0〜5か月：哺乳量(0.78 L/日)，母乳中平均たんぱく質濃度(12.6 g/L)
6〜8か月：哺乳量(0.60 L/日)，母乳中平均たんぱく質濃度(10.6 g/L)離乳食のたんぱく質(6.1 g/日)
9〜11か月：哺乳量(0.45 L/日)，母乳中平均たんぱく質濃度(9.2 g/L)離乳食のたんぱく質(17.9 g/日)

(3)**脂質**　　脂肪エネルギー比率の目安量は，0〜5か月児は50％，6〜11か月児は40％．

　0〜5か月児は，母乳中の脂肪濃度3.5 g/100 gをエネルギー換算3.5 g×9 kcal＝31.5 kcal/100 gし，母乳中のエネルギー65 kcal/100 gから脂肪エネルギー比率31.5/65＝48.6％Eを求め，丸めて50％を目安量としている．6〜11か月児は，0〜5か月児の目安量と1〜2歳児の目安量(中央値：男児26.3％E，女児25.5％E)の中間値が37.2％Eとなり，丸めて40％を目安量としている．

(4)**無機質**

①**カルシウム**：目安量は，0〜5か月児200 mg/日，6〜11か月児250 mg/日とされている．乳児は，母乳から必要なカルシウム量が摂取できるとし，0〜5か月児は哺乳量(0.78 L/日)と母乳中のカルシウム濃度(250 mg/L)から求めている．6か月以降の乳児については，母乳と月齢における離乳食由来のカルシウム量を哺乳量中のカルシウム量を足し合わせた量を目安量としている．

　　乳児用調製粉乳は母乳に近い組成であるが，吸収率が母乳の平均60％に対して約27〜47％とやや低い報告があることから留意が必要である．

②**鉄**：目安量は，0〜5か月児0.5 mg/日，推奨量は6〜11か月の男児が5.0 mg/日，女児が4.5 mg/日とされている．満期産で正常な子宮内発育を遂げた出生児体重3 kg以上の新生児は，おおよそ生後4か月までは体内に貯蔵されている鉄で代謝を営むので，0〜5か月児は母乳からの鉄摂取で十分であるため，母乳の哺乳量と母乳中の鉄濃度(0.35 mg/日)を乗じて求められている．6〜11か月児については，基本的鉄損失に，成長に伴って鉄が蓄積される量(①ヘモグロビン中の鉄蓄積，②非貯蔵性組織鉄の増加，③貯蔵鉄の増加)と吸収率を加味し，推定平均必要量を次の式で求めている．推奨量は推奨算定係数1.4を乗じた値を算出している．

　　推定平均必要量＝[基本的鉄損失＋ヘモグロビン中の鉄蓄積量＋非貯蔵性組織鉄の増加量＋貯蔵鉄の増加量]÷吸収率(0.15)

(5)**ビタミン**

①**ビタミンA**：目安量は，0〜5か月児では300 μgRAE/日，6〜11か月児では400 μgRAE/日としている．耐容上限量は600 μgRAE/日である．0〜5か月児は，母乳中のビタミンA濃度(初乳を含め

た分娩後 6 か月間の母乳平均 411 μgRAE／L）と哺乳量の平均値 0.78 L／日から算出されている．6 か月〜11 か月児では，0〜5 か月児の目安量を体重比の 0.75 乗で外挿して目安量が求められている．

②ビタミン D：0〜5 か月児の目安量では，くる病のリスクを回避できると考えられる 5 μg／日とし，適度な日照を受ける環境にあるおよび受ける機会が少ない 6〜11 か月児の目安量を 5 μg／日としている．

③ビタミン B₁，B₂，ナイアシン：ビタミン B₁ および B₂・ナイアシンの目安量は，0〜5 か月児では，母乳中の濃度と哺乳量から，それぞれ 0.1 mg／日，0.3 mg／日，2 mg／日としている．6〜11 か月児の目安量は，0〜5 か月児の目安量と，18〜29 歳の推定平均必要量をもとに成長因子を考慮した外挿法により，ビタミン B₁：0.2 mg／日，B₂：0.4 mg／日，ナイアシンを 3 mg／日としている．

④ビタミン C：0〜5 か月児の目安量は，母乳の哺乳量とそのビタミン C 濃度から 40 mg／日としている．6〜11 か月児の目安量は，0〜5 か月児の目安量と 18〜29 歳の推定平均必要量それぞれから 6〜11 か月になる値を求め，2 つの方法による外挿値の平均値から 40 mg／日としている．

⑤ビタミン K：臨床領域におけるビタミン K 経口投与が行われていることを前提として，0〜5 か月児は，母乳から摂取量（5.17 μg／L×0.78 L／日）4.0 μg／日を目安量．6〜11 か月児は母乳以外の食事からの摂取も考慮して目安量を 7 μg／日としている．

3.4 離乳食の実際

A. 離乳食の調理

①衛生面に配慮する：離乳食は水分が多く薄味であるため，細菌が少量でも付着すると短時間で増殖しやすい．調理する者は，手指をよく洗い，調理台や器具を清潔にしてから調理を行う．調理した離乳食は，速やかに与える．

②食品は新鮮で，安全なものを選ぶ．また，あくの強い食品，食物繊維が多い食品は避け，消化のよい食品を使用する．

③離乳食は薄味にする：離乳の開始時期は，調味料は必要ない．離乳の進行に伴い，食塩，砂糖などの調味料を使用する場合は，食品のもつ味を生かしながら，薄味でおいしく調理する．

④乳児が食べやすい食器，食具を用意する：食器は，料理がスプーンですくいやすいように，食器の縁（周り）の部分が垂直に立ちあがっているものを選ぶとよい．ある程度重さがあり安定感のあるもの，子どもの小さな手でも持ちやすい大きさや形であることが望ましい．離乳初期に，離乳食を与える大人が持つスプーンは，ボウルの部分の丸み（くぼみ）が少なく平らなもの，乳児の口の幅に合ったものを選ぶ．離乳食が進むにつれて，少しずつボウル部分の丸み（くぼみ）が大きいものにしていく．乳児が自分でスプーンやフォークを持ちたがる時期には，子どもの手で握りやすいものを用意するとよい．

B. 離乳食を与える食卓の環境

①衛生面に配慮する：テーブルをふき，離乳食を与える大人の座る場所が確保できるようにする．食事前には，大人が乳児の手を水でぬらしたタオル等でふき，エプロンをつけてあげる．また，食後も，大人が乳児の口のまわりや手をふき，きれいにしてあげる．乳児の成長とともに，子どもが自分で口

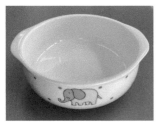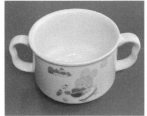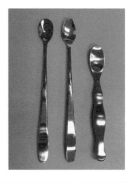

図●3.8　使用する食器とスプーンの例
スプーンは左から，離乳食初期(介助)スプーン，離乳食中期～後期(介助)スプーン，乳児用

のまわりをふいたり，手洗いができるように支援していく．

②食事のマナーを伝える：離乳食を与える大人が子どもに声をかけることで，食事のマナーを伝える．
　食事のはじまりには「いただきます」，食事の終わりには「ごちそうさま」と声をかけることで，食事の
　はじまりと終わりを知らせる．

③なごやかで楽しい雰囲気をつくる：家族が揃ってなごやかな楽しい雰囲気で食事をすることができる
　食環境が，乳児の食べ物への興味や食べる意欲を育てることにつながる．

テーマ①　離乳初期　生後 5 か月児の栄養アセスメントと食事計画

7月20日	Sくん　月齢：5か月　性別：男		家族構成：父・母・姉
身体状況	身長：66.5 cm（おおよそ 50 パーセンタイル）　体重：7.7 kg（おおよそ 50 パーセンタイル）　胸囲：44 cm　カウプ指数：17.4		
生活・食事状況	6 時　　　　　起床 6 時 30 分　　育児用ミルク 180 mL 8 時　　　　　保育園に登園 　　　　　　　睡眠，遊びなど 10 時 30 分　離乳食 　　　　　　　育児用ミルク 160 mL 　　　　　　　睡眠，遊びなど	14 時 30 分　育児用ミルク 180 mL 　　　　　　　睡眠，遊びなど 17 時 30 分　保育園から帰宅 　　　　　　　睡眠，遊び，入浴など 18 時 30 分　育児用ミルク 180 mL 20 時　　　　就寝 22 時 30 分　育児用ミルク 180 mL	
	活動状況　寝返りをうつ，興味を持ったものに手を伸ばす．		
離乳食の進行	20 日前から離乳食を開始．1 日 1 回食． 10 倍粥 1 さじからスタートした離乳食に慣れてきたところである． 10 倍粥，汁物，野菜のペーストを組み合わせて食べられるようになった．		
栄養アセスメント	・身長，体重ともに乳児身体発育曲線の 50 パーセンタイルであり，順調に成長している． ・離乳食では，舌を使って，口にとりいれたものを飲みこむことができるようになった．		

[離乳初期　生後 5～6 か月頃の献立]

　離乳の開始時期の子どもの発達状況の目安としては，首のすわりがしっかりして寝返りができ，5 秒以上座れる，スプーンなどを口に入れても舌で押し出すことが少なくなる（哺乳反射の減弱），食べ物に興味を示すなどがあげられる．離乳食は，なめらかなつぶし粥 1 さじからはじめ，乳児の食べ方をみながら，少しずつ量を増やしていく．つぶし粥に慣れてきたら，いも，野菜類（じゃがいも，にんじん，たまねぎなど）を与える．その後，豆腐，白身魚などを順に加えていく．形態はなめらかにすりつぶした状態（ヨーグルト状）がよい．

[作り方]
● 10 倍粥（つぶし粥，表 3.10）
　米 10 g をとぎ，厚手の鍋に入れ，約 30 分浸水する．火にかけ，沸騰したら弱火にして約 30 分ほど炊く．炊きあがったら火を止め，蒸らし，スプーンやすり鉢などでつぶす．粥を炊くときの水の量，盛り付け量は p.68 参照．

● だし汁　p.70 参照
● 野菜スープ　p.71 参照

● じゃがいものつぶし煮
　①上記の野菜スープをとったときの野菜をつぶす．（離乳食開始時には，野菜の舌ざわりがなめらかになるよう裏ごす．それに慣れてきたら，野菜をすり鉢でする，包丁で細かく刻むなどの方法で作るとよい．）
　②①をだし汁で煮る．乳児にあった濃度に仕上げる．
　③②を器に盛り，すりつぶした（あるいは刻んだ）ほうれんそうを飾る

テーマ①　離乳初期　生後5～6か月頃の献立例

時刻	料理名	食品名	重量(g)	エネルギー(kcal)	たんぱく質(g)	脂質(g)	炭水化物(g)	A(µg)	B₁(mg)	B₂(mg)	C(mg)	カルシウム(mg)	鉄(mg)	食物繊維総量(g)	食塩相当量(g)
6:30	育児用ミルク	乳児用調製粉乳(180 mL)	24.3	124	3.0	6.5	13.6	136	0.10	0.17	13	90	1.6	(0)	0.1
10:30	10倍粥	精白米	10	34	0.6	0.1	7.8	(0)	0.01	0.00	(0)	1	0.1	0.1	0
	清汁	かつお・昆布だし	70	1	0.2	Tr	0.2	(Tr)	0.01	0.01	Tr	2	Tr	―	0.1
	じゃがいものつぶし煮	じゃがいも	15	9	0.3	0.0	2.6	0	0.01	0.00	4	1	0.1	1.3	0
		にんじん	5	2	0.0	0.0	0.4	35	0.00	0.00	0	1	0.0	0.1	0.0
		たまねぎ	8	3	0.1	0.0	0.7	0	0.00	0.00	1	1	0.0	0.1	0
		かつお・昆布だし	25	1	0.1	Tr	0.1	(Tr)	0.00	0.00	Tr	1	Tr	―	0.0
		ほうれんそう	3	1	0.1	0.0	0.1	11	0.00	0.01	1	1	0.1	0.1	0
		片栗粉	0.5	2	0.0	0.0	0.4	0	0	0	0	0	0.0	(0)	0
	小計			53	1.4	0.1	12.3	46	0.03	0.02	6	8	0.3	1.7	0.1
10:50 (食後)	育児用ミルク	乳児用調製粉乳(160 mL)	21.6	110	2.7	5.8	12.1	121	0.09	0.16	11	80	1.4	(0)	0.1
14:30	育児用ミルク	乳児用調製粉乳(180 mL)	24.3	124	3.0	6.5	13.6	136	0.10	0.17	13	90	1.6	(0)	0.1
18:30	育児用ミルク	乳児用調製粉乳(180 mL)	24.3	124	3.0	6.5	13.6	136	0.10	0.17	13	90	1.6	(0)	0.1
22:30	育児用ミルク	乳児用調製粉乳(180 mL)	24.3	124	3.0	6.5	13.6	136	0.10	0.17	13	90	1.6	(0)	0.1
	合計			659	16.1	31.9	78.8	711	0.52	0.86	69	448	8.1	1.7	0.6

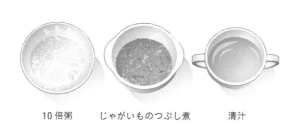

10倍粥　　じゃがいものつぶし煮　　清汁

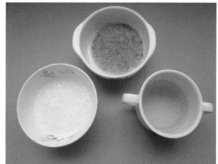

形状参考

＜保護者への支援＞

　順調に離乳食をスタートしている．

　はじめて与える食品は，子どもが食べないことがあるが，慣れると食べられることが多い．1回与えて食べられなかったことで一喜一憂せずに，気長に離乳食を進めるとよい．

　また，食物アレルギーの発症を心配して，離乳の開始や特定の摂取開始を遅らせることは，食物アレルギーの予防効果があるという科学的根拠はないことから，生後5～6か月頃から離乳を始めるように情報提供を行う．

表●3.10 粥を鍋で炊くときの米・水の重量(例)

月齢	粥の形態	1人あたりの米の重量 (a)	1人あたりの水の重量を算出するための倍数 (b)	盛りつけ量
離乳初期(生後5〜6か月頃)	10倍粥	5 g	12.5倍	ひとさじ〜
離乳中期(生後7〜8か月頃)	7倍粥	15 g	8.75倍	50〜80 g
離乳後期(生後9〜11か月頃)	全粥	20 g	6.25倍	90 g
離乳完了期(生後12〜18か月頃)	軟飯	30 g	2.13倍	90 g

10倍粥とは,米1(容量)に対して10倍の水(容量)を加えてつくる粥のことである.
米と水を重量で計量する場合には,上記の値を使用することができる.
(使用例:10倍粥の場合,水の重量は「1人あたりの米の重量(a)×(b)」で算出することができる.)
※上記の値は,米1カップ160 gで換算

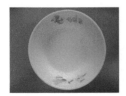 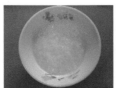 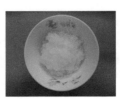 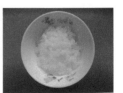

生後5〜6か月頃　　　生後7〜8か月頃　　　生後9〜11か月頃　　　生後12〜18か月頃
(10倍粥・つぶし粥)　(7倍粥)　　　　　　(全粥)　　　　　　　(軟飯)

テーマ② 離乳中期 生後7か月児の栄養アセスメントと食事計画

7月20日	Sくん　月齢：7か月　性別：男		家族構成：父・母・姉
身体状況	身長：69.2 cm（おおよそ50パーセンタイル）　体重：8.6 kg（おおよそ60パーセンタイル）　胸囲：45 cm　カウプ指数：18.0　下の前歯（乳中切歯）2本		
生活・食事状況	6時　　　　　　起床 6時30分　　　育児用ミルク180 mL 8時　　　　　　保育園に登園 　　　　　　　　遊び・睡眠など 10時30分　　離乳食 　　　　　　　　育児用ミルク120 mL 　　　　　　　　遊び・睡眠など	14時30分　　　離乳食 　　　　　　　　育児用ミルク120 mL 　　　　　　　　遊び・睡眠など 17時30分　　　保育園から帰宅 18時30分　　　育児用ミルク180 mL 　　　　　　　　遊び，入浴など 20時　　　　　　就寝 22時30分　　　育児用ミルク180 mL	
	活動状況　安定して座ることができる．腹ばいをはじめる．		
離乳食の進行	離乳食1日2回食 生活のリズムに合わせて，1日2回の離乳食をとることに慣れてきた．口にとりこんだものを，そのまま飲みこんでしまうことが多い．		
栄養アセスメント	・身長の増加量に対して，体重の増加量がやや多い． ・離乳食では，口にとり入れたものそのまま丸のみしてしまう傾向にある．		

［離乳中期 生後7～8か月頃の献立］

　生後7～8か月頃からは舌でつぶせる固さのものが食べられるようになる．乳児の食べ方は，舌，あごの動きは前後から上下運動へと移行し，それに伴って口唇は左右対称に開かれるようになる．食べさせるときには，平らな離乳食用のスプーンを乳児の口唇にあてて，食事をあげるサインを送る．乳児が口を開けたら，舌先にスプーンをのせて口を閉じるのを待ち，スプーンを引きぬく．食べさせる者も，乳児に合わせてモグモグと口を動かして食べるまねをし，声かけをするとよい．

　乳児が食べたものを丸のみしないようにするためには，離乳食に使用する食品を粗みじん切りから5 mm角程度に切ってから調理し，乳児が舌を使ってつぶすことができるようにする．また，食べる様子をみながら，ゆっくりスプーンを口に運んであげるとよい．

［作り方］
● 7倍粥　p.68参照．
● だし汁　p.70参照
● 野菜スープ　p.71参照

● じゃがいものそぼろ煮
　①野菜スープをとったときの野菜を粗みじんから5 mm角程度の大きさに切る．鶏ひき肉は下茹でし，ざるにあげておく．ほうれんそうは茹でて刻む．
　②①をだし汁で煮る．最後に水溶き片栗粉を加えて，とろみをつける．
　③②を器に盛り，刻んだほうれんそうを飾る．

● パン粥
　①食パンのみみをとり，1 cm角に切る．
　②鍋に水，調整粉乳を入れ溶かす．そこに①を入れ，やわらかくなるまで煮る．

時刻	料理名	食品名	重量 (g)	栄養量										
				エネルギー (kcal)	たんぱく質 (g)	脂質 (g)	炭水化物 (g)	ビタミン 脂溶性 A (μg)	水溶性 B₁ (mg)	B₂ (mg)	C (mg)	カルシウム (mg)	鉄 (mg)	食物繊維総量 (g)	食塩相当量 (g)
6:30	育児用ミルク	乳児用調製粉乳(180 mL)	24.3	124	3.0	6.5	13.6	136	0.10	0.17	13	90	1.6	(0)	0.1
10:30	7倍粥	精白米	15	51	0.9	0.1	11.6	(0)	0.01	0.00	(0)	1	0.1	0.1	0
	清汁	かつお・昆布だし	90	2	0.3	Tr	0.4	(Tr)	0.01	0.01	Tr	3	Tr	—	0.1
	じゃがいものそぼろ煮	じゃがいも	20	12	0.4	0.0	3.5	0	0.02	0.01	6	1	0.1	1.8	0
		にんじん	5	2	0.0	0.0	0.4	35	0.00	0.00	0	1	0.0	0.1	0
		たまねぎ	10	3	0.1	0.0	0.8	0	0.00	0.00	1	2	0.0	0.2	0
		にわとり　ひき肉	5	9	0.9	0.6	0	2	0.00	0.01	Tr	0	0.0	(0)	0
		かつお・昆布だし	35	1	0.1	Tr	0.1	(Tr)	0.00	0.00	Tr	1	Tr	—	0.0
		ほうれんそう	5	1	0.1	0.0	0.2	18	0.01	0.01	2	2	0.1	0.1	0
		片栗粉	0.7	2	0.0	0.0	0.6	0	0	0	0	0	0.0	(0)	0
	小計			83	2.8	0.7	17.6	55	0.05	0.04	9	11	0.3	2.3	0.1
10:55 (食後)	育児用ミルク	乳児用調製粉乳(120 mL)	16.2	83	2.0	4.3	9.1	91	0.07	0.12	9	60	1.1	(0)	0.1
14:30	パン粥	食パン	15	37	1.3	0.6	7.0	0	0.01	0.01	0	3	0.1	0.6	0.2
		乳児用調製粉乳	8.1	41	1.0	2.2	4.5	45	0.03	0.06	4	30	0.5	(0)	0.0
		水	60												
	豆腐のくず煮	野菜スープ (かつお・昆布だし)	90	2	0.3	Tr	0.4	(Tr)	0.01	0.01	Tr	3	Tr	—	0.1
		木綿豆腐	40	29	2.8	2.0	0.6	0	0.04	0.02	0	37	0.6	0.4	Tr
		にんじん	5	2	0.0	0.0	0.4	35	0.00	0.00	0	1	0.0	0.1	0
		たまねぎ	10	3	0.1	0.0	0.8	0	0.00	0.00	1	2	0.0	0.2	0
		かつお・昆布だし	40	1	0.1	Tr	0.1	(Tr)	0.00	0.00	Tr	1	Tr	—	0.0
		キャベツ	5	1	0.1	0.0	0.3	0	0.00	0.00	2	2	0.0	0.1	0
		片栗粉	0.8	3	0.0	0.0	0.7	0	0	0	0	0	0.0	(0)	0
	プレーンヨーグルト	ヨーグルト　全脂無糖	30	17	1.1	0.9	1.5	10	0.01	0.04	0	36	Tr	(0)	0.0
	小計			136	6.8	5.7	16.3	90	0.10	0.14	7	115	1.2	1.4	0.3
14:55 (食後)	育児用ミルク	乳児用調製粉乳(120 mL)	16.2	83	2.0	4.3	9.1	91	0.07	0.12	9	60	1.1	(0)	0.1
18:30	育児用ミルク	乳児用調製粉乳(180 mL)	24.3	124	3.0	6.5	13.6	136	0.10	0.17	13	90	1.6	(0)	0.1
22:30	育児用ミルク	乳児用調製粉乳(180 mL)	24.3	124	3.0	6.5	13.6	136	0.10	0.17	13	90	1.6	(0)	0.1
	合計			757	22.6	34.5	92.9	735	0.59	0.93	73	516	8.5	3.7	0.9

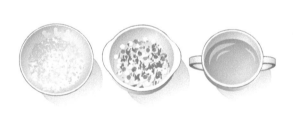

7倍粥　　　じゃがいものそぼろ煮　　　清汁

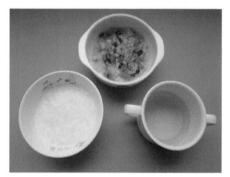

形状参考

＜保護者への支援＞

　食欲，成長・発育パターンなど，一人一人の子どもには個性がある．離乳食を開始する時期，離乳食の内容は，保護者が子どもの様子をみながら判断できるように支援する．離乳食を進めることに，保護者が慎重になり過ぎたり，急ぎ過ぎたりしないように配慮する．

●だし汁
　鍋に水と昆布を入れ，火にかける．昆布は沸騰する前に取り出し，沸騰したらかつお節を加えて火を止める．1分後にかつお節をこす．

●野菜スープ

あくの少ない野菜(にんじん, たまねぎ, じゃがいも, キャベツ
など)を使用するとよい.

①にんじんは輪切り, たまねぎはくし型(4つ割り), じゃがいも
は4つ割りくらいに大きめに切る. 鍋にたっぷりと水を入れ,
20〜30分煮る.

②野菜が芯までやわらかくなったら火を止め, ざるにあげる.

＊野菜スープは, スープとして離乳食に使用することができる.
野菜の味が濃すぎる場合には, 湯を加えて薄めて使用してもよ
い. また, 煮物などさまざまな料理に活用できる.

＊野菜は, つぶす, 刻むなどして, 離乳食に活用できる.

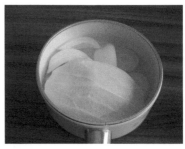

野菜スープ(火にかける前)

離乳食で困っていること

　「平成27年度乳幼児栄養調査結果の概要」(図3.9)によると, 0〜2歳児の子どもを持つ
保護者で, 離乳について何かしらの困りごとを抱えていると回答した者は74.1%であった.
「作るのが負担, 大変」が33.5%, 次いで「もぐもぐ, かみかみが少ない」が28.9%, 「食べる
量が少ない」が21.8%であった. 管理栄養士・栄養士は, このような保護者の状況を踏まえて,
離乳の支援にあたることが望ましい.

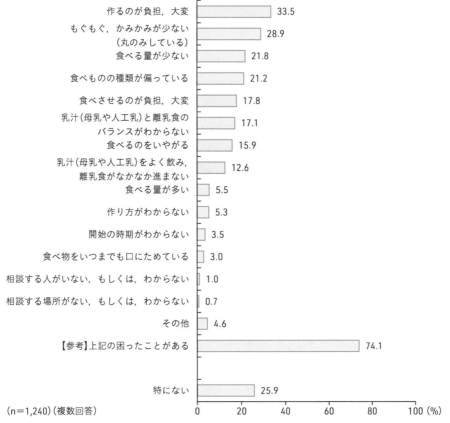

(n=1,240)(複数回答)

図●3.9 離乳食について困ったこと(回答者:0〜2歳児の保護者)
[厚生労働省, 平成27年度乳幼児栄養調査結果の概要, p.10]

テーマ③　離乳後期 生後9か月児の栄養アセスメントと食事計画

11月30日	Sくん　月齢：9か月　性別：男	家族構成：父・母・姉
身体状況	身長：71.7 cm（おおよそ50パーセンタイル）　体重：9.0 kg（おおよそ50パーセンタイル）　胸囲：45.5 cm　カウプ指数：17.5 下の前歯（乳中切歯）2本，上の前歯（乳中切歯）2本	
生活・食事状況	6時15分　　　　起床 6時30分　　　　離乳食 　　　　　　　　育児用ミルク60 mL 8時　　　　　　保育園に登園 10時30分　　　離乳食 　　　　　　　　育児用ミルク80 mL 　　　　　　　　遊び，睡眠 活動状況　　はう．つかまり立ちをする．	14時30分　　　離乳食（間食） 　　　　　　　　育児用ミルク80 mL 17時30分　　　保育園から帰宅 18時30分　　　離乳食 　　　　　　　　育児用ミルク80 mL 　　　　　　　　遊び，入浴など 20時　　　　　就寝 22時30分　　　育児用ミルク100 mL
離乳食の進行	離乳食1日3回食 前歯が上下に2本ずつ生えてきたので，前歯で食べ物をかじりとることができるようになった． 食べるときに口を動かすことが少なく，早食いである．	
栄養アセスメント	・身長に比べ，体重の増加が緩慢となった．乳児身体発育曲線では，身長，体重がおおよそ50パーセンタイルとなった． ・前歯で食べ物をかじりとることができる．食べる速度がはやい．	

［離乳後期 生後9〜11か月頃の献立］

　生後9〜11か月頃には歯ぐきでつぶせる固さのものが食べられるようになる．乳児の食べ方は，舌で食べ物を歯ぐきの上にのせられるようになるため，歯や歯ぐきでつぶすことができるようになる．口唇は左右非対称の動きとなり，かんでいる方向によっていく動きがみられる．食べさせ方は，丸み（くぼみ）のある離乳食用のスプーンを乳児の口唇にのせ，上唇が閉じるのを待つ．また，前歯が生えてきている乳児であれば，前歯で食べ物をかじりとることもできるようになる．

　手づかみ食べは，はやい乳児で生後9か月頃から始めることができる．乳児は食べ物をさわったり，握ったりすることで，その固さや温度などを確かめるとともに，どの程度の力で握れば適当であるかという感覚の体験を積み重ねる．そのため，食事では，野菜類などの食品の切り方を大きめにするなどの工夫をするとよい．上記Sくんのように，食べるのがはやい乳児においては，野菜料理やかむ回数が多くなるような料理を増やすことで，よくかんでゆっくりと食べるようになることが期待できる．

［作り方］
●全粥 p.68，だし汁 p.70，野菜スープ p.71 参照．

●ミルクバタートースト
　①食パンはスティック状に切る．
　②①に牛乳（育児用ミルク）に浸す．
　③フライパンにバターをひき，②をほんのり焼き色がつくまで焼く．

●白身魚のくず煮
　① p.71 の野菜スープをとったときの野菜を7〜8 mm角程度の大きさに切る．
　②白身魚は下茹でしておく．
　②①をだし汁，調味料で煮る．最後に水溶き片栗粉を加え，とろみをつけて仕上げる．

<保護者への支援＞

　徐々に自分で食べることができるようになる時期であるため，子どもの食べるペースを大切にしてあげるとよい．子どもが手づかみ食べをすると，テーブルやその周辺が汚れるため，子どもにエプロンをつける，テーブルの下に新聞紙やビニールシートをしくなど，後片づけがしやすいように食事の準備をすることも提案できるとよい．

ベビーフードの利点と課題

　前述した「平成27年度乳幼児栄養調査結果の概要」では，離乳食における困りごとのなかで「作るのが負担，大変」と回答した保護者の割合が最も高い結果であった（図3.9参照）．離乳食は，手作りが好ましいが，ときにはベビーフードなどの加工食品を使用することにより，保護者の負担を軽減できるのであれば，それも一案である．表3.11に，『授乳・離乳の支援ガイド』（2019年改定版）に記されている「ベビーフードの利点と課題」を示す．

表●3.11　ベビーフードの利点と課題

利点	課題
①単品で用いる他に，手作りの離乳食と併用すると，食品数，調理形態も豊かになる	①多種類の食材を使用した製品は，それぞれの味や固さが体験しにくい
②月齢に合わせて粘度，固さ，粒の大きさなどが調整されているので，離乳食を手作りする場合の見本となる	②ベビーフードだけで1食を揃えた場合，栄養素などのバランスが取りにくい場合がある
③製品の外箱等に離乳食メニューが提案されているものもあり，離乳食の取り合わせの参考になる	③製品によって子どもの咀しゃく機能に対して固すぎたり，軟らかすぎることがある

テーマ④　離乳完了期 生後 13 か月児の栄養アセスメントと食事計画

3月25日	Sくん　月齢：13か月　性別：男	家族構成：父・母・姉
身体状況	身長：76.0 cm（おおよそ 50 パーセンタイル）　体重：9.6 kg（おおよそ 50 パーセンタイル）　胸囲：46.5 cm　カウプ指数：16.6 下の前歯（乳中切歯・乳側切歯）4 本，上の前歯（乳中切歯・乳側切歯）4 本	
生活・食事状況	6 時 15 分　　起床 7 時　　　　　離乳食 　　　　　　　牛乳 50 mL 　　　　　　　遊び 11 時　　　　 離乳食 　　　　　　　牛乳 75 mL 　　　　　　　遊び，睡眠など 活動状況　ひとり歩きをする．	15 時　　　　　　離乳食（間食） 　　　　　　　　　牛乳 75 mL 17 時 30 分　　　保育園から帰宅 19 時 00 分　　　離乳食 　　　　　　　　　牛乳 50 mL 　　　　　　　　　遊び，入浴など 20 時　　　　　　就寝 22 時 30 分　　　育児用ミルク 140 mL	
離乳食の進行	離乳食 1 日 3 回食 自分で積極的に食べようとする．食べている途中で遊びはじめ，食事時間が 45 分くらいかかることがある．	
栄養アセスメント	・乳児身体発育曲線では，身長，体重がおおよそ 50 パーセンタイルである． ・自分で積極的に食事をとろうとする．食べている途中から遊び食べがはじまる．	

［離乳完了期 生後 12〜18 か月頃の献立］

　形のある食べ物をかみつぶすことができるようになり，かむことの基礎が形成される時期である．

　食べ方においては，手づかみした食べ物を前歯でかみとる練習をすることにより，一口量を覚えることができる．やがて食具やカップも使うことができるようになる．はじめてカップを使うときには，乳児にカップの取っ手を握らせ，大人がカップの底を支えてあげるとよい．

　食事は 1 日 3 回となる．そのほかに 1 日 1〜2 回の間食を必要に応じて与える．1 歳になるまで与えていた母乳や育児用ミルクを牛乳に切り替えることができる時期である．牛乳は育児用ミルクと比べ，鉄の含有量が少なくなるため，食品から十分な鉄が補給できるような工夫が必要となる．

　この時期の乳児はさまざまなことに興味を持つようになるので，食事中にも食事以外のことに興味がわき，食事に集中できなくなることがある．そこで，食事中にはテレビを消す，テーブルの周りにおもちゃを置かないなどの配慮をするとよい．食事中に遊んでしまう時間が長引くときには，30 分程度で食事を終わらせ，乳児に食事をとる時間の長さを知らせるようにするのも一案である．

［作り方］
●全粥 p.68，軟飯 p.68，だし汁 p.70，野菜スープ p.71 参照．

●ミルク入りぞうすい
　①p.71 の野菜スープをとったときのたまねぎを粗みじんに切る．にんじんやキャベツを粗みじんに切って加えてもよい．
　②軟飯あるいは軟飯にだし汁と②を加えて煮る．
　③調整粉乳，塩を加えて，味を調える．

離乳食 生後 9 か月から 13 か月への展開例

時刻	料理名	食品名	重量(g)	時刻	料理名	食品名	重量(g)
		9か月（テーマ③）				13か月（テーマ④）	
6:30	卵ぞうすい	精白米	20	7:00	ミルク入りぞうすい	精白米	30
		かつお・昆布だし	100			野菜スープ	100
		たまねぎ	10			たまねぎ	10
		鶏卵 全卵	20			乳児用調製粉乳	8
		食塩	0.1			食塩	0.1
					小松菜の卵とじ	こまつな	30
						かつお・昆布だし	4
						こいくちしょうゆ	1
						鶏卵 全卵	25
						かつお節	0.2
	トマト	トマト	15		トマト	トマト	20
	果物	バナナ	20		果物	バナナ	30
	育児用ミルク	乳児用調製粉乳（60 mL）	8.1		牛乳	普通牛乳（50 mL）	52
10:30	全粥	精白米	20	11:00	軟飯	精白米	30
	清汁	かつお・昆布だし	100		清汁	かつお・昆布だし	100
		たまねぎ	10			たまねぎ	5
		食塩	0.1			食塩	0.1
		こいくちしょうゆ	0.4			こいくちしょうゆ	0.4
	じゃがいもの	じゃがいも	25		じゃがいもの	じゃがいも	30
	そぼろ煮	にんじん	5		そぼろ煮	にんじん	5
		たまねぎ	10			たまねぎ	10
		にわとり ひき肉	5			にわとり ひき肉	10
		かつお・昆布だし	35			かつお・昆布だし	40
		こいくちしょうゆ	0.7			こいくちしょうゆ	1.1
		さやいんげん	5			さやいんげん	5
		片栗粉	0.7			片栗粉	0.8
	煮りんご	りんご 皮なし	25		果物	りんご 皮なし	25
10:55	ミルク	乳児用調製粉乳（80 mL）	10.8		牛乳	普通牛乳（75 mL）	77
14:30	ミルクバター	食パン	20	15:00	バターロール	ロールパン	20
	トースト	普通牛乳	25				
		有塩バター	1.5				
	豆腐入りスープ	野菜スープ	100		豆腐入りスープ	野菜スープ	100
		にんじん	5			にんじん	5
		たまねぎ	10			たまねぎ	10
		キャベツ	10			キャベツ	5
		ぶた ひき肉	5			ぶた ひき肉	10
		木綿豆腐	15			木綿豆腐	15
		食塩	0.1			食塩	0.2
		こいくちしょうゆ	0.4			こいくちしょうゆ	0.8
	プレーンヨーグルト	ヨーグルト 全脂無糖	40		プレーンヨーグルト	ヨーグルト 全脂無糖	40
14:55	育児用ミルク	乳児用調製粉乳（80 mL）	10.8		牛乳	普通牛乳（75 mL）	77
18:30	全粥	精白米	20	19:00	軟飯	精白米	30
	みそ汁	かつお・昆布だし	100		みそ汁	かつお・昆布だし	100
		たまねぎ	10			たまねぎ	10
		淡色辛みそ	1.6			淡色辛みそ	2
	白身魚のくず煮	白身魚	15		鮭のくず煮	しろさけ	25
		にんじん	5			にんじん	5
		たまねぎ	10			たまねぎ	10
		かつお・昆布だし	25			かつお・昆布だし	25
		こいくちしょうゆ	0.8			こいくちしょうゆ	1
		さやいんげん	5			さやいんげん	5
		片栗粉	0.5			片栗粉	1
18:55	育児用ミルク	乳児用調製粉乳（80 mL）	10.8		牛乳	普通牛乳（50 mL）	52
22:30	育児用ミルク	乳児用調製粉乳（100 mL）	13.5	22:30	育児用ミルク	乳児用調製粉乳（140 mL）	18.9
栄養量	エネルギー 745 kcal，たんぱく質 25.8 g，脂質 24.0 g 炭水化物 112.5 g，カルシウム 348 mg，鉄 5.6 mg			栄養量	エネルギー 950 kcal，たんぱく質 40.2 g，脂質 29.5 g 炭水化物 142.3 g，カルシウム 586 mg，鉄 4.6 mg		

第4章

幼児期の栄養管理

4.1 幼児期の特性

　幼児期とは，離乳がほぼ終了する1歳前後から就学前までの期間をいう．成長のスピードは乳児期に比べて緩やかになるが，体重あたりの必要栄養量は成人に比べると高い．成人とほぼ同レベルの食事形態になるのは5〜6歳頃であり，2歳頃までは消化・吸収能力が未熟なので，特に配慮が必要である．

　幼児期は身体発育や運動機能・精神的発達も著しく，人格形成，生活習慣など将来社会で自立して生活するための基盤が築かれる大切な時期である．

A. 社会性の発達

　幼児期は，歩く，走る，跳ぶなどの基本的な運動機能や，食事，排泄，睡眠などの基本的な生活習慣を獲得し，生活の場が家庭内より保育園や幼稚園など地域社会へ広がっていく．子ども同士での遊びを通して，自らと違う他者の存在や視点に気づき，相手の気持ちになって考えるようになる．自分の感情や葛藤を表現しながら，集団の中で他者と強調して生活して社会性の基盤を育んでいく．

B. 精神・心理的発達

　脳の重量は出生時約350gであるが，3歳で約1,000〜1,300gとなる（成人の約85％重量）．脳の重量などを示すスキャモンの発育曲線における神経型の発育は（図3.1参照），他の器官と比べて就学前に成人の80％に達している．したがって，この時期は運動機能とともに知能，情緒などの精神発達が目覚ましく，次第にものを理解することを学び，記憶力が増す．話し言葉は日常生活に必要な言葉がわかるようになり，語彙数が急激に増加する．さまざまな経験を通して言葉に対する感覚が豊かになり，意思の伝達がスムーズになることにより，外界を受容する能力が準備されていく．

C. 生理的発達

　幼児期の体格を出生時と比較すると，体重は1歳で3倍，4歳で5倍となり，身長は1歳で1.5倍，4歳2倍となる（図4.1）．乳児期は皮下脂肪が多く，手足も短く，丸みを帯びた体型であるが，幼児期は四肢の伸びが大きくなり，脂肪が少なることでスリムな体型になる．この時期の発育状況の把握には，幼児の身体発育曲線（成長曲線，パーセンタイル曲線ともいう）（図4.1），標準体重に対する肥満度（表4.1），身長体重曲線（肥満度判定曲線，図4.2，図4.3），カウプ指数（p.49参照）などが用いられている．カウプ指数は男女差がないものの，年齢により体格の判定基準が異なるため活用には注意が必要である．

　咀しゃく機能は乳歯20本が生えそろう3歳頃に獲得する．咀しゃく機能の発達に合わせた適度な硬さの食事をすることにより，かむ力を養っていく．また，幼児期の胃の容量は1歳で500mL，5歳で

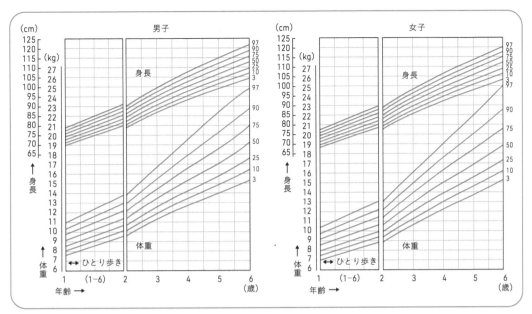

図●4.1 幼児身体発育曲線（身長・体重）
[平成 22 年乳幼児身体発育調査（2010）]

表●4.1 肥満度の区分と体格の呼称

肥満度区分	体格の呼称
＋30％以上	ふとりすぎ
＋20％以上＋30％未満	ややふとりすぎ
＋15％以上＋20％未満	ふとりぎみ
－15％超＋15％未満	ふつう
－20％超－15％以下	やせ
－20％以下	やせすぎ

肥満度の求め方
肥満度（％）＝（実測体重－標準体重）/標準体重 × 100

幼児期（1 歳以上 6 歳未満）標準体重を表す式
　男児　$0.00206 X^2 － 0.1166 X ＋ 6.5273$
　女児　$0.00249 X^2 － 0.1858 X ＋ 9.0360$
対象となる身長：70 cm 以上 120 cm 未満
標準体重（kg），X：身長（cm）

[幼児肥満ガイド，日本小児医療保健協議会]

800 mL であり，成人の 3,000 mL と比べると小さく，1 日 3 回の食事だけでは栄養の確保は困難であるので，間食を補食として与えることが望ましい．幼児期は，細菌に対する抵抗力が弱く，消化不良や下痢，嘔吐などを起こしやすいので，衛生面や食事の回数，調理形態などに注意する必要がある．

D. 食行動

　幼児期は，反復練習により基本的生活行動を形成させる時期でもある．食べる欲求は表出に伴い手づかみ食べを始め，1 歳半ごろになるとスプーンやフォークが使えるようになり，次第にはしを持って食べるようになる．周囲の大人や兄弟の模倣をするようになり，器具を上手に使って自分で食べるようになる．また，2～3 歳の反抗期が始まる頃から自己主張が強くなり，偏食や遊び食べが始まる時期でもある．食事，排泄，運動，睡眠などの基本的な生活習慣を整えながら，食べる機能や食行動を発達させることが重要である．

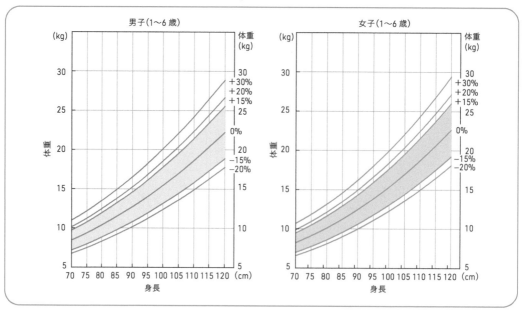

図●4.2　幼児の身長体重曲線（肥満度判定曲線）
［資料：平成12年乳幼児身体発育調査，グラフ：一般社団法人日本小児内分泌学会，伊藤善也ほか，*Clin. Pediatr. Endocrinol.,* 25, 77–82（2016）］

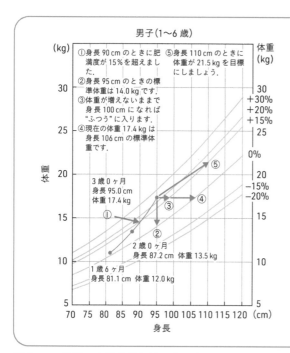

①身長90cmのときに肥満度が15％を超えました．
②身長95cmのときの標準体重は14.0kgです．
③体重が増えないままで身長100cmになれば"ふつう"に入ります．
④現在の体重17.4kgは身長106cmの標準体重です．
⑤身長110cmのときに体重が21.5kgを目標にしましょう．

3歳0ヶ月
身長95.0cm
体重17.4kg

2歳0ヶ月
身長87.2cm 体重13.5kg

1歳6ヶ月
身長81.1cm 体重12.0kg

3歳で身長95.0cm，体重17.4kgで"ふとりぎみ"（中等度肥満）である．1歳半から2歳の身体計測値を重ねて描き，線を引くと2歳半の直前に肥満度15％を超えたことがわかる（①）．3歳の肥満度を表す点から下に線を引いて肥満度0％のラインと交わるところが14.0kg（②）．95.0cmの標準体重は14.0kgであることを意味する．また，今度は線を右に引いて肥満度＋15％の曲線にぶつかったところが，仮に身長だけが伸びて体重が変わらなかったときに"ふつう"となる身長である（③）．さらにその線を右に伸ばして肥満度0％の曲線に当たったところが106cmの身長である．つまり17.4kgは106cmの標準体重である（④）．実際に体重を増やさずに幼児期を過ごすことは難しいため，現実的な目標として身長110cm，体重21.5kgを目指せば，その時点で体格は"ふつう"になることがわかる（⑤）．

図●4.3　幼児の身長体重曲線の使い方
［日本小児医療保健協議会，幼児肥満ガイド，p.16（2019），グラフ：一般社団法人日本小児内分泌学会，伊藤善也ほか，*Clin. Pediatr. Endocrinol.,* 25, 77–82（2016）］

E. 栄養トラブル

　食物アレルギーについて，平成27年度乳幼児栄養調査(回答者0〜6歳児の保護者)では，「これまでに食事が原因と思われるアレルギー症状を起こしたことがある」者の割合は14.8％であることが報告されている．幼児期の食物アレルギーの原因食品は，鶏卵，牛乳・乳製品，小麦が多くを占める．現在，厚生労働省から「保育所におけるアレルギー対応ガイドライン(2019年改訂版)」が出されており，原因食品を取り扱いについては，「生活管理指導表」(図4.4)に基づき，医師，保育士，栄養士，保護者が情報を共有し，保育園での給食が提供されている．

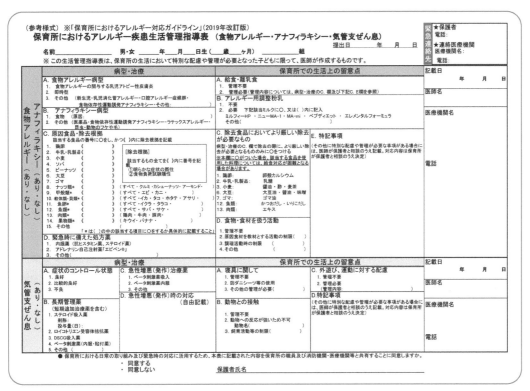

図●4.4　生活管理指導表
「厚生労働省，保育所におけるアレルギー対応ガイドライン(2019年改訂版)」

4.2 幼児期の栄養

A. 栄養法

幼児期の発育状況はおおよそ1〜4歳までを第一充実期，5〜7歳までを第一伸長期としているが，栄養法は1〜2歳までが幼児食前期，3〜5歳までを幼児食後期とする．

B. 幼児食

1日の食事量および食事の栄養バランス，偏食，むら食い，食事回数，間食（特に菓子・甘味飲料），保育園と家庭との食事の調整などを把握する．

ⓐ 幼児食（前期：1〜2歳）

料理の食形態は軟らかく，大きさは一口大とする．ただし，軟らかい食べ物だけを食べているとかむ力が低下し，歯肉炎やあごの骨が弱くなり「乱ぐい歯」の原因となる．幼児期はよく噛んで食べる習慣を身に付ける大切な時期であり，乳歯20本が生えそろう3歳頃までが特に重要である．咀しゃく力の発達に見合った調理法により，硬さの度合いを変化させていくことが肝要である．また，消化しにくい食材，フライ料理，焼き肉，濃厚な味のケーキ類は控える．

ⓑ 幼児食（後期：3〜5歳）

大人と同じ食事ができるようになるのは5歳過ぎである．魚は小骨のあるものを避け，肉はひき肉から小さく切った肉料理へ，生の野菜や果物は徐々に与えていくようにする．水分は甘くない麦茶などを十分に補給する．この時期は食欲が比較的安定しているが，おやつや甘味品の摂り過ぎによる食欲低下，朝食の欠食による栄養バランスの乱れが生じた場合は，生活習慣全般に配慮しながら食事を調整する必要がある．

ⓒ 幼児食の間食

(1)間食の意義　幼児の間食（おやつ）は補食として，三度の食事では補いきれないエネルギー，栄養素，水分をとる．また，体や心を休めて精神的にリラックスし，家族や友だちと和やかにコミュニケーションを図ることで，精神的な安定感をもたらし，社会性を育てる心理的な楽しみの場でもある．

(2)間食の量および内容　1〜2歳児は午前と午後で1日全体の10〜20％，3歳以上は午後で1日全体の10〜20％程度を目安とする．

食事で不足する新鮮な果物や穀類，乳製品を中心にするとよい．また，安全・衛生，消化吸収のよいもの，胃停滞時間の短いものなどを選ぶように配慮する．砂糖の多い菓子や飲料は甘味嗜好を助長してむし歯や肥満を招き，塩分や脂質の多いスナック菓子は口当たりが軽いため，食べ過ぎになりやすい．生活習慣病予防の観点から，これらをできるだけ与えないことが望ましい．運動量が少なく，消費エネルギーが少ない場合は，果物か牛乳程度でもよい．水分補給のためであれば，麦茶だけでもよい．

(3)間食の与え方　楽しい演出で気分を爽快にし，間食の回数，1〜2歳児は午前，午後の1日2回，3歳以上は午後の1回を目安とし，規則正しく次の食事影響しないように与える．平成27年度乳幼児栄養調査によると，間食の与え方として「時間を決めてあげることが多い」と回答した者の割合が56.3％と最も高くなっている．

(4)望ましい間食の例（砂糖・脂肪・塩分控えめのおやつ）

①米：おにぎり，五平もち，よもぎだんご，白玉だんご，米粉マフィン

②小麦粉：ジャムパン，蒸しパン，ホットケーキ，キャロットケーキ，ヨーグルトケーキ，バナナケーキ，ワッフル，ビスケット，温そうめん

③いも・かぼちゃ：焼きいも，ふかしいも，干しいも，大学いも，スイートポテト，かぼちゃのプリン，きぬかつぎ

④牛乳・乳製品：ミルクゼリー，いちごミルク，バナナミルク，プリン，ヨーグルト，フルーツヨーグルト，チーズ，チーズトースト

⑤果物：果物，果汁，ゼリー，コンポート，フルーツポンチ，フルーツババロア，フルーツサラダ

⑥その他：お好み焼き，焼きそば，ピッツァ，サンドイッチ

4.3　幼児期の食事摂取基準（2020年版）

A. 食事摂取基準

　日本人の食事摂取基準（2020年版）では，幼児の年齢区分は1～2歳，3～5歳である（表4.2）．食事摂取基準の活用にあたっては，摂取量との比較のみならず，身長や体重の変化を身体発育曲線に照らして子どもの成長を確認することが重要である．

（1）エネルギー　　推定エネルギー必要量は，身体活動に応じたエネルギー消費量に加えて成長に必要な組織増加分に相当するエネルギー（エネルギー蓄積量）を加えて求める．

　　　推定エネルギー必要量（kcal／日）＝基礎代謝量（kcal／日）

　　　　　　　　　　　　　　　×身体活動レベル＋エネルギー蓄積量（kcal／日）

表●4.2　食事摂取基準　幼児期（身体活動レベルⅡ）

年齢		1～2歳		3～5歳	
性別		男	女	男	女
参照身長(cm)		85.8	84.6	103.6	103.2
参照体重(kg)		11.5	11.0	16.5	16.1
エネルギー(kcal／日)	推定エネルギー必要量	950	900	1,300	1,250
たんぱく質(g／日)	推奨量	20	20	25	25
（％エネルギー）	目標量	13～20			
脂質(％エネルギー)	目標量	20～30			
ビタミンA(μgRAE／日)*	推奨量～耐容上限量	400～600	350～600	450～700	500～850
ビタミンB₁(mg／日)	推奨量	0.5	0.5	0.7	0.7
ビタミンB₂(mg／日)	推奨量	0.6	0.5	0.8	0.8
ビタミンC(mg／日)	推奨量	40	40	50	50
カルシウム mg／日(mg／日)	推奨量	450	400	600	550
鉄(mg／日)	推奨量～耐容上限量	4.5～25	4.5～20	5.5～25	5.5～25

＊プロビタミンAカロテノイドを含まない．
［日本人の食事摂取基準（2020年版）］

幼児でのエネルギー過不足におけるアセスメントは，体格指数(BMI)ではなく身体発育曲線を用い，幼児の成長が曲線カーブに沿っているか，大きく外れていないかなどを検討する．

(2) たんぱく質　　幼児期のたんぱく質の推定平均必要量は，維持必要量に新生組織蓄積分を加えて求める．維持必要量は窒素出納試験から，1歳以上のすべての年齢区分において 0.66 g/kg 体重/日を採用している．ただし，窒素出納試験は良質な動物性たんぱく質によるものであるため，実際の維持必要量は，日常食混合たんぱく質の利用効率(70%)を考慮して求める．新生組織蓄積分はたんぱく質蓄積量に蓄積効率(40%)を考慮して求める．たんぱく質蓄積量は，1〜2歳児[男：0.064(g/kg 体重/日)，女：0.070(g/kg 体重/日)]，3〜5歳児[男：0.050(g/kg 体重/日)，女：0.051(g/kg 体重/日)]である．参照体重は p.21，表 2.7 参照．

> 維持必要量＝(良質な動物性たんぱく質における維持必要量)/(日常食混合たんぱく質の利用効率)
>
> 新生組織蓄積分＝(たんぱく質蓄積量)/(蓄積効率)
>
> 推定平均必要量(g/日)＝(維持必要量＋新生組織蓄積分)×参照体重
>
> 推奨量(g/日)＝推定平均必要量(g/日)×推奨量算定係数(1.25)

(3) 脂質　　脂質はエネルギー産生栄養素の観点から目標量がエネルギー比率で示されている．1歳以上で 20%エネルギー以上 30%エネルギー未満である．

(4) ビタミン

①ビタミンA：ビタミンA が欠乏すると，成長阻害，骨および神経系の発達障害のほか，乳幼児期では角膜乾燥症から失明に至ることがある．幼児期のビタミンA 推定平均必要量は，男女とも，18〜29歳成人の推定平均必要量を基に成長因子および体表面積を考慮した方法により外挿して求められている(ビタミンC は算出方法が同じ)．推奨量は，推定平均必要量に推奨量算定係数(1.4)を乗じた値である．耐容上限量は，18〜29歳の成人の耐容上限量を体重比から外挿して設定されている．

②その他のビタミンは付表を参照

(5) ミネラル

①カルシウム：カルシウムの推定平均必要量は，要因加算法を用いて体内カルシウム蓄積量，尿中排泄量，経皮的損失量と見かけのカルシウム吸収率を用いて求める．推奨量は，推定平均必要量に推奨量算定係数(1.2)を乗じた値である．

②鉄：鉄の推定平均必要量は，要因加算法により求める．幼児期は，成長に伴い鉄が蓄積される．それは，①ヘモグロビン中の鉄蓄積，②非貯蔵性組織鉄の増加，③貯蔵鉄の増加に大別される．推定平均必要量は，基本的な鉄損失にこれらの蓄積される鉄を加えて鉄の吸収率を加味した値，推奨量は，推定平均必要量に推奨量算定係数(1.4)を乗じた値である．耐容上限量は，鉄剤や鉄サプリメントの誤飲による急性中毒を考慮し，1歳以上で設定されている．

> 男児・月経のない女児
>
> 推定平均必要量＝(基本的鉄損失＋ヘモグロビン中の鉄蓄積量＋非貯蔵性組織鉄の増加量＋貯蔵鉄の増加量)÷吸収率(0.15)
>
> 推奨量(g/日)＝推定平均必要量(g/日)×推奨量算定係数(1.4)

保育所・幼稚園の給食

A. 保育所給食の実際

　1歳以上の幼児に対する給与栄養目標量の各項目への配分（目安）例は，厚生労働省の通知を踏まえて図4.5に示した．保育所にて「昼食＋おやつ」を提供する場合，対象となる幼児の生活状況や栄養摂取状況を把握，評価した上で，1日全体の食事に占める特定の食事から摂取されることが適当とされる給与栄養量の割合を勘案し，その目標を設定するよう努めること，としている．保育所での給食は，生活状況などに特段の配慮すべき問題がない場合は，昼食は1日全体のおおむね1/3を目安として，おやつについては発育・発達状況や生活状況などに応じて1日全体の10〜20％程度の量を目安としている．なお，近年は延長保育を実施する保育所が増え，補食や夕食の提供が行われている．保育所における給与栄養目標量は，これまでの1日の食事からのエネルギー割合（50％または45％）だけでなく，各施設の特性を十分に勘案して目標を設定することが重要である．保育所における給与栄養目標量を表4.3に示す．

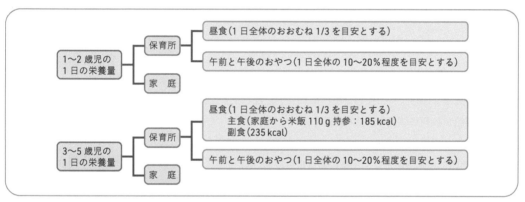

図●4.5　給与栄養目標量の各項目への配列例

表●4.3　ある特定の保育所における給与栄養目標量（設定例）

① 1〜2歳児の給与栄養目標*1

	エネルギー (kcal)	たんぱく質 (g)	脂質 (g)	炭水化物 (g)	食物繊維 (g)	ビタミンA (μgRAE)	ビタミンB$_1$ (mg)	ビタミンB$_2$ (mg)	ビタミンC (mg)	カルシウム (mg)	鉄 (mg)	食塩相当量 (g)
食事摂取基準(A) （1日あたり）	950	31〜48	22〜32	119〜155	7	400	0.5	0.6	40	450	4.5	3.0
昼食＋おやつの比率 （B%）	50%	50%	50%	50%	50%	50%	50%	50%	50%	50%	50%	50%
1日（昼食）の 給与栄養目標量 （C＝A×B/100）	475	16〜24	11〜16	60〜78	3.5	200	0.25	0.30	20	225	2.3	1.5
保育所における 給与栄養目標量 （Cを丸めた値）	480	20	14	70	4	200	0.25	0.30	20	225	2.3	1.5

（つづく）

(表 4.3 のつづき)

② 3〜5 歳児の給与栄養目標*²

	エネルギー (kcal)	たんぱく質 (g)	脂質 (g)	炭水化物 (g)	食物繊維 (g)	ビタミンA (μgRAE)	ビタミンB₁ (mg)	ビタミンB₂ (mg)	ビタミンC (mg)	カルシウム (mg)	鉄 (mg)	食塩相当量 (g)
食事摂取基準(A) (1 日あたり)	1300	42〜65	29〜44	163〜212	8	500	0.7	0.8	50	600	5.5	3.5
昼食＋おやつの比率 (B%)	45%	45%	45%	45%	45%	45%	45%	45%	45%	45%	45%	45%
1 日(昼食)の 給与栄養目標量 (C＝A×B/100)	585	20〜29	13〜20	74〜96	3.6	225	0.32	0.36	23	270	2.5	1.5
家庭から持参する 米飯 110 g の 栄養量*³(D)	185	4	0	40	0.3	0	0.02	0.01	0	3	0.1	0
E＝C−D	400	16〜25	13〜20	34〜56	3.3	225	0.3	0.35	23	267	2.4	1.5
保育所における 給与栄養目標量 (E を丸めた値)	400	22	17	45	4	225	0.3	0.35	23	267	2.4	1.5

＊1　昼食および午前・午後のおやつで 1 日の給与栄養量の 50％を給与することを前提とした.
＊2　昼食(主食は家庭より持参)および午前・午後のおやつで 1 日の給与栄養量の 45％を給与することを前提とした.
＊3　家庭から持参する主食量は,主食調査結果(過去 5 年間の平均 105 g)から 110 g とした.
[食事摂取基準の実践・運用を考える会編,日本人の食事摂取基準(2020 年版)の実践・運用, p.84,第一出版(2020)]

B. 幼稚園給食

　幼稚園給食は文部科学省の指導を基準にし,主食はパンまたは米飯,牛乳とおかずの形で給与している.幼稚園給食摂取基準例を表 4.4 に示す.

表●4.4　幼児 1 人 1 回あたりの幼稚園給食摂取基準(例)

	基準値
エネルギー(kcal)	480
たんぱく質(%エネルギー)	13〜20%
脂質(%エネルギー)	20〜30%
食物繊維(g)	3.2 以上
ビタミン A(μgRAE)	190
ビタミン B₁(mg)	0.28
ビタミン B₂(mg)	0.32
ビタミン C(mg)	17
ナトリウム(食塩相当量)(g)	1.2 未満
カルシウム(mg)	290
マグネシウム(mg)	33
鉄(mg)	2.2

(注)表に挙げるもののほか,亜鉛についても示した摂取について配慮すること.亜鉛(5 歳):
1 mg(推奨量の 1/3)
(注)基準値は,日本人の食事摂取基準 2020 年版および令和元年度学校保健統計調査結果の値を
用いて,文部科学省学校給食摂取基準の策定について(報告)平成 30 年に示された値を改変.

4.5 幼児期の栄養管理例

テーマ① 1〜2歳男児の栄養アセスメントと食事計画

氏名	H.K. さん	年齢：1歳6か月　性別：男		家族構成：父(37歳)・母(35歳)・姉(5歳)
身体状況	身長：81.0 cm（おおよそ50パーセンタイル）　体重：10.5 kg（おおよそ50パーセンタイル） 身体状況：良好．乳歯上歯6本，乳歯下歯6本 既往歴：なし			
生活状況	男児は，保育園に通園している．夜遅くまで起きていることが多く，睡眠不足の傾向にある．保育園や家庭では，楽しく遊ぶことができる．			
食生活状況	男児は夜遅くまで起きていることが多く，朝食は食べずに登園することが多い．家庭の食事では，両親や姉が料理を食べるペースに合わせて，急いで食べようとする傾向にある． そのため，食べ物をよくかまずに飲み込んでしまったり，口の中に食べ物をためてしまうことがある．			
栄養アセスメント	・順調に成長している．　　・夜型の生活を送っており，睡眠不足の傾向である． ・朝食を欠食することが多い． ・食べ物をよくかみ，味わって食べることができていない．			
短期目標	〈生活面〉　・早寝早起きができる． 〈食生活面〉・毎朝，朝食が食べられるようになる． 　　　　　　・食べ物をよくかんで，味わって食べることができるようになる．よくかまずに飲み込む，口の中に食べ物をためこむことがなくなる．			

【食事計画】
〈生活面〉　　・男児が夜早く寝ることができるような環境をつくる．
〈食生活面〉・家族といっしょに朝食を食べるようにする．
　　　　　　・男児の咀しゃくを促すように，調理方法を工夫する．（野菜などの食品の切り方，食品の加熱方法など）
　　　　　　・男児が落ち着いて食事をとることができるよう，食事時間を確保する．
　　　　　　・食事中，男児が食べ物をよくかんでから飲み込むことができているのか，保護者が口の中の様子を確認しながら，食事を進める．

1. エネルギー・栄養素摂取基準

栄養素	エネルギー (kcal)	たんぱく質 [推奨量は20] (g)	脂質 (g)	炭水 化物 (g)	ビタミン				カルシウム (mg)	鉄 (mg)	食物繊維総量 (g)	食塩相当量 (g)
					脂溶性	水溶性						
					A (μgRAE)	B$_1$ (mg)	B$_2$ (mg)	C (mg)				
基準	950	30.9〜 47.5	21.1〜 31.7	118.8〜 154.4	400	0.5	0.6	40	450	4.5	—	3.0未満

栄養素	エネルギー産生栄養素バランス（%エネルギー）（目標量）				n-6系 脂肪酸 (g)	n-3系 脂肪酸 (g)	穀類 エネルギー比 率(%エネルギー)	動物性 たんぱく質比 (%)
	たんぱく質	脂質		炭水化物				
			飽和脂肪酸					
基準	13〜20	20〜30	—	50〜65	4 (目安量)	0.7	50〜60	40〜50

2. 食品の組み合わせ

食品群	1群	2群	3群	4群	5群	6群	合計
6つの 基礎食品	魚・肉・卵・大豆・ 大豆製品	牛乳・乳製品 小魚・海藻類	緑黄色野菜	淡色野菜 果物	穀類・いも類・ 砂糖	油脂類・脂肪の 多い食品	
基準量(点数)	2	1.5	1.5		6	1	12

3. モデル献立（予定献立）

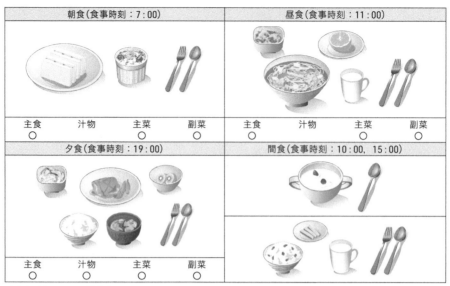

朝食（食事時刻：7：00）				昼食（食事時刻：11：00）			
主食	汁物	主菜	副菜	主食	汁物	主菜	副菜
○		○	○	○		○	○
夕食（食事時刻：19：00）				間食（食事時刻：10：00，15：00）			
主食	汁物	主菜	副菜				
○	○	○	○				

適宜麦茶などで水分補給をする．

区分	料理名	食品名	重量(g)	エネルギー(kcal)	たんぱく質(g)	脂質(g)	炭水化物(g)	ビタミン 脂溶性 A(µg)	ビタミン 水溶性 B₁(mg)	B₂(mg)	C(mg)	カルシウム(mg)	鉄(mg)	食物繊維総量(g)	食塩相当量(g)
朝食	チーズサンド	食パン	30	74	2.7	1.2	13.9	0	0.02	0.02	0	7	0.2	1.3	0.4
		有塩バター	1	7	0.0	0.8	0.0	5	0.00	0.00	0	0	0.0	0.0	0.0
		プロセスチーズ	5	16	1.1	1.3	0.1	13	0.00	0.02	0	32	0.0	(0)	0.1
		きゅうり	5	1	0.1	0.0	0.2	1	0.00	0.00	1	1	0.0	0.1	0
	卵とツナのココット	鶏卵 全卵	25	36	3.1	2.6	0.1	53	0.02	0.09	0	12	0.4	0	0.1
		まぐろ 水煮 缶詰	8	6	1.3	0.1	0.0	1	0.00	0.00	0	0	0.0	(0)	0.1
		ミニトマト	10	3	0.1	0.0	0.7	8	0.01	0.01	3	1	0.0	0.1	0
		小計		143	8.4	6.0	15.0	81	0.05	0.14	4	53	0.6	1.5	0.6
間食	フルーツヨーグルト	ヨーグルト 脱脂加糖	40	26	1.7	0.1	4.8	(0)	0.01	0.06	Tr	48	0.0	(0)	0.1
		いちご	5	2	0.0	0.0	0.4	0	0.00	0.00	3	1	0.0	0.1	0
		小計		28	1.7	0.1	5.2	0	0.01	0.06	3	49	0.0	0.1	0.1
昼食	野菜ラーメン	中華めん ゆで	95	126	4.7	0.6	27.7	(0)	0.01	0.01	(0)	19	0.3	2.7	0.2
		かつお・昆布だし	145	3	0.4	Tr	0.4	(Tr)	0.01	0.01	Tr	4	Tr	—	0.1
		にんじん	4	1	0.0	0.0	0.3	28	0.00	0.00	1	1	0.0	0.1	0
		ぶた かたロース	25	59	4.3	4.8	0.0	2	0.16	0.06	1	1	0.2	(0)	0
		キャベツ	15	3	0.2	0.0	0.8	1	0.01	0.00	6	6	0.0	0.3	0
		りょくとうもやし	10	2	0.2	0.0	0.3	Tr	0.00	0.00	1	1	0.0	0.1	0
		にら	4	1	0.1	0.0	0.2	12	0.00	0.01	1	2	0.0	0.1	0
		根深ねぎ	4	1	0.1	0.0	0.3	0	0.00	0.00	1	1	0.0	0.1	0
		食塩	0.1	0	0	0	0	(0)	(0)	(0)	(0)	0	Tr	(0)	0.1
		こいくちしょうゆ	3.5	3	0.3	0	0.3	0	0.00	0.01	0	1	0.1	(Tr)	0.5
		ごま油	0.5	4	0	0.5	0	0	0	0	(0)	0	0	0	0
	小松菜と厚揚げのおかか煮	こまつな	30	4	0.5	0.1	0.7	78	0.03	0.04	12	51	0.8	0.6	0
		生揚げ	20	29	2.1	2.3	0.2	(0)	0.01	0.01	Tr	48	0.5	0.1	0
		かつお・昆布だし	5	0	0.0	Tr	0	(Tr)	0.00	0.00	Tr	0	Tr	—	0
		本みりん	1	2	0.0	Tr	0.4	(0)	Tr	0	0	0	0	—	0
		こいくちしょうゆ	1.5	1	0.1	0	0.1	0	0.00	0.00	0	0	0.0	(Tr)	0.2
		かつお節	0.2	1	0.2	0.0	0	(Tr)	0.00	0.00	(0)	0	0.0	0	0
	果物	うんしゅうみかん	45	22	0.3	0.0	5.4	38	0.05	0.01	14	9	0.1	0.5	0
	牛乳	普通牛乳(75 mL)	78	48	2.6	3.0	3.7	30	0.03	0.12	1	86	0.0	0	0.1
		小計		310	16.1	11.3	40.8	189	0.31	0.29	37	230	2.0	4.6	1.2
間食	わかめごはん	精白米	35	120	2.1	0.3	27.2	(0)	0.03	0.01	0	2	0.3	0.2	0
		湯通し塩蔵わかめ 塩抜き	2	0	0.0	0.0	0.1	0	0.00	0.00	0	1	0.0	0.1	0
		ごま 乾	0.3	2	0.1	0.2	0	0	0.00	0.00	0	4	0.0	0.0	0
	スティックきゅうり	きゅうり	20	3	0.2	0.0	0.6	6	0.01	0.01	3	5	0.1	0.2	0
	牛乳	普通牛乳(75 mL)	78	48	2.6	3.0	3.7	30	0.03	0.12	1	86	0.0	0	0.1
		小計		173	5.0	3.5	31.6	36	0.07	0.14	4	98	0.4	0.5	0.1
夕食	ごはん	精白米	35	120	2.1	0.3	27.2	(0)	0.03	0.01	(0)	2	0.3	0.2	0
	豆腐スープ	かつお・昆布だし	145	3	0.4	Tr	0.4	(Tr)	0.01	0.01	Tr	4	Tr	—	0.1
		若どり もも 皮つき	10	19	1.7	1.4	0	4	0.01	0.02	0	1	0.1	(0)	0
		絹ごし豆腐	25	14	1.3	0.9	0.5	0	0.03	0.01	0	19	0.3	0.2	Tr
		チンゲンサイ	15	1	0.1	0.0	0.3	26	0.00	0.01	4	15	0.2	0.2	0
		はくさい	10	1	0.1	0.0	0.3	1	0.00	0.00	2	4	0.0	0.1	0
		湯通し塩蔵わかめ 塩抜き	2	0	0.0	0.0	0.1	0	0.00	0.00	0	1	0.0	0.1	0
		食塩	0.1	0	0	0	0	(0)	(0)	(0)	(0)	0	Tr	(0)	0.1
		こいくちしょうゆ	1	1	0.1	0	0.1	0	0.00	0.00	0	0	0.0	(Tr)	0.1
	さばのみそ煮	まさば	30	63	6.2	5.0	0.1	11	0.06	0.09	0	2	0.4	(0)	0.1
		水	6.5												
		しょうが	0.3	0	0.0	0.0	0.0	Tr	0.00	0.00	0	0	0.0	0.0	0
		三温糖	0.4	2	Tr	(0)	0.4	(0)	Tr	0.00	0	0	0.0	0	Tr
		本みりん	0.2	0	0.0	Tr	0.1	(0)	Tr	0	0	0	0	—	0
		淡色辛みそ	1	2	0.1	0.1	0.2	(0)	0.00	0.00	0	1	0.0	0.1	0.1
		赤色辛みそ	0.5	1	0.1	0.1	0.1	(0)	0.00	0.00	0	1	0.0	0.1	0.1
		さやえんどう	3	1	0.1	0.0	0.2	1	0.00	0.00	2	1	0.0	0.1	0
	かぼちゃのサラダ	西洋かぼちゃ	40	31	0.8	0.1	8.2	132	0.03	0.04	17	6	0.2	1.4	0
		たまねぎ	10	3	0.1	0.0	0.8	0	0.00	0.00	1	2	0.0	(0)	0
		マヨネーズ 卵黄型	3	20	0.1	2.2	0.0	2	0.00	0.00	0	0	0.0	0	0.1
	果物	キウイフルーツ 緑肉種	30	15	0.3	0.1	4.0	1	0.00	0.01	21	8	0.1	0.8	0
		小計		297	13.6	10.1	43.0	178	0.17	0.20	47	68	1.6	3.3	0.7
		合計		951	44.8	31.0	135.6	484	0.61	0.83	95	498	4.6	10.0	2.7

牛乳は，昼食と間食で合わせて150 mL提供，水分補給のための麦茶を随時提供．

［作り方］
●卵とツナのココット
　①ミニトマトは4等分のくし型に切り，ツナはほぐしておく．鶏卵は，はしで混ぜておく．
　②ココット皿（あるいは小さなカップ）にトマトとツナを入れ，鶏卵を流し入れる．
　③トースターで焼く．あるいは，電子レンジで加熱してもよい．

●野菜ラーメン
　①昆布とかつお節で，だし汁をとっておく．
　②にんじんはせん切り，キャベツは短冊切り，ねぎは小口切り，にらは約1cmの長さに切る．
　③豚肉は約0.5cm幅のせん切りにする．
　④鍋にだし汁を入れ，にんじん，豚肉，キャベツを加えて煮る．野菜に火が通ったら，調味料を加える．さらに長ねぎ，もやし，にらを入れて加熱し，後から加えた野菜がやわらかくなったら，最後にごま油で香りづけをし，火を止める．
　⑤生中華めんは約5cmの長さに切ってほぐし，子どもの食べやすい固さに茹でる．
　⑥⑤で茹で上がっためんを器に盛り，④の汁をかけて，できあがり．

●小松菜と厚揚げのおかか煮
　①昆布とかつお節で，だし汁をとっておく．
　②小松菜は約2cmの長さに切り，下茹でをする．厚揚げは短冊切りにしてから，熱湯をかけておく．
　③だし汁に調味料を加えて煮立たせ，②を加えて煮る．

●さばのみそ煮
　①さばは洗って水気をふく．皮に切り目を入れ，ざるにのせて熱湯をかける．しょうがは薄切りにする．
　②さやえんどうは斜め切りにし，茹でておく．
　③鍋に水としょうが，調味料を入れて，火にかける．煮立ったところに，さばを加えて煮る．
　④さばに味がなじんだところで火を止める．
　⑤お皿に④のさばを盛り付ける．このときにしょうがは取り除く．②のさやえんどうを飾る．

●かぼちゃのサラダ
　①かぼちゃは皮をむかずに一口大に切り，耐熱皿に入れラップをかけ電子レンジで加熱する．熱いうちに，つぶしておく．
　②たまねぎは縦に薄切りにし，長さを1/3に切る．耐熱皿に入れラップをかけ，電子レンジで加熱する．
　③①②のあら熱がとれたら，マヨネーズで和えて，できあがり．

4．評価
　生活面においては，男児が早寝早起きができるようになっているのか，毎朝，朝食が食べられるようになっているのかを確認する．食生活面においては，食べ物をよくかまずに飲み込んだり，口の中にためたりすることがなくなり，食べ物をよくかみ，味わって食べることができるようになっているのか，を確認する．

〈保護者への支援〉
　保護者には，子どもの歯の生えている状況，咀しゃく能力に合わせて，調理を行うことができるように支援を行う．具体的には，食物繊維の多い野菜などは繊維を切るように斜め薄切りにする，葉もの野菜は長さを短めに切るなど，食品の切り方の工夫を伝える．また，子どもの食べやすい固さに料理を仕上げることができるよう，調理の加熱時間を調整する方法なども伝える．さらに，子どもが落ち着いて，よくかんで食べることができる食事時間を確保することを提案するとよい．

氏名	K.A. さん	年齢：4歳	性別：男	家族構成：父(35歳)・母(34歳)
身体状況	身長：101.5 cm(おおよそ 50 パーセンタイル) 体重：18.5 kg(おおよそ 90 パーセンタイル)，肥満度 16% 身体状況：良好．乳歯 20 本のうち 4 本がむし歯である 既往歴：なし			
生活状況	男児は幼稚園に通園している．平日は幼稚園から帰ると，室内で過ごすことが多く，外遊びをする機会が少ない．			
食生活状況	昼食は保育園の給食をとっている．野菜が嫌いなため，野菜だけ残すことが多い．家庭でも，主食と主菜中心の食事をとることが多く，副菜の摂取量が少ない．また，室内で遊ぶことが多いため，好きなときにスナック菓子などの市販のお菓子や炭酸飲料をとっている．炭酸飲料の摂取量は 1 日に 500 mL〜800 mL である．			
栄養アセスメント	・身体計測の結果，肥満度 16% である． ・外遊びをする機会が少ないため，身体活動量が少なく，消費エネルギー量が少ない． ・むし歯が多い． ・野菜の摂取量が少なく，菓子類・嗜好飲料の摂取量が多い傾向にある．			
短期目標	・身体活動量が増え，消費エネルギー量が増加する． ・水や麦茶を中心に水分補給ができるようになる． ・副菜の摂取量が増え，ビタミンや食物繊維の摂取量が増加する． ・間食は，午後 1 回定刻にとるようになる． ・間食は，砂糖・脂肪・塩分を控えたものからとることができる．摂取エネルギー量が減少する． ・肥満度の値が増加していない．(短期目標の設定期間に応じて，肥満度の目標値を設定する．)			

【食事計画】
〈生活面〉　・男児が興味を持って外遊びができるような環境をつくる．
　　　　　　・週 1 回体重計測を行い，体重の変化を確認する．
〈食生活面〉・食事は，主食・主菜・副菜の組み合わせとし，1 人分を個別に盛りつける．
　　　　　　・男児が野菜に興味を持てるよう，食事づくりのお手伝いをしてもらう．
　　　　　　・間食は，午後 1 回定刻に提供する．
　　　　　　・間食は，砂糖・脂肪・塩分を控えたものを提供する．
　　　　　　・市販の菓子類は，男児の手の届かないところに保管する．

1. エネルギー・栄養素摂取基準

栄養素	エネルギー (kcal)	たんぱく質 [推奨量は 20] (g)	脂質 (g)	炭水化物 (g)	ビタミン					カルシウム (mg)	鉄 (mg)	食物繊維総量 (g)	食塩相当量 (g)
					脂溶性	水溶性							
					A (μgRAE)	B₁ (mg)	B₂ (mg)	C (mg)					
基準	1300	42.3〜65	28.9〜43.3	162.5〜211.3	450	0.7	0.8	50	600	5.5	8 以上	3.5 未満

栄養素	エネルギー産生栄養素バランス(%エネルギー)(目標量)			n-6 系脂肪酸 (g)	n-3 系脂肪酸 (g)	穀類エネルギー比率(%エネルギー)	動物性たんぱく質比 (%)
	たんぱく質	脂質	炭水化物				
		飽和脂肪酸					
基準	13〜20	20〜30	10 以下	50〜65	6 (目安量)	1.1	50〜60	40〜50

2. 食品の組み合わせ

食品群	1 群	2 群	3 群	4 群	5 群	6 群	合計
6 つの基礎食品	魚・肉・卵・大豆大豆製品	牛乳・乳製品小魚・海藻類	緑黄色野菜	淡色野菜・果物	穀類・いも類・砂糖	油脂類・脂肪の多い食品	
基準量(点数)	3	3	2	7.5	1		16.5

3. モデル献立（予定献立）

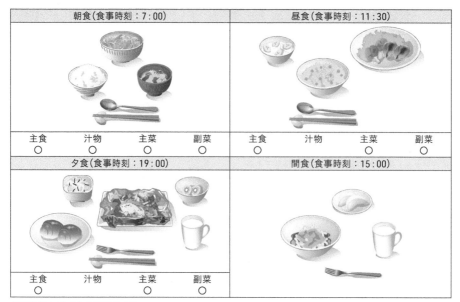

朝食（食事時刻：7：00）				昼食（食事時刻：11：30）			
主食	汁物	主菜	副菜	主食	汁物	主菜	副菜
○	○	○	○	○		○	○
夕食（食事時刻：19：00）				間食（食事時刻：15：00）			
主食	汁物	主菜	副菜				
○		○	○				

適宜麦茶などで水分補給をする.

テーマ② 3〜5歳男児の献立例

区分	料理名	食品名	重量(g)	エネルギー(kcal)	たんぱく質(g)	脂質(g)	炭水化物(g)	ビタミン 脂溶性 A(µg)	水溶性 B₁(mg)	B₂(mg)	C(mg)	カルシウム(mg)	鉄(mg)	食物繊維総量(g)	食塩相当量(g)
朝食	ごはん	精白米	50	171	3.1	0.5	38.8	(0)	0.04	0.01	(0)	3	0.4	0.3	0
	卵スープ	かつお・昆布だし	130	3	0.4	Tr	0.4	(Tr)	0.01	0.01	Tr	4	Tr	—	0.1
		鶏卵 全卵	25	36	3.1	2.6	0.1	53	0.02	0.09	0	12	0.4	0	0.1
		湯通し塩蔵わかめ 塩抜き	3	0	0.0	0.0	0.1	1	0.00	0.00	0	2	0.0	0.1	0.1
		食塩	0.1	0	0	0	0	(0)	(0)	(0)	(0)	0	Tr	(0)	0.1
		こいくちしょうゆ	0.5	0	0.0	0	0	0	0.0	0.00	0	0	0.0	(Tr)	0.1
	豆腐のさっと煮	かつお・昆布だし	30	1	0.1	Tr	0.1	(Tr)	0.00	0.00	Tr	1	Tr	—	0
		にんじん	20	6	0.2	0.0	1.7	138	0.01	0.01	1	5	0.0	0.5	0
		たまねぎ	30	10	0.3	0.0	2.5	0	0.01	0.00	2	5	0.1	0.5	0
		ぶた ひき肉	15	31	2.7	2.6	0.0	1	0.10	0.03	0	1	0.2	0.0	0
		木綿豆腐	40	29	2.8	2.0	0.6	0	0.04	0.02	0	37	0.6	0.4	Tr
		えのきたけ	10	3	0.3	0.0	0.8	(0)	0.02	0.02	0	Tr	0.1	0.4	0
		本みりん	1	2	0.0	Tr	0.4	(0)	Tr	0	0	0	0.0	—	0
		こいくちしょうゆ	3	2	0.2	0	0.2	0	0.00	0.01	0	1	0.1	(Tr)	0.4
	小計			294	13.2	7.7	45.7	193	0.25	0.20	3	71	1.9	2.2	0.8
昼食	キャロットライス	精白米	55	188	3.4	0.5	42.7	(0)	0.04	0.01	(0)	3	0.4	0.3	0
		にんじん	20	6	0.2	0.0	1.7	138	0.01	0.01	1	5	0.0	0.5	0
		食塩	0.1	0	0	0	0	(0)	(0)	(0)	(0)	0	Tr	(0)	0.1
		有塩バター	1	7	0.0	0.8	0.0	5	0.00	0.00	0	0	0.0	(0)	0
	タンドリーチキン	若どり もも 皮つき	40	82	6.6	5.7	0.0	16	0.04	0.06	1	2	0.2	0.0	0.1
		にんにく	0.5	1	0.1	0.0	0.1	0	0.00	0.00	0	0	0.0	0.0	Tr
		たまねぎ	10	3	0.1	0.0	0.8	0	0.00	0.00	1	2	0.0	0.2	0
		食塩	0.2	0	0	0	0	(0)	(0)	(0)	(0)	0	Tr	(0)	0.2
		カレー粉	0.3	1	0.0	0.0	0.2	0	0.00	0.00	0	2	0.1	0.1	0
		ヨーグルト 全脂無糖	12	7	0.4	0.4	0.6	4	0.00	0.02	0	14	0.0	(0)	0
	付けあわせ	レタス	20	3	0.2	0.0	0.6	12	0.01	0.01	1	7	0.1	0.2	0
		ブロッコリー	25	9	1.4	0.2	1.7	19	0.04	0.06	35	13	0.3	1.3	Tr
	フルーツヨーグルト	ヨーグルト 全脂無糖	80	45	2.9	2.4	3.9	26	0.03	0.11	1	96	0.0	(0)	0.1
		バナナ	50	47	0.6	0.1	11.3	3	0.03	0.02	8	3	0.2	0.6	0
	小計			399	15.8	10.1	63.6	223	0.20	0.30	48	147	1.3	3.2	0.5
間食	マカロニきなこ 黒蜜かけ	マカロニ 乾	15	52	1.9	0.3	11.0	0	0.03	0.01	(0)	3	0.2	0.8	0
		水	3												
		黒砂糖	6	21	0.1	Tr	5.4	0	0.00	0.00	(0)	14	0.2	(0)	0
		きな粉 黄大豆 全粒大豆	2	9	0.7	0.5	0.6	Tr	0.00	0.00	0	4	0.2	0.4	0
		三温糖	1.5	6	Tr	(0)	1.5	(0)	Tr	0.00	(0)	0	0.0	(0)	0
		食塩	0.1	0	0	0	0	(0)	(0)	(0)	(0)	0	Tr	(0)	0.1
	果物	りんご 皮なし	40	21	0.0	0.1	6.2	0	0.01	Tr	2	1	0.0	0.6	0
	牛乳	普通牛乳(150 mL)	155	95	5.1	5.9	7.4	59	0.06	0.23	2	171	0.0	(0)	0.2
	小計			204	7.8	6.8	32.1	59	0.10	0.24	4	193	0.7	1.8	0.3
夕食	パン	ロールパン	50	155	5.1	4.5	24.3	1	0.05	0.03	(0)	22	0.4	1.0	0.6
	アクアパッツァ (ホイル包み)	まだら	40	29	7.0	0.1	0.0	4	0.04	0.04	Tr	13	0.1	(0)	0.1
		食塩	0.1	0	0.0	0.0	0.0	(0)	(0)	(0)	(0)	0	0.0	Tr	0.1
		こしょう 白	0.01	0	0.0	0.0	0.0	(0)	0.00	0.00	(0)	0	0.0	—	0
		あさり	10	3	0.6	0.0	0.0	0	0.00	0.02	0	7	0.4	(0)	0.2
		ほんしめじ	10	2	0.3	0.0	0.3	0	0.01	0.01	0	0	0.1	0.2	0
		たまねぎ	20	7	0.2	0.0	1.7	0	0.01	0.00	1	3	0.1	0.3	0
		ミニトマト	10	3	0.1	0.0	0.7	8	0.01	0.01	3	1	0.1	0.1	0
		ぶどう酒 白	1	1	0.0	Tr	0.0	(0)	0.00	0.00	0	0	0.0	—	0
		オリーブ油	2	18	0	2.0	0	0	0	0	(0)	Tr	0	0	0
	サラダ	じゃがいも	20	12	0.4	Tr	3.5	0	0.02	0.01	6	1	0.1	1.8	0
		きゅうり	20	3	0.2	0.0	0.6	6	0.01	0.01	3	5	0.1	0.2	0
		ほしひじき 鉄釜 乾	2	4	0.2	0.1	1.1	7	0.00	0.01	0	20	1.2	1.0	0.1
		ロースハム	6	13	1.1	0.9	0.1	0	0.04	0.01	2	0	0.0	(0)	0.1
		マヨネーズ 卵黄型	6	40	0.2	4.5	0.2	3	0.00	0.00	0	1	0.0	(0)	0.1
		ごま いり	0.5	3	0.1	0.3	0.1	0	0.00	0.00	Tr	6	0.0	0.1	0
	果物	キウイフルーツ 緑肉種	30	15	0.3	0.1	4.0	1	0.00	0.01	21	8	0.1	0.8	0
	牛乳	普通牛乳(150 mL)	155	95	5.1	5.9	7.4	59	0.06	0.23	2	171	0.0	(0)	0.2
	小計			403	20.9	18.4	43.8	89	0.25	0.41	38	258	2.6	5.5	1.5
	合計			1300	57.7	43.0	185.2	564	0.80	1.15	93	669	6.5	12.7	3.1

牛乳は，昼食と間食で合わせて150 mL 提供．水分補給のための麦茶を随時提供．

[作り方]
●キャロットライス
　①米はとぎ，ふつうの水加減で浸水しておく．にんじんは，粗みじんに切る．
　②①に塩，バターを加えて炊く．

●タンドリーチキン
　①鶏肉は一口大に切る．にんにくはすりおろす．たまねぎは薄切りにする．
　②①をボウルにすべて入れ，漬け込む．
　③オーブンで焼く．（フライパンで焼く場合には，フライパンに油をひき，②を並べ，ふたをして弱火で約20分焼く．）

●マカロニきなこ黒蜜かけ
　①マカロニを茹でる．水と黒砂糖を煮つめて，黒蜜をつくる．
　②茹でたマカロニに黒蜜をかけ，その上にきなこをかける．

●アクアパッツァ（ホイル包み）
　①あさりは砂出しをしてから，流水でよく洗っておく．
　②ほんしめじは石づきを取り，房をほぐしておく．たまねぎは薄切りにする．ミニトマトはへたを取り，半分に切る．
　③たらには，塩，こしょうをしておく．
　④アルミホイルを2枚重ね，③のたら，①②をのせ，白ワイン，オリーブオイルをかける．
　⑤アルミホイルをとじ，オーブンあるいはフライパンで蒸し焼きにする．

4．評価

　幼児は肥満度15％以上が肥満と定義される．幼児の肥満の65％は学童肥満になり，思春期肥満の約70％は成人肥満になるといわれている（「保育所における食事の提供ガイドライン」(2012)）ことより，幼児期における肥満の予防や対応が必要である．体重増加が過多にならないための具体的な方策として，生活面においては，外遊び等による身体活動量が増加しているかを確認する．食生活面においては，食事および間食，水分補給による摂取エネルギー量が適正であるかを確認する．定期的に男児の体重計測を行い，肥満度を確認する．

〈保護者への支援〉

　肥満度15％程度の軽度肥満であれば厳重な食事制限は不要とされており，年齢的に活発に動くので特別な運動療法も必要ないとされている．まずは肥満が進行しない生活習慣に変えていくことが望ましい．幼児は大人の行動をお手本にしているので，家族がともに肥満につながらない生活を実践することが大切である．具体的には，睡眠や運動（遊び）の状況は食事のリズムに影響を与えるため，早寝早起きの習慣や外遊びのできる環境づくりをすること．また，子どもに食事の準備やお手伝いをしてもらいながら，なごやかな雰囲気の食事をとることがあげられる．これらの実践により，子どもの生活リズムがととのえられることや，子どもの食べ物への興味や食べる意欲を育てることが期待できる．忙しく時間に余裕のない保護者に対しては，どのようなことが実践できるのか，保護者とともに考えて対応方法を提案していくことが望ましい．

テーマ③　保育園　行事食（ひなまつり）の献立例（3～5歳）

区分	料理名	食品名	重量(g)	エネルギー(kcal)	たんぱく質(g)	脂質(g)	炭水化物(g)	ビタミン 脂溶性 A(μg)	B₁(mg)	B₂(mg)	C(mg)	カルシウム(mg)	鉄(mg)	食物繊維総量(g)	食塩相当量(g)
昼食	お花の炊き込み寿司	精白米	55	188	3.4	0.5	42.7	(0)	0.04	0.01	(0)	3	0.4	0.3	0
		米酢	2	1	Tr	0	0.1	0	0.00	0.00	0	0	0.0	(0)	0
		三温糖	1.5	6	Tr	(0)	1.5	(0)	Tr	0.00	(0)	0	0.0	(0)	Tr
		清酒	0.6	1	0.0	Tr	0.0	0	Tr	0	0	0	Tr	0	0
		食塩	0.2	0	0	0	0	(0)	(0)	(0)	(0)	0	Tr	(0)	0.2
		かつお・昆布だし	67	1	0.2	Tr	0.2	(Tr)	0.01	0.01	Tr	2	Tr	—	0.1
		油揚げ	6	23	1.4	2.1	0.0	0	0.00	0.00	0	19	0.2	0.1	0
		まぐろ　油漬　缶詰	10	27	1.8	2.2	0.0	1	0.00	0.00	0	0.1	0.1	0	0.1
		にんじん	10	3	0.1	0.0	0.9	69	0.01	0.01	1	3	0.0	0.2	0
		スイートコーン　缶詰	10	8	0.2	0.1	1.8	1	0.00	0.00	0	0	0.1	0.1	0
		さやえんどう	4	2	0.1	0.0	0.3	2	0.01	0.00	2	1	0.0	0.1	0
	手まり麩と三つ葉の清汁	かつお・昆布だし	160	3	0.5	Tr	0.5	(Tr)	0.02	0.02	Tr	5	Tr	—	0.2
		えのきたけ	5	2	0.1	0.0	0.4	(0)	0.01	0.01	0	Tr	0.1	0.2	0
		焼きふ	1.5	5	0.4	0.0	0.9	(0)	0.00	0.00	0	1	0.1	0.0	0
		食塩	0.5	0	0	0	0	(0)	(0)	(0)	(0)	0	Tr	(0)	0.5
		こいくちしょうゆ	1.3	1	0.1	0	0.1	0	0.00	0.00	0	0	0.0	(Tr)	0.2
		糸みつば	3	0	0.0	0.0	0.1	8	0.00	0.00	0	1	0.0	0.1	0
	おひなさま竜田揚げ	めかじき	40	56	7.7	3.0	0.0	24	0.02	0.04	0	1	0.2	0.0	0.1
		しょうが	0.2	0	0.0	0.0	0.0	Tr	0.00	0.00	0	0	0.0	0.0	0
		清酒	0.5	1	0.0	Tr	0.0	0	Tr	0	0	0	Tr	0	0
		こいくちしょうゆ	1.4	1	0.1	0	0.1	0	0.00	0.00	0	0	0.0	(Tr)	0.2
		片栗粉	3	10	0.0	0.0	2.4	0	0.00	0.00	0	0	0.0	0.0	0
		調合油	4	35	0	4.0	0	0	0	0	(0)	Tr	0	0	0
	菜の花の煮浸し	なばな	12	4	0.5	0.0	0.7	22	0.02	0.03	16	19	0.3	0.5	0
		はくさい	13	2	0.1	0.0	0.4	1	0.00	0.00	2	6	0.0	0.2	0
		にんじん	5	2	0.0	0.0	0.4	35	0.00	0.00	0	1	0.0	0.1	0
		かつお・昆布だし	5	0	0.0	0.0	0.0	(Tr)	0.00	0.00	Tr	0	Tr	—	0
		こいくちしょうゆ	0.8	1	0.1	0	0.1	0	0.00	0.00	0	0	0.0	(Tr)	0.1
	ミニトマト	ミニトマト	20	6	0.2	0.0	1.4	16	0.01	0.01	6	2	0.1	0.3	0
	果物	うんしゅうみかん	40	20	0.3	0.0	4.8	34	0.04	0.01	13	8	0.1	0.4	0
	牛乳	普通牛乳	155	95	5.1	5.9	7.4	59	0.06	0.23	2	171	0.0	(0)	0.2
		小計		504	22.4	17.8	67.2	272	0.25	0.39	42	242	1.5	2.9	2.0
間食	ひなまつり二色寒天	水	15												
		粉寒天	0.35	1	0.0	0.0	0.3	(0)	0	Tr	0	0	0.0	0.3	0.0
		三温糖	3.5	14	Tr	(0)	3.5	(0)	Tr	0.00	(0)	0	0.0	(0)	Tr
		普通牛乳	25	15	0.8	1.0	1.2	10	0.01	0.04	0	28	0.0	(0)	0.0
		抹茶	0.25	1	0.1	0.0	0.1	6	0.00	0.00	0	1	0.0	0.1	0
		水	1.5												
		水	15												
		粉寒天	0.25	0	0.0	0.0	0.2	0	0.00	Tr	0	0	0.0	0.2	0.0
		三温糖	3.5	14	Tr	(0)	3.5	(0)	Tr	0.00	(0)	0	0.0	(0)	Tr
		普通牛乳	25	15	0.8	1.0	1.2	10	0.01	0.04	0	28	0.0	(0)	0.0
		いちご	15	5	0.1	0.0	1.3	0	0.00	0.00	9	3	0.0	0.2	0
		せんべい	10	37	(0.7)	(0.1)	(8.4)	0	(0.01)	(0.00)	0	(1)	(0.1)	(0.1)	(0.1)
		小計		102	2.5	2.1	19.7	26	0.03	0.08	9	61	0.1	0.9	0.1
		合計		606	24.9	19.9	86.9	298	0.28	0.47	51	303	1.6	3.8	2.1

牛乳は，昼食と間食で合わせて150 mL提供．水分補給のための麦茶を随時提供．
献立表には，3～5歳児向けに使用する食品の重量を示している．1～2歳児の場合には，上記重量の約80%の食品を目安に使用し，運用することができる．

[作り方]
●お花の炊き込み寿司
　①米はといでおく．油揚げはせん切りにし，ざるに入れ，熱湯をかけておく．
　②といでおいた①の米に油揚げ，まぐろ油漬けの缶詰に，水，昆布，調味料を加えて炊く．
　③にんじんは1枚輪切りにし，花型で型抜きしてから，茹でておく．残りのにんじんは約1.5 cmのせん切りにし，茹でておく．さやえんどうは，斜めせん切りにしてから，茹でておく．コーン缶も茹でておく．
　④②のごはんが炊き上がったら，全体をかき混ぜ，ごはん（酢飯）を器に盛りつける．
　⑤④の上に，③で用意しておいたにんじん，さやえんどう，コーンを飾る．
　（＊文京区立保育園では，十分に加熱するため，酢飯も炊き込みにしている．）

●手まり麩と三つ葉の清汁
　①麩は水でもどしておく．えのきたけは約1.5cmの長さに切る．三つ葉は約1.5cmの長さに切って，下茹でする．
　②昆布とかつお節でとっただし汁に，えのきたけ，水をきった麩を加えて煮る．塩，しょうゆで調味する．
　③②に三つ葉を加える．

●おひなさま竜田揚げ
　①めかじきは角切り（20g×2切れ）に切り，しょうが汁，清酒，しょうゆに漬ける．
　②①に片栗粉をまぶして，油で揚げる．
　③②におひなさま飾りのピックをつける．

●菜の花の煮びたし
　①昆布とかつお節でだし汁をとっておく．
　②菜の花は約3cmの長さに切って，下茹でをしておく．白菜，にんじんは約3cmの長さの短冊切りにし，下茹でをしておく．
　③鍋に①のだし汁としょうゆを煮立たせ，②を加えて煮る．

●ひなまつり二色寒天
　〈抹茶ミルク寒天をつくる〉
　①抹茶に水を混ぜ，溶かす．
　②水に粉寒天を入れ，煮溶かし，さらに三温糖を加えて煮溶かす．
　③②に牛乳と①を入れ，よく混ぜ，バットに注ぎ，冷やし固める．
　④③が固まったら，約2cm角に切り分ける．
　〈ミルク寒天をつくる〉
　①水に粉寒天を入れ，煮溶かし，さらに三温糖を加えて煮溶かす．
　②①に牛乳を入れ，よく混ぜ，バットに注ぎ，冷やし固める．
　③②が固まったら，約2cm角に切り分ける．
　〈盛りつけ〉上記の手順でつくった抹茶ミルク寒天とミルク寒天を市松模様になるように盛りつけ，いちごを飾る．

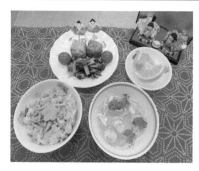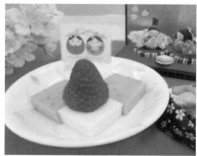

図●4.6　行事食（ひなまつり）

区分	料理名	食品名	重量(g)	エネルギー(kcal)	たんぱく質(g)	脂質(g)	炭水化物(g)	ビタミン 脂溶性 A(μg)	ビタミン 水溶性 B₁(mg)	ビタミン 水溶性 B₂(mg)	ビタミン 水溶性 C(mg)	カルシウム(mg)	鉄(mg)	食物繊維総量(g)	食塩相当量(g)
昼食	肉野菜うどん	干しうどん　ゆで	110	129	3.4	0.6	28.4	(0)	0.02	0.01	(0)	8	0.2	0.8	0.6
		かつお・昆布だし	180	4	0.5	Tr	0.5	(Tr)	0.02	0.02	Tr	5	Tr	—	0.2
		にんじん	5	2	0.0	0.0	0.4	35	0.00	0.00	0	1	0.0	0.1	0.0
		たまねぎ	15	5	0.2	0.0	1.3	0	0.01	0.00	1	3	0.0	0.2	0.0
		ぶた　かたロース	15	32	2.7	2.4	0.0	1	0.10	0.04	0	1	0.1	(0)	0.0
		キャベツ	20	4	0.3	0.0	1.0	1	0.01	0.01	8	9	0.1	0.4	0
		根深ねぎ	5	2	0.1	0.0	0.4	0	0.00	0.00	1	2	0.0	0.1	0
		本みりん	1.3	3	0.0	Tr	0.6	(0)	Tr	0	0	0	0	0	0
		食塩	0.3	0	0	0	0	(0)	(0)	(0)	(0)	0	Tr	0	0.3
		こいくちしょうゆ	3.8	3	0.3	0	0.3	0	0.00	0.01	0	1	0.1	(Tr)	0.6
	厚焼卵	┌調合油	0.5	4	0	0.5	0	0	0	0	(0)	Tr	0	0	0
		たまねぎ	15	5	0.2	0.0	1.3	0	0.01	0.00	1	3	0.0	0.2	0
		にわとり　ひき肉	5	9	0.9	0.6	0	2	0.00	0.01	0	0	0.0	(0)	0.0
		かつお・昆布だし	5	0	0.0	Tr	0.0	(Tr)	0.00	0.00	Tr	0	Tr	—	0.0
		三温糖	0.7	3	Tr	(0)	0.7	(0)	Tr	Tr	(0)	0	0.0	(0)	Tr
		清酒	0.3	0	0.0	Tr	0.0	0	Tr	0	0	0	0.0	0	0
		食塩	0.1	0	0	0	0	(0)	(0)	(0)	(0)	0	Tr	0	0.1
		└鶏卵　全卵	50	71	6.1	5.1	0.2	105	0.03	0.19	0	23	0.8	(0)	0.2
		トマトケチャップ	3	3	0.0	0.0	0.8	1	0.00	0.00	0	0	0.0	0.1	0.1
	千草ごま煮	ほうれんそう	25	5	0.6	0.1	0.8	88	0.03	0.05	9	12	0.5	0.7	0
		にんじん	5	2	0.0	0.0	0.4	35	0.00	0.00	0	1	0.0	0.1	0.0
		┌油揚げ	1.5	6	0.4	0.5	0.0	(0)	0.00	0.00	0	5	0.0	0.0	0
		かつお・昆布だし	2	0	0.0	Tr	0.0	(Tr)	0.00	0.00	Tr	0	Tr	—	0.0
		三温糖	0.2	1	Tr	(0)	0.2	(0)	Tr	Tr	(0)	0	0.0	(0)	Tr
		└こいくちしょうゆ	0.2	0	0	0	0	0	0.00	0.00	0	0	0.0	(Tr)	0
		かつお・昆布だし	5	0	0.0	Tr	0.0	(Tr)	0.00	0.00	Tr	0	Tr	—	0.0
		こいくちしょうゆ	0.6	0	0	0	0	0	0.00	0.00	0	0	0.0	(Tr)	0.1
		ごま　乾	1.2	7	0.2	0.6	0.2	0	0.01	0.00	Tr	14	0.1	0.1	0
	果物	甘がき	35	22	0.1	0.1	5.6	12	0.01	0.01	25	3	0.1	0.6	0
	牛乳	普通牛乳	155	95	5.1	5.9	7.4	59	0.06	0.23	2	171	0.0	(0)	0.2
		小計		417	21.1	16.4	50.5	339	0.31	0.58	47	262	2.0	3.4	2.4
間食	スイートポテト	さつまいも　皮なし	70	88	0.8	0.1	22.3	1	0.08	0.03	20	25	0.4	1.5	Tr
		三温糖	5	20	Tr	(0)	5.0	(0)	Tr	0.00	(0)	0	0.0	(0)	Tr
		普通牛乳	6	4	0.2	0.2	0.3	2	0.00	0.01	0	7	0.0	(0)	0
		有塩バター	3	21	0.0	2.4	0	16	0.00	0.00	0	0	0.0	(0)	0.1
		バニラエッセンス	少々												
	果物	りんご　皮なし	40	21	0.0	0.1	6.2	0	0.01	Tr	2	1	0.0	0.6	0
		小計		154	1.0	2.8	33.8	19	0.09	0.04	22	33	0.4	2.1	0.1
		合計		571	22.1	19.2	84.3	358	0.40	0.62	69	295	2.4	5.5	2.5

牛乳は，昼食と間食で合わせて150 mL提供，水分補給のための麦茶を随時提供．
献立表には，3〜5歳児向けに使用する食品の重量を示している．1〜2歳児の場合には，上記重量の約80％の食品を目安に使用し，運用することができる．

[作り方]
●肉野菜うどん
　①昆布とかつお節でだし汁をとっておく．
　②にんじん，キャベツは短冊切り，たまねぎは薄切り，長ねぎは小口切りにする．豚肩ロース肉は約0.5 cm
　　幅に切る．
　③鍋に①だし汁を入れ，②の具を入れ，煮る．みりん，塩，しょうゆを加え，味を調える．
　④茹めんは，子どもの食べやすい長さに合わせて切り，湯通しをする．（干めんを茹でるときには，めんを半
　　分の長さに折ってから茹でるとよい．）
　⑤茹でためんを器に盛り，③の汁を注ぎ入れる．

●厚焼卵
　①昆布とかつお節でだし汁をとっておく．たまねぎは粗みじんに切る．
　②鶏卵は，ボウルに割り入れ，泡だて器でといておく．

③鍋に油をひき，②のたまねぎ，鶏ひき肉を炒める．
④③にだし汁を入れ，調味料を加える．最後に①の鶏卵を加えて，すべての具を混ぜる．
⑤油をひいた天板に④を流し入れる．
⑥⑤をオーブンで焼く．（少量を作る場合には，フライパンで焼いてもよい．）

●スイートポテト
①さつまいもは皮をむき，輪切りにし，茹でる．火が通ってやわらかくなったら，マッシャーでつぶす．
②鍋に①のさつまいも，三温糖，バター，牛乳を入れて，火にかける．木べらでかき混ぜて練る．材料に火が入り，なめらかな状態になったら，最後に香りづけのバニラエッセンスを加える．
③②をアルミカップに入れ，オーブンで焼く．

テーマ④-2　保育園　幼児期の献立例(3〜5歳)　主食・パン

区分	料理名	食品名	重量(g)	エネルギー(kcal)	たんぱく質(g)	脂質(g)	炭水化物(g)	A(μg)	B₁(mg)	B₂(mg)	C(mg)	カルシウム(mg)	鉄(mg)	食物繊維総量(g)	食塩相当量(g)
昼食	バターロールパン	ロールパン	50	155	5.1	4.5	24.3	1	0.05	0.03	(0)	22	0.4	1.0	0.6
	豆腐入り	かつお・昆布だし	160	3	0.5	Tr	0.5	(Tr)	0.02	0.02	Tr	5	Tr	—	0.2
	野菜スープ	にんじん	5	2	0.0	0.0	0.4	35	0.00	0.00	0	1	0.0	0.1	0.0
		たまねぎ	10	3	0.1	0.0	0.8	0	0.00	0.00	1	2	0.0	0.2	0
		えのきたけ	5	2	0.1	0.0	0.4	(0)	0.01	0.01	0	Tr	0.1	0.2	0
		木綿豆腐	20	15	1.4	1.0	0.3	0	0.02	0.01	0	19	0.3	0.2	Tr
		食塩	0.4	0	0	0	0	(0)	(0)	(0)	(0)	0	Tr	(0)	0.4
		こいくちしょうゆ	0.6	0	0	0	0	0	0.00	0.00	0	0	0.0	(Tr)	0.1
		こまつな	10	1	0.2	0.0	0.2	26	0.01	0.01	4	17	0.3	0.2	0
	ミートローフ	ぶた　ひき肉	40	84	7.1	6.9	0.0	4	0.28	0.09	0	2	0.4	0.0	0.0
		たまねぎ	30	10	0.3	0.0	2.5	0	0.01	0.00	2	5	0.1	0.5	0
		パン粉　乾燥	5	18	0.7	0.3	3.2	Tr	0.01	0.00	(0)	2	0.1	0.2	0.1
		普通牛乳	5	3	0.2	0.2	0.2	2	0.00	0.01	0	6	0.0	0.0	0.0
		鶏卵　全卵	5	7	0.6	0.5	0.0	11	0.00	0.02	0	3	0.1	0.0	0.0
		食塩	0.19	0	0	0	0	(0)	(0)	(0)	(0)	0	Tr	(0)	0.2
		こしょう　白	0.01	0	0.0	0.0	0.0	(0)	0.00	0.00	(0)	0	0.0	—	0
		ナツメグ　粉	0.03	0	0.0	0.0	0.0	0	0.00	0.00	0	0	0.0	—	0
		┌トマトケチャップ	2.4	3	0.0	0.0	0.7	1	0.00	0.00	0	0	0.0	0.1	0.1
		└ウスターソース	0.8	1	0.0	0.0	0.2	0	0.00	0.00	0	0	0.0	0.0	0.1
	粉吹芋	じゃがいも	35	21	0.6	0.0	6.1	0	0.03	0.01	10	1	0.1	3.1	0
		あおのり　乾	0.05	1	0.1	0.0	0.2	9	0.00	0.00	0	4	0.1	0.2	0
	茹でブロッコリー	ブロッコリー	15	6	0.8	0.1	1.0	11	0.03	0.03	21	8	0.2	0.8	Tr
	果物	りんご　皮なし	40	21	0.0	0.1	6.2	0	0.01	Tr	2	1	0.0	0.6	0
	牛乳	普通牛乳	155	95	5.1	5.9	7.4	59	0.06	0.23	2	171	0.0	0.0	0.2
	小計			451	22.9	19.5	54.6	159	0.54	0.48	42	268	2.5	7.3	2.0
間食	焼きおにぎり	┌精白米	45	154	2.7	0.4	34.9	(0)	0.04	0.01	(0)	2	0.4	0.2	0
		清酒	0.3	0	0.0	Tr	0.0	0	Tr	0	0	0	Tr	(0)	0
		食塩	0.17	0	0	0	0	(0)	(0)	(0)	(0)	0	Tr	(0)	0.2
		└こいくちしょうゆ	1	1	0.1	0	0.1	0	0.00	0.01	0	0	0.0	(0)	0.1
		ごま　乾	1	6	0.2	0.5	0.2	0	0.01	0.00	Tr	12	0.1	0.1	0
	小計			161	3.0	0.9	35.2	0	0.05	0.01	0	14	0.5	0.3	0.3
	合計			612	25.9	20.4	89.8	159	0.59	0.49	42	282	3.0	7.6	2.3

牛乳は，昼食と間食で合わせて150 mL提供．水分補給のための麦茶を随時提供．
献立表には，3〜5歳児向けに使用する食品の重量を示している．1〜2歳児の場合には，上記重量の約80%の食品を目安に使用し，運用することができる．

[作り方]
●ミートローフ
①たまねぎは粗みじんに切り，フライパンで炒めてから，あら熱をとっておく．
②ボウルに①のたまねぎ，豚ひき肉，パン粉，牛乳，鶏卵，塩，こしょう，ナツメグを入れて，よくこねる．
③②を筒状にまとめて，クッキングシートをしいた天板にのせ，オーブンで焼く．
④鍋にトマトケチャップとウスターソースを入れて，火にかけてソースをつくる．
⑤③が焼きあがったら，1人分の大きさにカットし，器に盛りつける．④のソースをかける．

ミートローフの作り方

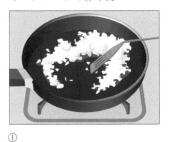 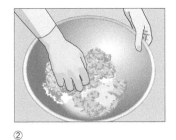 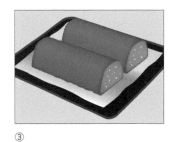

① ② ③

●焼きおにぎり
　①米をとぎ，水，調味料を入れて炊く．
　②ごまは炒っておく．
　③①のごはんが炊き上がったら，②のごまを入れて混ぜる．
　④③を握って，オーブンで焦げ目がつくまで焼く．

テーマ④-3　保育園　幼児期の献立例（3〜5歳）　主食・ごはん（鶏卵，乳，小麦粉不使用）

区分	料理名	食品名	重量(g)	エネルギー(kcal)	たんぱく質(g)	脂質(g)	炭水化物(g)	ビタミン 脂溶性 A(µg)	ビタミン 水溶性 B₁(mg)	B₂(mg)	C(mg)	カルシウム(mg)	鉄(mg)	食物繊維総量(g)	食塩相当量(g)
昼食	ひじきごはん	精白米	50	171	3.1	0.5	38.8	(0)	0.04	0.01	(0)	3	0.4	0.3	0
		かつお・昆布だし	5	0	0.0	Tr	0.0	(Tr)	0.00	0.00	Tr	0	Tr	—	0.0
		にんじん	5	2	0.0	0.0	0.4	35	0.00	0.00	0	1	0.0	0.1	0.0
		油揚げ	5	19	1.2	1.7	0.0	(0)	0.00	0.00	0	16	0.2	0.1	0.0
		ほしひじき　鉄釜　乾	1	2	0.1	0.0	0.6	4	0.00	0.00	0	10	0.6	0.5	0.0
		三温糖	0.35	1	Tr	(0)	0.3	(0)	Tr	0.01	(0)	0	0.0	(0)	Tr
		清酒	0.1	0	0.0	Tr	0.0	0	Tr	0	0	0	Tr	0	0
		食塩	0.05	0	0	0	0	(0)	(0)	(0)	(0)	0	Tr	(0)	0.0
		こいくちしょうゆ	1.1	1	0.1	0	0.1	0	0.00	0.00	0	0	0.0	(Tr)	0.2
		さやいんげん	3	1	0.1	0.0	0.2	1	0.00	0.00	0	1	0.0	0.1	0
	みそ汁	かつお・昆布だし	160	3	0.5	Tr	0.5	(Tr)	0.02	0.02	Tr	5	Tr	—	0.2
		たまねぎ	15	5	0.2	0.0	1.3	0	0.01	0.00	1	3	0.0	0.2	0
		じゃがいも	20	12	0.4	0.0	3.5	0	0.02	0.01	6	1	0.1	1.8	0
		淡色辛みそ	4.4	8	0.6	0.3	1.0	(0)	0.00	0.00	(0)	4	0.2	0.2	0.5
		湯通し塩蔵わかめ　塩抜き	3	0	0.0	0.0	0.1	1	0.00	0.00	0	2	0.0	0.1	0.0
	生鮭の照り焼き	しろさけ	40	50	8.9	1.6	0.0	4	0.06	0.08	0	6	0.2	(0)	0.1
		本みりん	1.1	3	Tr	Tr	0.5	(0)	Tr	0	0	0	0.0	—	0
		こいくちしょうゆ	1.1	1	0.1	0	0.1	0	0.00	0.00	0	0	0.0	(Tr)	0.2
	小松菜のおかか煮	こまつな	15	2	0.2	0.0	0.4	39	0.01	0.02	6	26	0.4	0.3	0
		はくさい	15	2	0.1	0.0	0.5	I	0.00	0.00	3	6	0.0	0.2	0
		にんじん	5	2	0.0	0.0	0.4	35	0.00	0.00	0	1	0.0	0.1	0.0
		かつお節	0.2	1	0.2	0.0	0.0	(Tr)	0.00	0.00	(0)	0	0.0	(0)	0.0
		かつお・昆布だし	5	0	0.0	Tr	0.0	(Tr)	0.00	0.00	Tr	0	Tr	—	0.0
		こいくちしょうゆ	0.6	0	0.0	0	0.0	0	0.00	0.00	0	0	0.0	(Tr)	0.1
	果物	バナナ	45	42	0.5	0.1	10.1	2	0.02	0.02	7	3	0.1	0.5	0
	豆乳	調製豆乳(200 mL)	210	132	6.7	7.6	10.1	(0)	0.15	0.04	Tr	65	2.5	0.6	0.2
		小計		460	23.0	11.8	68.9	122	0.33	0.21	23	153	4.7	5.1	1.6
間食	米粉の豆乳マフィン	豆乳	20	9	0.7	0.4	0.6	(0)	0.01	0.00	Tr	3	0.2	0	0
		なたね油	6.6	59	0	6.6	0	0	0	0	(0)	Tr	0	0	0
		三温糖	8	31	Tr	(0)	7.9	(0)	Tr	0.00	(0)	0	0.0	(0)	Tr
		米粉	20	71	1.2	0.1	16.4	0	0.01	0.00	(0)	1	0.1	0	0
		ベーキングパウダー	0.8	1	Tr	0.0	0.2	0	0	0.00	0	19	0.0	—	0.1
		小計		171	1.9	7.1	25.1	0	0.02	0.00	0	23	0.2	0.1	0.1
		合計		631	24.9	18.9	94.0	122	0.35	0.21	23	176	4.9	5.2	1.7

水分補給のための麦茶を随時提供．
献立表には，3〜5歳児向けに使用する食品の重量を示している．1〜2歳児の場合には，上記重量の約80％の食品を目安に使用し，運用することができる．

［作り方］
●ひじきごはん
　①昆布とかつお節で，だし汁をとっておく．米はといでおく．ひじきは水で戻しておく．
　②にんじんは短いせん切りにする．油揚げは短い短冊切りにし，熱湯をかけておく．
　③さやいんげんは斜め薄切りにし，茹でておく．
　④①で準備した米にだし汁，ひじき，②のにんじん，油揚げ，調味料を入れて炊き込む．
　⑤④が炊き上がったら，器に盛りつけ，彩りにさやいんげんを飾る．

●米粉豆乳マフィン
　①オーブンを170℃に温めておく．
　②ボウルに豆乳，油，三温糖を入れ，ハンドミキサー（あるいは泡だて器）で混ぜる．
　③②に，米粉とベーキングパウダーを入れて，さっくりと混ぜる．
　④③をアルミカップに入れて，温めておいたオーブンで焼く．

テーマ⑤-1　保育園　間食（おやつ）の献立例（3〜5歳）〜食物アレルギーに対応したもの〜

米粉の豆乳ココア蒸しパン

【鶏卵・乳・小麦　不使用】エネルギー 121 kcal, たんぱく質 2.5 g, 脂質 0.9 g

食品名	重量	作り方
米粉	20.0	①ココアとベーキングパウダーを合わせてふるう.
ココア*	1.0	②ボウルに米粉，三温糖，豆乳，①を入れ，だまが残らないように混ぜる.
ベーキングパウダー	1.0	③アルミカップに生地を流し 15 分位蒸す.
三温糖	8.0	
豆乳　無調整	30.0	＊ココアの替わりに抹茶でつくることもできる．抹茶の場合（1 人 0.3 g）

スノーボール

【鶏卵　不使用】エネルギー 190 kcal, たんぱく質 1.8 g, 脂質 11.1 g

食品名	重量	作り方
食塩不使用バター（無塩バター）	13.0	①バターは室温に戻しておく.
三温糖	4.5	②薄力粉をふるう.
薄力粉	20.0	③ボウルに①のバター，三温糖，②の薄力粉を入れ混ぜる.
粉糖	2.0	④③を丸め（1 人分 3 個），180℃のオーブンで焼く.
		⑤焼き上がったら粗熱を取り粉糖をまぶす.

汁ビーフン

【鶏卵・乳・小麦　不使用】エネルギー 141 kcal, たんぱく質 4.7 g, 脂質 2.5 g

食品名	重量	作り方
ビーフン*	30.0	①昆布，かつお節で，だし汁をとる.
水	160.0	②にんじんはせん切り，たまねぎは薄切り，ねぎは小口切りにする.
昆布	0.8	豚肩ロース肉は短冊切りにする.
かつお節	1.0	③①のだし汁に，にんじん・たまねぎ・豚肩ロース肉を入れて煮る.
にんじん	4.0	④③にねぎを加え，味付けをし，最後にごま油を入れて風味をつける.
たまねぎ	12.0	⑤ビーフンを茹で，お椀に盛り付け，汁をかける
ぶた　かた・ロース　脂身つき	8.0	
根深ねぎ	3.0	
食塩	0.3	
こいくちしょうゆ	3.2	
ごま油	0.5	＊ビーフンの替わりに，フォーを使用してもよい.

コーンごはん

【鶏卵・乳・小麦　不使用】エネルギー 145 kcal, たんぱく質 2.6 g, 脂質 0.5 g

食品名	重量	作り方
精白米	40.0	
清酒	0.2	米に調味料，コーンを入れ炊き込む.
食塩	0.2	
スイートコーン　缶詰	10.0	

豆乳寒天黒蜜きな粉かけ

【鶏卵・乳・小麦　不使用】エネルギー 88 kcal, たんぱく質 3.1 g, 脂質 1.7 g

食品名	重量	作り方
水	20.0	①水に粉寒天を入れ溶かし，さらに三温糖を加えて煮溶かす.
粉寒天	0.5	②別鍋で豆乳を温め，①と合わせる.
三温糖	8.0	③②をバットに流し，あら熱をとってから，冷蔵庫で冷やし固める.
豆乳　無調整	60.0	④鍋で水と黒砂糖を煮立て，黒蜜をつくる.
水	3.0	⑤③を切り，皿に盛る．④の黒蜜をかけ，上にきな粉をかける.
黒砂糖	6.0	
きな粉　黄大豆　全粒大豆	2.0	

献立表には，3〜5 歳児向けに使用する食品の重量を示している．1〜2 歳児には，上記重量の約 80 ％の食品を使用して，作ることができる.

テーマ⑤-2　保育園　間食（おやつ）の献立例（3～5歳）～カルシウムを多く含むもの～

梅ジャコごはん

エネルギー 167 kcal，たんぱく質 2.5 g，脂質 0.9 g，カルシウム 31 mg

食品名	重量	作り方
精白米	45.0	①梅は種をとり，細かく刻む．ごまは炒る．
しらす干し（半乾燥品，ちりめんじゃこ）	3.0	②ちりめんじゃこには，熱湯をかけておく．
梅干し	2.0	③米にちりめんじゃこ，梅を入れ炊き込む．
ごま 乾 白	1.0	④炊きあがったごはんにごまを混ぜる．おにぎりにして，焼いてもよい．

こぎつねごはん

エネルギー 166 kcal，たんぱく質 5.4 g，脂質 3.8 g，カルシウム 26 mg

食品名	重量	作り方
精白米	35.0	①昆布，かつお節で，だしをとる．
かつお・昆布だし	2.5	②にんじんは短いせん切りにする．
にんじん	4.0	③油揚げは短冊切りにし，熱湯をかけておく．
にわとり　ひき肉	9.0	④だし汁に②③と鶏ひき肉を入れ，調味料を加えて煮る．
油揚げ	7.0	⑤米に④を入れて，炊き込む．
三温糖	0.2	
本みりん	1.0	
食塩	0.2	
こいくちしょうゆ	1.0	

牛乳寒天いちごソースかけ

エネルギー 76 kcal，たんぱく質 1.8 g，脂質 1.9 g，カルシウム 58 mg

食品名	重量	作り方
┌ 水	30.0	①水に寒天を入れて溶かし，さらに三温糖を加えて煮溶かす．
│ 粉寒天	0.5	②①に牛乳とバニラエッセンスを加えて，よく混ぜながら加熱し，型に流し入れる．
└ 三温糖	8.0	③あら熱をとり，冷蔵庫で冷やし固める．
普通牛乳	50.0	④いちごをミキサーにかける．
バニラエッセンス	0.0	⑤④のいちごと三温糖を鍋に入れて加熱する．三温糖が溶けたら，火を止める．
┌ いちご	10.0	⑥⑤のあら熱をとり，冷蔵庫で冷やす．
└ 三温糖	2.5	⑦③の固まった牛乳寒天を型から取り出し，⑥のいちごソースをかける．

チーズクッキー

エネルギー 185 kcal，たんぱく質 3.3 g，脂質 9.5 g，カルシウム 37 mg

食品名	重量	作り方
有塩バター	10.0	①粉類はあわせてふるう．
三温糖	5.0	②ボウルにバターを入れ，クリーム状になるまで練る．三温糖を2～3回に分けて加え，よく混ぜる．
鶏卵 全卵	5.0	
ナチュラルチーズ　パルメザン	2.0	③②に卵を数回に分けて入れ混ぜ，パルメザンチーズを加える．
薄力粉	20.0	④③に①を加え，だまが残らないように，さっくり混ぜる．
ベーキングパウダー	0.1	⑤天板に油をひき，④の生地をスプーンで落としていく．（1人あたり2個のめやす）
調合油（天板にひく）	1.0	⑥ 180℃で15～20分焼く．

献立表には，3～5歳児向けに使用する食品の重量を示している．1～2歳児には，上記重量の約80％の食品を使用して，作ることができる．

鶏ごぼうごはん

エネルギー 145 kcal，たんぱく質 3.7 g，脂質 1.4 g

食品名	重量	作り方
精白米	35.0	①昆布，かつお節で，だしをとる．米はといでおく．
かつお・昆布だし	3.0	②にんじんは短いせん切りにする．ごぼうは半月切りにし，水にさらす．
にんじん	5.0	③みつばは，約 1 cm に切り，下茹でをしておく．
若どり　もも　皮付き	8.0	④①のだし汁と調味料で，②の具を煮る．
ごぼう	10.0	⑤①でといた米に具を入れ，水加減を調整し，炊き込む．
三温糖	0.3	⑥炊き上がったら，③のみつばをちらす．
清酒	0.4	
食塩	0.1	
こいくちしょうゆ	1.6	＊ごぼうは短いせん切りにしても食感がよく，かむ練習になる．
みつば	2.0	

シナモンバターラスク

エネルギー 92 kcal，たんぱく質 2.3 g，脂質 3.5 g

食品名	重量	作り方
食パン	25.0	①パンは，スティック状に切っておく＊．
┌有塩バター	3.0	②バターにグラニュー糖，シナモンを混ぜておく．
│グラニュー糖	2.0	③①のパンに②を塗る．
└シナモン	少々	④オーブンを低温に設定し，カリカリに焼く．
		＊パンの切り方は，正方形，三角形などでアレンジしてもよい．

カミカミさつまバー

エネルギー 134 kcal，たんぱく質 1.2 g，脂質 5.2 g

食品名	重量	作り方
さつまいも　皮つき	40.0	①さつまいもは皮ごと茹でるか蒸して，マッシャーでつぶす．
調合油	4.8	②①に油・三温糖を混ぜる．
三温糖	1.2	③薄力粉とベーキングパウダーをふるい②に混ぜてまとめる．
┌薄力粉	10.0	④③を 5 mm の厚さにのばし，1 cm 幅に切る．
└ベーキングパウダー	0.2	⑤180 度のオーブンで 20〜30 分焼く．
食塩	0.1	⑥あら熱が取れたら塩をふる．（焼く前にふってもよい．）

スイートポテトフライ

エネルギー 124 kcal，たんぱく質 0.6 g，脂質 4.4 g

食品名	重量	作り方
さつまいも　皮つき	70.0	①さつまいもは皮つきのままスティック状に切り，水にさらす．
調合油	4.0	②水を切り，油で揚げる．
食塩	0.1	③油を切って塩をふる．

大豆といりこの揚げ煮

エネルギー 134 kcal，たんぱく質 0.6 g，脂質 4.4 g

食品名	重量	作り方
┌だいず　水煮缶詰	25.0	①炒り煮干しを炒る．
└片栗粉	3.8	②水切りした大豆に片栗粉をまぶし，揚げる．
いり煮干し	5.0	③調味料を煮立たせ，①と②を煮る．
揚げ油	6.3	
┌水	1.9	
│三温糖	2.2	
│本みりん	3.1	
└こいくちしょうゆ	0.6	

献立表には，3〜5 歳児向けに使用する食品の重量を示している．1〜2 歳児には，上記重量の約 80％の食品を使用して，作ることができる．

第5章

学童期の栄養管理

5.1　学童期の特性

　学童期とは小学校に在学する満6〜11歳までの期間をいう．低学年と高学年ではその特性はかなり異なる．身体発育は，低学年では幼児期に比べてやや緩慢になるが，高学年では発育は再び急増し，個人差がみられるようになり，一時的に女子の体位が男子をしのぎ，第二次性徴の発現により，男女差が顕著になる．疾病による死亡率は生涯で最も低く，安定した時期といえる．精神的発達も著しく，高度な知的活動ができるようになる．

A. 社会的特性

　行動範囲が次第に家庭内から外へと広がり，学校教育・地域社会を含む周囲の環境により自己形成が成され，社会的規範を身に付けていく．学年が進むにつれ，遊びから学習中心の生活形態になる．

B. 精神的特性

　身体の発達に伴い思考能力も高まり，自我の確立，精神的な自立へと向かい，母親依存から自立へと移り，友だちと過ごす時間，集団生活を送る時間も長くなる．

C. 生理的特性

　低学年では男女ともに1年間で身長4〜6cm，体重2〜3kgでほぼ同じ増加量を示すが，高学年では，女子の増加量が身長6〜7cm，体重4〜5kgとなり，体格では男子を上回る．女子は男子より2歳早く，10歳頃から内分泌機能の発達が旺盛になり思春期に入る．女子は皮下脂肪が蓄積し，男子は骨格・筋肉が発達してくる．発育状態を評価するにはパーセンタイル身長体重成長曲線，肥満度，BMIパーセンタイル曲線を用いる．

　学童期は，乳歯から永久歯へと生え変わる時期で，う歯予防の配慮が必要になる．正しい歯磨き習慣の指導，食事をよくかんで食べ唾液の分泌を促し，その作用によりう歯になりにくい口腔環境を作ること，また，丈夫な歯質を作るためにはバランスのとれた栄養摂取への教育も大切である．

　スキャモンの発育曲線(p.49，図3.1参照)ではリンパ系器官が10歳頃成人の2倍になり，感染症に対する抵抗力が増す．

D. 食行動

　学童期の食行動は，幼児期と同様に家庭の食行動がさまざまな要因を決定している．近年，社会環境の変化に伴い，子どもたちの生活環境は大きく変化してきている．習い事，塾通い，受験勉強，外遊びの減少，SNSや電子機器ゲームの普及，母親の就業率の増加などから，生活習慣が大人同様に夜型に

なり，生活リズムの乱れが問題となっている．2005（平成17）年の食育基本法の制定や栄養教諭制度の発足により，2006（平成18）年には「子どもの生活リズム向上プロジェクト」を立ち上げ，生活リズムを決める3食の食事時間，起床時間，就寝時間を整える子どもの生活習慣を見直す動きが，活発に行われるようになり，"早寝，早起き，朝ごはん" のスローガンのもと，学童期の朝食欠食は減少してきている．しかし，子どもの環境を見直す動きがある一方で，家庭によっては十分な食環境を整えられないケースもあり，格差が生じてきている．朝食の欠食が減少しても，その内容に及ぶと問題は多く，欠食のほか偏食，過食，肥満，食欲不振，間食，夜食など，生活リズムを整えながら，良い食習慣を身につけていかなければならない．また，食事形態として，こ食（孤食・個食・子食等）化傾向がみられると，身体的にも精神的にもストレスを受けることになる．第3次食育推進計画の目標である "朝食または，夕食を家族と一緒に食べる「共食」の回数の増加" は，第4次食育推進計画にも引き継がれるものである．学童期は，家族揃って食事ができる環境を整え，食卓でのコミュニケーションを大切にすることが必要である．

　このような環境の中，学校給食が3食のうちの1食を担うことになり，共食の中で良い食習慣を身につける機会にも恵まれる．学校給食が栄養素摂取のアンバランスを補ってくれることもあるが，反面，学校給食が実施されない日の栄養素の偏りが問題となっている．

　食事に対する価値観や食習慣が確立する時期でもあるので，食育は，家庭，学校教育その両面から重要となる．野菜嫌いやよくかまない習慣からくる "軟らかいもの嗜好" などの偏食，コンビニエンスストアやファストフード店・自動販売機の利用など，考えて食べる力を身につけて，自己管理能力のある子どもを育成するためにも食育は大切になる（p.120 参照）．

E. 栄養トラブル

ⓐ 肥満

　この時期の肥満は単純性肥満が多いが，放置すると合併症を起こしやすい．この時期に続く思春期の第二発育急進期にさらに助長され，成人肥満にも移行しやすいので，生活習慣病予防の観点からも段階的に成長・発達を見守りながら適切な対応が必要となる．また，学業に支障をきたしたり，日常生活において劣等感を持つようになったりするため，児童を取り巻く，家庭と学校双方の長期にわたる協力が求められる．

（1）定義　　摂取エネルギーが消費エネルギーを上回ることにより，体内脂肪が蓄積してきた状態．成長期の場合，脂肪細胞の増加と肥大が問題になる．

（2）誘因

① 体質（遺伝），家族性（母親の影響）

② 食欲中枢異常（インスリン分泌異常など）

③ 心理（欲求不満，情緒障害，愛情不足）

④ 食行動（過食，早食い，欠食，偏食，夜食，間食，軟食嗜好）

⑤ 食環境（コンビニエンスストア，ファストフード店，自動販売機，フードデリバリーサービス，生活・食事時間の不規則）

⑥ 運動不足，基礎代謝量の低下

⑦ 心身のストレス（受験，体型，人間関係）

⑧ ダイエットのトラブルによるリバウンド

表●5.1　身長別標準体重を求める係数

年齢(歳)	係数	男子		女子	
		a	b	a	b
5		0.386	23.699	0.377	22.750
6		0.461	32.382	0.458	32.079
7		0.513	38.878	0.508	38.367
8		0.592	48.804	0.561	45.006
9		0.687	61.390	0.652	56.992
10		0.752	70.461	0.730	68.091
11		0.782	75.106	0.803	78.846
12		0.783	75.642	0.796	76.934
13		0.815	81.348	0.655	54.234
14		0.832	83.695	0.594	43.264
15		0.766	70.989	0.560	37.002
16		0.656	51.822	0.578	39.057
17		0.672	53.642	0.598	42.339

［資料：財団法人日本学校保健会，児童生徒の健康診断マニュアル(平成 27 年度改訂版)］

(3)判定　　学校保健統計調査では，性別，年齢別，身長別標準体重から肥満度を算出し，肥満度が20％以上の者を肥満傾向児，－20％以下の者を痩身傾向児としている．また，肥満度 20％以上 30％未満を軽度，30％以上 50％未満を中等度，50％以上を高度の肥満傾向児としている．肥満度の求め方は以下のとおりである．

肥満度［過体重度］（％）＝（［実測体重(kg)－身長別標準体重(kg)*］／身長別標準体重(kg)）×100

＊身長別標準体重(kg)＝a×実測身長(cm)－b　　（係数 a, b は表 5.1 参照）

2019 年度(令和元年度)の調査では肥満傾向児の出現率は，11 歳でみると男子 11.1％，女子 8.8％であり，この 10 年間では，おおむね横ばいもしくは増加傾向にある(図 5.1)．

学童期の場合，肥満度のほか，観察による見た目や行動状況も参考とする．

(4)肥満度による分類および生活指導　　児童自身の治療意欲をかきたて家族の協力体制を得るためにも，開始前の十分な話し合いが必要になる．肥満の程度にかかわらず，運動療法と食事療法を併用することで効果を発揮する．

①軽度肥満(肥満度 20％以上 30％未満)：衣服を着た状態では，肥満は目立たない．裸になると太いという印象を与える．

・生活の中に運動を取り入れる．（活動的な日常生活）

・エネルギー制限より栄養バランスを重視し，おやつを含めた食事全般にわたり一般的な指導を行う．

・3 群(低学年)，6 群(高学年)など食品群により，食べてよいものと避けなくてはいけないものについて理解させる．

・集団指導の中で経過を観察する．

②中等度肥満(肥満度 30％以上 50％未満)・重度肥満(肥満度 50％以上)：中等度肥満はあきらかに太いが，運動に差し支えるというほどではない．重度肥満は一見しただけで太りすぎとわかる．動作に

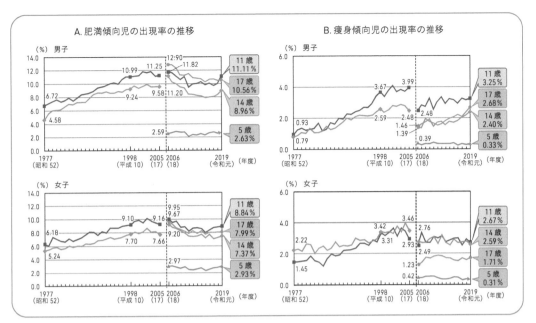

図●5.1 肥満傾向児と痩身傾向児の出現率の推移

(注1) 2006(平成18)年度から肥満・痩身傾向児の算出方法を変更しているため，2005(平成17)年度までの数値と単純な比較はできない.

(注2) 5歳および17歳は，2006(平成18)年度から調査を実施している.

[資料：学校保健統計調査]

困難な印象を与える.

・生活の中に運動を取り入れる.

・摂取エネルギー制限を含めた食事療法を行う．エネルギーは15～20％をカット，学童なら年齢・性別にかかわりなく，1日1600～1700 kcal程度．栄養素の割合は，炭水化物50％，たんぱく質20％，脂質30％を目標とする.

・「糖尿病食事療法のための食品交換表」(日本糖尿病学会)を利用するとよい.

・食事制限をする場合，満腹感を与えるための料理の食べさせる順番など，食べさせ方にも工夫が必要になる.

・個別指導により対応する.

③肥満度にかかわりなく，原則的な指導方針として，以下のことがあげられる.

・成長・発達をさまたげない.

・学校生活に大きな障害にならないようにする.

・肥満度の軽減に重点をおく(減量ではなく，現状維持の中，身長が伸びることを待つ).

・家庭の協力を重視する(家族の協力体制を引き出す工夫が必要).

・指導内容がわかりやすい(児童が理解し，自ら取り組める).

b やせ志向

　2019年度(令和元年度)の学校保健統計調査では，痩身傾向児の出現率は11歳男子で3.3％，女子で2.7％であり，肥満と同様にこの10年間ではおおむね横ばいもしくは増加傾向にある(図5.1)．やせ志向が低年齢化してきており，以前は思春期にみられた現象が，高学年女子に多くみられ，やせ志向のために減量，減食，欠食をし，貧血，無月経，拒食傾向から，神経性食欲不振症に至る場合もある．やせ

志向については，「第6章 思春期」でも取り上げるが，学校教育の中の保健教育や食教育を通じて，学童期から正しいボディイメージと健康の重要性を学ばせることが必要である．また，家庭との連携も大切である．

ⓒ 食物アレルギー

食物アレルギーについては「第3章 乳児期」および「第4章 幼児期」でも述べられているが，学童期は学校給食での対応が必要になる．対応の基本は原因となるアレルゲンを除去することにあるが，十分な対応ができない場合，弁当ということも考えられる．しかしながら，児童が級友と同じ給食が食べたいという気持ちも理解して対応することが望まれる．最近ではセンター給食でも複数のアレルゲンに対応する取り組みがされているので，医師の指導のもと学級担任，保護者(家庭)，栄養教諭，養護教諭が連絡を密にして，取り組むことが必要である．献立名だけでなく，給食材料として使用されているすべての食材を知らせることは必要な情報であり，給食の選択，弁当作りに活かされることになる．

アレルギーは食物だけが原因で起こっているとは限らないこと，また，児童の成長とともに良好な状態に移行してくることもあるので，経年的に経過観察や確認をする必要がある．必要以上の除去により，成長が阻害されることがないようにする．

5.2 学童期の栄養

A. 栄養法

ⓐ 学校給食と家庭食

学校給食では，文部科学省の学校給食摂取基準(表5.3参照)によってその摂取基準が示されている．学校給食摂取基準では，「食事摂取基準を用いた食生活改善に資するエビデンスの構築に関する研究」(以下「食事状況調査」という．)から，児童生徒の食事状況の現状と課題として，食事摂取基準の目標量(DG)または推定平均必要量(EAR)との比較では不適合率が高い，食塩・脂質および食物繊維，ビタミン・ミネラルのカルシウム・鉄について検討されている．また，「学校給食がある日」と「学校給食がない日」とでは，「学校給食がある日」の方が女子の食塩を除き，不適合率が低くなっている傾向がみられる．栄養素摂取の適切性と食品摂取量の関連の検討から，野菜類，豆類，果実類，きのこ類および藻類について，できる限り多くの摂取を心がけることが必要である．

学校給食と家庭食との調整を円滑に図るためには，保護者が子どもの食生活について，学校給食や間食についても関心を持ち，その内容を把握していなくてはならない．その上で家庭食を決めることが必要であり，学校給食だよりや学校のホームページを有効に活用してもらうための工夫が必要になる．

ⓑ 間食・夜食・外食

(1)間食 学童期の間食は，幼児期の間食と同様に3食で必要量が十分補えないための補食の意味から重要である．そのため，甘い菓子類やジュース類，スナック菓子などに偏らないように内容と時間と量に配慮が必要になる．基本は夕食に影響しないことで，保護者と子どもの間で間食に関して約束事を決めることが必要になる．母親の就業率の高くなる高学年は，自ら買って食べることもできるようになるので，このルール作りは低学年から習慣化しておくことが大切になる．また，高学年は，塾通いなどで夕食時間が遅くなる場合，つなぎ食として"小さな食事"として位置付け，栄養素の偏りがないように配慮する．

(2)夜食　就寝時間の早い学童期は，夜食は避けた方がよい．夜食は朝食の欠食に大きく影響するためである．しかし，高学年において，受験勉強などのために必要とする場合は，消化吸収の良い食物を選び，気分転換に食べる程度にとどめる．

(3)外食　家族とともに外食をする場合，食べたいものを自由に選択するという楽しみばかりではなく，選び方，組み合わせ方について身に付くような機会を与えることは必要である．また，高学年では，子どもだけでファストフード店を利用することもあるので，コンビニエンスストアの中食の利用も含めて，保護者がよく把握していることが大切になる．

5.3　学童期の食事摂取基準（2020年版）

A. 食事摂取基準（表5.2）

(1)推定エネルギー必要量　学童期の推定エネルギー必要量は幼児期と同様に，身体活動に必要なエネルギーに加えて，組織合成に要するエネルギーと組織増加分のエネルギー（エネルギー蓄積量）を余分に摂取する必要がある．表5.2に示したが，身体活動レベルは3つの区分とした．各区分の身体活動レベルの値は，各年齢階級の「ふつう」から，それぞれ0.20だけ増加または減少させた値とした．

(2)たんぱく質　たんぱく質の推奨量は，幼児期と同様に，たんぱく質維持必要量と成長に伴い蓄積されるたんぱく質蓄積量から要因加算法によって算出された．それぞれ利用効率（6〜9歳70%，10〜

表●5.2　食事摂取基準　学童期（身体活動レベルⅡ：6〜7歳は1.55，8〜9歳は1.60，10〜11歳は1.65）

年齢			6〜7歳		8〜9歳		10〜11歳	
性別			男	女	男	女	男	女
参照身長(cm)			119.5	118.3	130.4	130.4	142.0	144.0
参照体重(kg)			22.2	21.9	28.0	27.4	35.6	36.3
エネルギー(kcal/日)	推定エネルギー必要量	Ⅰ	1350	1250	1600	1500	1950	1850
		Ⅱ	1550	1450	1850	1700	2250	2100
		Ⅲ	1750	1650	2100	1900	2500	2350
たんぱく質	推奨量(g/日)		30	30	40	40	45	50
	目標量(%E)		13〜20[*1]					
脂肪エネルギー比率(%E)	目標量		20〜30[*1]					
ビタミンB₁(mg/日)	推奨量		0.8	0.8	1.0	0.9	1.2	1.1
ビタミンB₂(mg/日)	推奨量		0.9	0.9	1.1	1.1	1.4	1.3
ビタミンC(mg/日)	推奨量		60	60	70	70	85	85
ビタミンA(μgRAE/日)	推奨量[*2]		400	400	500	500	600	600
カルシウム(mg/日)	推奨量		600	550	650	750	700	750
鉄(mg/日)	推奨量		5.5	5.5	7.0	7.5	8.5	8.5（月経無）　12.0（月経有）
	耐容上限量		30	30	35	35	35	35

＊1　範囲に関しては，おおむねの値を示したものであり，弾力的に運用すること．
＊2　プロビタミンAカロテノイドを含む．

11歳75％）・蓄積効率（40％）を考慮した推定平均必要量算定の参照値（g/kg体重/日）に参照体重を乗じて求められた推定平均必要量（g/日）に，推奨量算定係数（1.25）を乗じて算出する（算出方法は幼児期参照）．蓄積量は6～7歳児［男：0.051（g/kg/日），女：0.045（g/kg/日）］，8～9歳児［男女：0.046（g/kg/日）］，10～11歳児［男：0.050（g/kg/日），女：0.057（g/kg/日）］である．また，2020年版から，生活習慣病の発症予防および重症化予防の観点から，目標量として13～20％エネルギーが示されている．参照体重は表5.2参照．

（3）脂質　　脂質のエネルギー比率は，生活習慣病予防を考慮し，目標量の下限が必須脂肪酸の目安量を下回らない20％エネルギー，上限は，飽和脂肪酸の上限7％エネルギーを超えないと期待される30％エネルギーとされた．

（4）ビタミン

①ビタミンA：ビタミンAの推奨量は幼児期と同様に，18～29歳の成人の推定平均必要量をもとに成長因子を考慮し，体重比の0.75乗（体表面積比）を用いる式によって外挿法を用いて求められている．耐容上限量も成人の耐容上限量を体重比から外挿して設定された．

②その他のビタミンは付表参照．

（5）ミネラル

①カルシウム：成人同様に推定平均必要量を算出し，必要量の個人間変動に関する係数を10％と見込んで，推定平均必要量の1.2倍を推奨量とした．17歳以下の耐容上限量は，十分な報告がないため定められていないが，これは多量摂取を勧めるものでも，多量摂取の安全性を保障するものでもない．

②鉄：学童期後半には身長，体重の急激な増加に対応する鉄需要の増大が起こり，これに加えて女子ではこの時期から月経による鉄の損失が始まり，思春期にかけて貧血が加齢とともに増加する傾向が認められている．10～11歳児においては，月経が始まった女子は「月経有」として，鉄の損失を考慮した量が示され，月経がまだ始まらない女子「月経無」と分けて示されている．

5.4　学校給食

A. 学校給食の意義

　学校給食法では，「学校給食が児童および生徒の心身の健全な発達に資するものであり，かつ，児童および生徒の食に関する正しい理解と適切な判断力を養う上で重要な役割を果たすものであることにかんがみ，学校給食および学校給食を活用した食に関する指導の実施に関し必要な事項を定め，もって学校給食の普及充実および学校における食育の推進を図ることを目的とする」として，食育の重要性をあげている．学校給食を活用した食に関する指導の充実や栄養教諭による学校給食を「生きた教材」として活用した食に関する指導の推進，学校給食実施基準や学校給食衛生基準も規定されている．

　学校給食法第2条に，教育の目的を実現するために次の7つの目標が掲げられている．

1. 適切な栄養の摂取による健康の保持増進を図ること．
2. 日常生活における食事について正しい理解を深め，健全な食生活を営むことができる判断力を培い，および望ましい食習慣を養うこと．
3. 学校生活を豊かにし，明るい社交性および協同の精神を養うこと．

4. 食生活が自然の恩恵の上に成り立つものであることについての理解を深め，生命および自然を尊重する精神ならびに環境の保全に寄与する態度を養うこと．

5. 食生活が食にかかわる人々のさまざまな活動に支えられていることについての理解を深め，勤労を重んずる態度を養うこと．

6. わが国や各地域の優れた伝統的な食文化についての理解を深めること．

7. 食料の生産，流通および消費について，正しい理解に導くこと．

以上の項目から，学校給食は「人間性豊かな児童・生徒の育成」「家庭との連携」「地域との連携」が求められていることがわかる．行事食・郷土食を通じて食文化を伝承し，家庭食に与える影響は大きいが，前項でも示したように学校給食にたよる家庭のあり方などは学童期の問題点でもある．

B. 学校給食の食事内容

ⓐ 学校給食摂取基準

学校給食摂取基準は厚生労働省の食事摂取基準(2015年版)を参考とし，その考え方を踏まえるとともに，「食事状況調査」(p.106参照)の調査結果を勘案し，児童生徒等の健康の増進および食育の推進を図るために望ましい栄養量を算出したものである(表5.3)．現況の学校給食の栄養摂取状況を踏まえ，基準値を示すとともに，亜鉛について基準値に準じて配慮すべき参考値を示すこととしている．その他の栄養素については，児童生徒の実態などに応じて確認するなどの配慮が必要とした．

エネルギーについては，学校保健統計調査から児童生徒等の標準体重を求め，食生活等実態調査結果

表●5.3 児童または生徒1人1回あたりの学校給食摂取基準

区分		基準値			
		児童(6歳〜7歳)の場合	児童(8歳〜9歳)の場合	児童(10歳〜11歳)の場合	児童(12歳〜14歳)の場合
エネルギー	(kcal)	530	650	780	830
たんぱく質	(%)	学校給食による摂取エネルギー全体の13%〜20%			
脂質	(%)	学校給食による摂取エネルギー全体の20%〜30%			
ナトリウム(食塩相当量)	(g)	1.5 未満	2 未満	2 未満	2.5 未満
カルシウム	(mg)	290	350	360	450
マグネシウム	(mg)	40	50	70	120
鉄	(mg)	2.5	3	3.5	4.5
ビタミンA	(μgRAE)	160	200	240	300
ビタミンB$_1$	(mg)	0.3	0.4	0.5	0.5
ビタミンB$_2$	(mg)	0.4	0.4	0.5	0.6
ビタミンC	(mg)	20	25	30	35
食物繊維	(g)	4 以上	4.5 以上	5 以上	7 以上

注1：表に挙げるもののほか，次に挙げるものについても示した摂取について配慮すること．
　　　亜鉛……児童(6歳〜7歳)2 mg，児童(8歳〜9歳)2 mg，児童(10歳〜11歳)2 mg，生徒(12歳〜14歳)3 mg
　2：この摂取基準は，全国的な平均値を示したものであるから，適用にあたっては，個々の健康および生活活動などの実態ならびに地域の実情などに十分配慮し弾力的に運用すること．
　3：献立の作成にあたっては，多様な食品を適切に組み合わせるよう配慮すること．
［資料：文部科学省「学校給食実施基準」(令和3年2月12日改正，令和3年4月1日施行)］

を参考として，身体活動レベルⅡ（ふつう）を用いて算出した1日の必要量の3分の1(33%)とした．なお，必要なエネルギーには個人差があることから，成長曲線に照らして成長の程度を考慮するなど，個々に応じて弾力的に運用することが求められる．たんぱく質は，食事摂取基準の目標量を用いることとし，学校給食による摂取エネルギー全体の13～20%エネルギーを基準値とした．脂質の基準値も同様に摂取エネルギー全体の20～30%とした．ナトリウム（食塩相当量）は目標量の3分の1(33%)未満を基準値とした．カルシウムについては，献立作成の実情に鑑み，食事摂取基準の推奨量の50%を基準値とした．鉄については，食事摂取基準の推奨量の40%とした．マグネシウムは小学生は食事摂取基準の推奨量の3分の1程度，中学生以上は40%とした．亜鉛は，食事摂取基準の推奨量の3分の1を配慮すべき値とした．ビタミンについては，ビタミンA，ビタミンB₁とビタミンB₂は食事摂取量基準推奨量の40%とした．ビタミンCは，3分の1(33%)を基準値とした．食物繊維は，食事摂取基準の目標量の40%以上を基準値とした．

ⓑ 食品構成

食品構成において，各地域の実情や家庭における食生活の実態把握のうえ，日本型食生活の実践，わが国の伝統的な食文化の継承に配慮するようになっている．食事状況調査から，カルシウムの摂取不足に対応するため，学校給食で積極的に牛乳，調理用牛乳，乳製品，小魚等について使用に配慮することが求められている．

ⓒ 食事内容の充実等について

学校給食の食事内容については，学校における食育の推進を図る観点から，学級担任，栄養教諭とが連携しつつ，給食時間はもとより，各教科等において，学校給食を活用した食に関する指導を効果的に行えるよう配慮する．

①献立に使用する食品や献立のねらいを明確にした献立計画を示すこと．

②各教科等の食に関する指導と意図的に関連させた献立作成とすること．

③地場産物や郷土に伝わる料理を積極的に取り入れ，児童生徒が郷土に関心を寄せる心を育むとともに，地域の食文化の継承につながるよう配慮すること．

④児童生徒が学校給食を通して，日常または将来の食事作りにつなげることができるよう，献立名や食品名が明確な献立作成に努めること．

⑤食物アレルギー等のある児童生徒に対しては，校内において校長，学級担任，栄養教諭，学校栄養職員，養護教諭，学校医等による指導体制を整備し，保護者や主治医との連携を図りつつ，可能な限り，個々の児童生徒の状況に応じた対応に努めること．なお，実施にあたっては公益財団法人日本学校保健会で取りまとめられた「学校生活管理指導表（アレルギー疾患用）」および「学校のアレルギー疾患に対する取り組みガイドライン」ならびに文部科学省が作成した「学校給食における食物アレルギー対応指針」を参考とすること．

C. 学校給食の献立作成上の留意点

献立作成にあたっては，学校給食摂取基準に沿って，安全でおいしい食事であるとともに，常に食品の組み合わせや調理方法等の改善を図り，児童生徒の嗜好の偏りをなくすよう配慮すること．献立作成上の具体的な留意点をあげる．

①多様な食品を組み合わせ，栄養的にバランスのとれた食事とする．

②献立の基本型（主食，主菜，副菜）がわかる献立であること．家庭における日常の食生活の指標になる

ように配慮すること.

③郷土食，地場産物の導入について十分に工夫し，魅力あるものとなるよう絶えず改善に努める.

④児童・生徒の嗜好の偏りをなくし，調理にあたっては，衛生・安全に十分配慮すること.

残食調査・嗜好調査等により，児童の嗜好を知り，嗜好にあった献立を作成しなくてはいけないが，偏った嗜好に走らないように配慮する．旬の材料を使い，季節感を出す．同じ調理法が続かないように，また，彩り，味の組み合わせ，味付けにも配慮する.

⑤配食を考慮する.

低学年が配食しやすい献立であること．決められた時間内に，崩れたりせず盛り付けられる．食器の種類も考慮する.

⑥衛生的で安全な食品の選択

食材は良質な素材を利用し，過度に加工したものは避ける．不必要な食品添加物などが使用されていると思われる食品は使用しない．食品衛生法第 11 条第 1 項に基づく食品中の放射性物質の規格基準に適合していること.

⑦施設・設備，調理員等の能力に余裕を持ったものであること.

調理時間，調理員数，調理機器および調理員の調理技術の習得度などを十分に把握することが大切である.

⑧給食費予算を考慮する.

出盛り食品の使用など，計画性をもって献立作成を行う．週間・月間の食費の合計が予算内であればよい.

テーマ①　8〜9歳男子の栄養アセスメントと食事計画（学校給食のある日）

氏名	年齢：9歳	性別：男	家族構成：父・母・妹7歳
身体状況	身長：134 cm（おおよそ60パーセンタイル）　　体重：31.0 kg（おおよそ60パーセンタイル） BMI：17.2（おおよそ65パーセンタイル）　　標準体重 30.7 kg　肥満度1% 身体徴候（特になし）　既往歴：特になし		
生活状況	学校生活・家庭生活ともに活発に過ごしている．	身体活動レベル：ふつうⅡ	
食生活状況	偏食はなく，何でも食べるが，肉と魚では肉が好き．和食より洋食が好きなところがある．		
栄養アセスメント と短期計画	体格など身体状況に問題はない． バランスよく和食も好んで食べられるようになる．		

【食事計画】
目標：学校給食の摂取量に頼ることなく，朝・夕でも緑黄色野菜と大豆製品等で積極的にカルシウムなど，必要な栄養量を確保する．

1.　エネルギー・栄養素摂取基準

栄養素	エネルギー （kcal）	たんぱく質 （g） ［推奨量は40］	脂質 （g）	炭水 化物 （g）	ビタミン					カルシウム （mg）	鉄 （mg）	食物 繊維 総量 （g）	食塩 相当量 （g）
					脂溶性	水溶性							
					A （μgRAE）	B₁ （mg）	B₂ （mg）	C （mg）					
基準	1850	60.1〜 92.5	41.1〜 61.7	231〜 301	500	1.0	1.1	70		650	7.0	11以上	5.0未満

栄養素	エネルギー産生栄養素バランス（%エネルギー）（目標量）				n−6系 脂肪酸 （g）	n−3系 脂肪酸 （g）	穀類 エネルギー比 率（%エネルギー）	動物性 たんぱく質比 （%）
	たんぱく質	脂質		炭水化物				
			飽和脂肪酸					
基準	13〜20	20〜30	10以下	50〜65	8 （目安量）	1.5 （目安量）	50〜60	40〜50

2.　食品の組み合わせ

食品群	1群	2群	3群	4群	5群	6群	合計
6つの 基礎食品	魚・肉・卵・大豆・ 大豆製品	牛乳・乳製品 小魚・海藻類	緑黄色野菜	淡色野菜・ 果物	穀類・いも類・ 砂糖	油脂類・脂肪の 多い食品	
基準量（点数）	4	2.5	2		13	2	23.5

3.　モデル献立（予定献立）

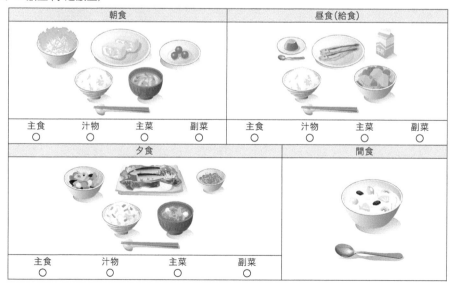

区分	料理名	食品名	重量(g)	エネルギー(kcal)	たんぱく質(g)	脂質(g)	炭水化物(g)	A(μg)	B₁(mg)	B₂(mg)	C(mg)	カルシウム(mg)	鉄(mg)	食物繊維総量(g)	食塩相当量(g)
朝食	ご飯	精白米	70	239	4.3	0.6	54.3	(0)	0.06	0.01	(0)	4	0.6	0.4	0
	生揚げと小松菜のみそ汁	生揚げ	10	14	1.1	1.1	0.1	(0)	0.01	0.00	Tr	24	0.3	0.1	0
		こまつな	30	4	0.5	0.1	0.7	78	0.03	0.04	12	51	0.8	0.6	0
		淡色辛みそ	8	15	1.0	0.5	1.8	(0)	0.00	0.01	(0)	8	0.3	0.4	1.0
		煮干しだし	140	1	0.1	0.1	Tr	—	0.01	Tr	0	4	Tr	(0)	0.1
	海老と枝豆の千草焼き	鶏卵 全卵	50	71	6.1	5.1	0.2	105	0.03	0.19	0	23	0.8	0	0.2
		かつお・昆布だし	15	0	0.0	Tr	0.0	(Tr)	0.00	0.00	Tr	0	Tr	—	0.0
		バナメイえび	10	8	2.0	0.1	0.1	0	0.00	0.00	0	7	0.1	0	0.0
		えだまめ 冷凍	7	6	0.4	0.0	1.2	3	0.02	0.01	1	2	0.1	0.7	Tr
		たけのこ ゆで	5	2	0.2	0.0	0.3	0	0.00	0.00	0	1	0.0	0.2	0
		生しいたけ	5	1	0.2	0.0	0.3	0	0.01	0.01	0	0	0.0	0.2	0
		葉ねぎ	3	1	0.1	0.0	0.2	4	0.00	0.00	1	2	0.0	0.1	0
		うすくちしょうゆ	1	1	0.1	0.0	0.1	0	0.00	0.00	0	0	0.0	(Tr)	0.2
		本みりん	1	2	0.0	Tr	0.4	(0)	Tr	0	0	0	0.0	—	0
		食塩	0.2	0	0	0	0	(0)	(0)	(0)	(0)	0	Tr	(0)	0.2
		調合油	2	18	0	2.0	0	0	0	0	(0)	Tr	0	0	0
	ごぼうのサラダ	ごぼう	50	29	0.9	0.1	7.7	Tr	0.02	0.02	2	23	0.4	2.9	0.0
		にんじん	10	3	0.1	0.0	0.9	69	0.01	0.01	1	3	0.0	0.2	0.0
		レタス	15	2	0.1	0.0	0.4	3	0.01	0.00	1	3	0.0	0.2	0
		穀物酢	1	0	0.0	0.0	0.0	0	0.00	0.00	0	0	Tr	0	0
		ごま いり	1	6	0.2	0.5	0.2	0	0.00	0.00	Tr	12	0.1	0.1	0
		マヨネーズ 全卵型	7	47	0.1	5.3	0.3	2	0.00	0.00	0	1	0.0	0	0.1
		食塩	0.2	0	0	0	0	(0)	(0)	(0)	(0)	0	Tr	(0)	0.2
		こしょう 混合粉	0.02	0	0.0	0.0	0.0	(0)	(0)	(0)	(0)	0	0.0	—	0
	トマト	ミニトマト	45	14	0.5	0.0	3.2	36	0.03	0.02	14	5	0.2	0.6	0
	小計			484	18	15.5	71.7	300	0.24	0.32	32	173	3.7	6.7	2.0
昼食	ご飯	精白米	75	257	4.6	0.7	58.2	(0)	0.06	0.02	(0)	4	0.6	0.4	0
		押麦 乾	5	16	0.3	0.1	3.9	(0)	0.01	0.00	(0)	1	0.1	0.6	0
	牛乳	普通牛乳	206	126	6.8	7.8	9.9	78	0.08	0.31	2	227	0.04	(0)	0.2
	肉じゃが カレー風味	ぶた かた 皮下脂肪なし	25	40	4.9	2.3	0.1	1	0.18	0.06	1	1	0.1	(0)	0.0
		じゃがいも	50	30	0.9	0.1	8.7	0	0.05	0.02	14	2	0.2	4.5	0
		たまねぎ	20	7	0.2	0.0	1.7	0	0.01	0.00	1	3	0.1	0.3	0
		にんじん	15	5	0.1	0.0	1.3	104	0.01	0.01	1	4	0.0	0.4	0.0
		グリンピース 冷凍	8	6	0.5	0.1	1.4	3	0.02	0.01	2	2	0.1	0.7	Tr
		しらたき	30	2	0.1	Tr	0.9	(0)	(0)	(0)	(0)	23	0.2	0.9	0
		しょうが	0.5	0	0.0	0.0	0.0	Tr	0.00	0.00	0	0	0.0	0.0	0
		調合油	2	18	0	2.0	0	0	0	0	(0)	Tr	0	0	0
		カレー粉	0.5	2	0.1	0.1	0.3	0	0.00	0.00	0	3	0.1	0.2	0.0
		三温糖	3	12	Tr	(0)	3.0	(0)	Tr	0.00	(0)	0	0.0	(0)	Tr
		こいくちしょうゆ	5	4	0.4	0	0.4	0	0.00	0.01	0	1	0.1	(Tr)	0.7
		本みりん	3	7	0.0	Tr	1.3	(0)	Tr	0	0	0	0.0	—	0
		かつお・昆布だし	70	1	0.2	Tr	0.2	(Tr)	0.01	0.01	Tr	2	Tr	—	0.1
	焼きししゃも	からふとししゃも	40	64	6.2	4.6	0.2	48	Tr	0.12	0	140	0.6	(0)	0.6
	ぶどうゼリー	ぶどう 70%果汁入り飲料	60	31	0.1	Tr	7.7	(0)	Tr	0	0	2	0.1	0.1	0
		上白糖	3	12	(0)	(0)	3.0	(0)	(0)	(0)	(0)	0	Tr	(0)	0
		レモン汁	1	0	0.0	0.0	0.1	0	0.00	0.00	1	0	0.0	Tr	0
		粉寒天	0.7	1	0.0	0.0	0.6	0	0.00	0.00	0	1	0.1	0.6	0
		水	10												
	小計			645	25.4	17.8	102.9	156	0.43	0.57	22	416	2.4	8.7	1.6
間食	フルーツヨーグルト	ヨーグルト 全脂無糖	50	28	1.8	1.5	2.5	17	0.02	0.07	1	60	Tr	(0)	0.1
		キウイフルーツ 緑肉種	15	8	0.2	0.0	2.0	1	0.00	0.00	11	4	0.0	0.4	0
		もも 缶詰	15	12	0.1	0.0	3.1	3	0.00	0.00	0	12	0.0	0.2	0
		パインアップル 缶詰	15	11	0.1	0.0	3.0	0	0.01	0.00	1	1	0.0	0.1	0
		プルーン 乾	3	6	0.1	0.0	1.9	3	0.00	0.00	0	2	0.0	0.2	0
		はちみつ	3	10	0.0	Tr	2.5	0	Tr	0.00	0	0	0.0	(0)	0
	小計			75	2.3	1.5	15	24	0.03	0.07	13	79	0	0.9	0.1

区分	料理名	食品名	重量 (g)	エネルギー (kcal)	たんぱく質 (g)	脂質 (g)	炭水化物 (g)	ビタミン 脂溶性 A (μg)	ビタミン 水溶性 B₁ (mg)	ビタミン 水溶性 B₂ (mg)	ビタミン 水溶性 C (mg)	カルシウム (mg)	鉄 (mg)	食物繊維総量 (g)	食塩相当量 (g)
夕食	じゃこと青菜の混ぜご飯	精白米	80	274	4.9	0.7	62.1	(0)	0.06	0.02	(0)	4	0.6	0.4	0
		しらす干し 微乾燥品	5	6	1.2	0.1	0.0	10	0.01	0.00	0	14	0.0	0	0.2
		だいこん 葉	7	2	0.2	0.0	0.4	23	0.01	0.01	4	18	0.2	0.3	0.0
		ごま いり	3	18	0.6	1.6	0.6	0	0.01	0.01	Tr	36	0.3	0.4	0
	あさりの潮汁	あさり	12	3	0.7	0.0	0.0	0	0.00	0.02	0	8	0.5	(0)	0.3
		焼きふ	1	4	0.3	0.0	0.6	(0)	0.00	0.00	0	0	0.0	0.0	0
		糸みつば	2	0	0.0	0.0	0.1	5	0.00	0.00	0	1	0.0	0.0	0
		昆布だし 水出し	130	5	0.1	Tr	1.2	(0)	Tr	Tr	Tr	4	Tr	—	0.3
		食塩	0.3	0	0	0	0	(0)	(0)	(0)	(0)	0	Tr	(0)	0.3
	さんまのホイル焼き	さんま	50	144	9.1	12.8	0.1	8	0.01	0.14	0	14	0.7	(0)	0.2
		ぶなしめじ	10	2	0.3	0.1	0.5	(0)	0.02	0.02	0	0	0.1	0.4	0
		たまねぎ	10	3	0.1	0.0	0.8	0	0.00	0.00	1	2	0.0	0.2	0
		レモン	5	2	0.0	0.0	0.5	(0)	0.00	0.00	2	1	0.0	0.0	0
		食塩	0.2	0	0	0	0	(0)	(0)	(0)	(0)	0	Tr	(0)	0.2
		こしょう 混合粉	0.02	0	0.0	0.0	0.0	(0)	0.00	0.00	(0)	0	0.0	—	0
	筑前煮	若どり もも 皮なし	15	20	2.9	0.8	0	2	0.02	0.03	1	1	0.1	(0)	0
		ごま油	1	9	0	1.0	0	0	0	0	(0)	0	0.0	0	0
		こいくちしょうゆ	1	1	0.1	0	0.1	0	0.00	0.00	0	0	0.0	(Tr)	0.1
		本みりん	1.5	4	0.0	Tr	0.6	(0)	Tr	0	0	0	0.0	—	0
		さといも	15	8	0.2	0.0	2.0	Tr	0.01	0.00	1	1	0.1	0.3	0
		れんこん	10	7	0.2	0.0	1.6	Tr	0.01	0.00	5	2	0.1	0.2	0
		ごぼう	10	6	0.2	0.0	1.5	Tr	0.01	0.00	0	5	0.1	0.6	0
		たけのこ ゆで	10	3	0.4	0.0	0.6	0	0.00	0.01	1	2	0.0	0.3	0
		にんじん	15	5	0.1	0.0	1.3	104	0.01	0.01	1	4	0.0	0.4	0.0
		乾しいたけ	1.5	3	0.3	0.0	0.9	(0)	0.01	0.03	0	0	0.0	0.7	Tr
		こんにゃく	30	2	0.0	Tr	0.7	(0)	(0)	(0)	(0)	13	0.1	0.7	0
		ごま油	2	18	0	2.0	0	0	0	0	(0)	0	0.0	0	0
		さやえんどう	5	2	0.2	0.0	0.4	2	0.00	0.00	3	2	0.0	0.2	0
		かつお・昆布だし	70	1	0.2	Tr	0.2	(Tr)	0.01	0.01	Tr	2	Tr	—	0.1
		上白糖	3	12	(0)	(0)	3.0	(0)	(0)	(0)	(0)	0	Tr	(0)	0
		こいくちしょうゆ	3	2	0.2	0	0.2	0	0.00	0.01	0	1	0.1	(Tr)	0.4
		本みりん	3	7	0.0	Tr	1.3	(0)	Tr	0	0	0	0.0	—	0
	ほうれん草のごま和え	ほうれんそう	50	9	1.1	0.2	1.6	175	0.06	0.10	18	25	1.0	1.4	0
		ごま いり	3	18	0.6	1.6	0.6	0	0.01	0.01	Tr	36	0.3	0.4	0
		上白糖	2	8	(0)	(0)	2.0	(0)	(0)	(0)	(0)	0	Tr	(0)	0
		こいくちしょうゆ	2	2	0.2	0	0.2	0	0.00	0.00	0	1	0.1	(Tr)	0.3
		甘みそ	1	2	0.1	0.0	0.4	(0)	0.00	0.00	0	1	0.0	0.1	0.1
		かつお・昆布だし	3	0	0.0	Tr	0.0	(Tr)	0.00	0.00	Tr	0	Tr	—	0.0
小計				613	24.5	20.9	86.1	329	0.28	0.44	36	198	4.3	7	2.5
合計				1817	70.2	55.7	276.8	809	0.98	1.4	103	866	10.4	23.3	6.2

4. 評価と支援

　和食の中にも，サラダやカレー風味を入れ，たんぱく質源も卵・魚貝・肉・大豆製品と偏らずに摂取するよう配慮している．根菜類も積極的に摂取することで，食物繊維を十分に摂れるようになっている．日頃から，学校給食の牛乳に頼らずとも，カルシウムの目標量を摂取できるように，緑黄色野菜，大豆製品にもカルシウムが多いことを伝える食育も大切になる．

［作り方］
●えびと枝豆の千草焼き
　①枝豆は解凍し，さやから出しておく．たけのこ，生しいたけ，葉ねぎは粗みじん切りにしておく．
　②卵と油以外の材料と調味料を耐熱容器に入れて，電子レンジで加熱しあら熱を取っておく．
　③割りほぐした卵に耐熱容器の材料を混ぜて，厚焼き卵を作り，形を整え，食べやすい大きさに切り分ける．

●ごぼうのサラダ
　①ごぼうとにんじんはせん切りにして茹でて，酢をかけ，冷ましておく．
　②マヨネーズで和えて，ごまをふり，塩・こしょうで味を調える．レタスとともに盛り付ける．

●肉じゃがカレー風味
　①材料は一口大に切り，油で炒め，だし汁で煮る．
　②調味料を加えて煮込み，最後にカレー粉を加えて風味をつける．

●フルーツヨーグルト
　フルーツは食べやすい大きさに切り，ヨーグルトと和える．器に盛り，はちみつをかける．

●じゃこと青菜の混ぜご飯
　フライパンでみじん切りにしただいこんの葉としらす干しをから炒りし，さらにいりごまも入れてふりかけを
　作り，炊きたてのご飯に混ぜる．

●さんまのホイル焼き
　アルミホイルにさんまの切り身をのせて，たまねぎの薄切り，ぶなしめじ，レモンの輪切りをのせ，塩・こ
　しょうをする．ホイルを包みオーブンで焼く．

●筑前煮
　①材料は一口大に切る．
　②鍋で鶏肉を炒め，色が変わったら取り出し，しょうゆとみりんで下味を付けておく．
　③②の鍋で，さやえんどう以外の材料を炒め，だし汁で煮る．
　④③に調味料を加えて煮て，②の鶏肉も入れ，最後に下茹でしたさやえんどうを入れる．

●ほうれん草のごま和え
　①ほうれん草は茹でて，根をそろえて絞り，3 cm くらいに切っておく．
　②ごまをすり鉢ですり，調味料とだし汁を加えて和え衣を作り，ほうれん草を和える．ごまはすりごまでもよ
　　い．

［献立作成上の注意点］
　・主食・主菜・副菜が明確な献立であり，うまく食べ合わせる習慣ができるような献立を考える．
　・野菜を多く取り入れ，ビタミンが豊富であり，咀しゃく力もつくように配慮する．
　・毎食の中で，いろいろな味を楽しめるようにする．

テーマ②　8〜9歳女子の栄養アセスメントと食事計画（学校給食のない日）

氏名		年齢：8歳	性別：女	家族構成：父・母・姉12歳
身体状況		身長：127 cm（おおよそ50パーセンタイル）　体重：28.0 kg（おおよそ75パーセンタイル） 身体徴候（健康．便通がない日もある）　　既往歴：特になし		
生活状況		戸外で遊ぶより，室内で遊ぶことが多く，運動は苦手である．		身体活動レベル：ふつうⅡ
食生活状況		食が細いほうで，食事を食べきれないこともある．		
栄養アセスメントと短期計画		身体活動レベルがⅠともとれるところであるが，成長期なので生活状況も見直しながら，食事摂取量を確保する．食事が全量食べられて，便通が毎日あるようにする．		

【食事計画】
目標：学校給食のない日も，不足しがちなミネラルやビタミン，食物繊維を確保する．

1. エネルギー・栄養素摂取基準

栄養素	エネルギー (kcal)	たんぱく質 [推奨量は40] (g)	脂質 (g)	炭水化物 (g)	ビタミン					カルシウム (mg)	鉄 (mg)	食物繊維総量 (g)	食塩相当量 (g)
					脂溶性	水溶性							
					A (μgRAE)	B₁ (mg)	B₂ (mg)	C (mg)					

栄養素	エネルギー (kcal)	たんぱく質 [推奨量は40] (g)	脂質 (g)	炭水化物 (g)	A (μgRAE)	B₁ (mg)	B₂ (mg)	C (mg)	カルシウム (mg)	鉄 (mg)	食物繊維総量 (g)	食塩相当量 (g)
基準	1,700	55.3〜85.0	37.8〜56.7	213〜277	500	0.9	1.0	70	750	7.5	11以上	5.0未満

栄養素	エネルギー産生栄養素バランス（%エネルギー）（目標量）			n−6系脂肪酸 (g)	n−3系脂肪酸 (g)	穀類エネルギー比率(%エネルギー)	動物性たんぱく質比 (%)
	たんぱく質	脂質	炭水化物				
		飽和脂肪酸					

栄養素	たんぱく質	脂質	飽和脂肪酸	炭水化物	n−6系脂肪酸 (g)	n−3系脂肪酸 (g)	穀類エネルギー比率(%エネルギー)	動物性たんぱく質比 (%)
基準	13〜20	20〜30	10以下	50〜65	7 （目安量）	1.3 （目安量）	50〜60	40〜50

2. 食品の組み合わせ

6つの基礎食品	1群 魚・肉・卵・大豆・大豆製品	2群 牛乳・乳製品・小魚・海藻類	3群 緑黄色野菜	4群 淡色野菜・果物	5群 穀類・いも類・砂糖	6群 油脂類・脂肪の多い食品	合計
基準量（点数）	4	2.5	2		11.5	1.5	21.5

3. モデル献立（予定献立）

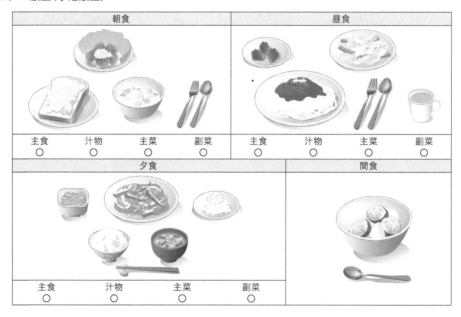

朝食				昼食			
主食	汁物	主菜	副菜	主食	汁物	主菜	副菜
○	○	○	○	○	○	○	○

夕食				間食
主食	汁物	主菜	副菜	
○	○	○	○	

区分	料理名	食品名	重量(g)	エネルギー(kcal)	たんぱく質(g)	脂質(g)	炭水化物(g)	A(μg)	B₁(mg)	B₂(mg)	C(mg)	カルシウム(mg)	鉄(mg)	食物繊維総量(g)	食塩相当量(g)
								脂溶性	水溶性						
朝食	チーズトースト	食パン	70	174	6.2	2.9	32.5	0	0.05	0.04	0	15	0.4	2.9	0.8
		ナチュラルチーズ　ゴーダ	10	36	2.6	2.9	0.1	27	0.00	0.03	(0)	68	0.0	(0)	0.2
	あさりのチャウダースープ	あさり　缶詰　水煮	15	15	3.0	0.3	0.3	1	Tr	0.01	(0)	17	4.5	(0)	0.2
		ベーコン	4	16	0.5	1.6	0.0	0	0.02	0.01	1	0	0.0	(0)	0.1
		たまねぎ	15	5	0.2	0.0	1.3	0	0.01	0.00	1	3	0.0	0.2	0
		じゃがいも	15	9	0.3	0.0	2.6	0	0.01	0.00	4	1	0.1	1.4	0
		調合油	1	9	0.0	1.0	0.0	0	0	0	(0)	0	0.0	0	0
		薄力粉	2	7	0.2	0.0	1.5	(0)	0.00	0.00	(0)	0	0.0	0.1	0
		水	70												
		固形コンソメ	0.7	2	0.0	0.0	0.3	0	0.00	0.00	0	0	0.0	0	0.3
		普通牛乳	40	24	1.3	1.5	1.9	15	0.02	0.06	0	44	0.01	(0)	0.1
		脱脂粉乳	4	14	1.4	0.0	2.1	0	0.01	0.06	0	44	0.0	(0)	0.1
		食塩	0.2	0	0	0	0	(0)	(0)	(0)	(0)	0	Tr	(0)	0.2
		こしょう　白粉	0.02	0	0.0	0.0	0.0	(0)	0.00	0.00	(0)	0	0.0	―	0
		クリーム　乳脂肪	3	12	0.1	1.3	0.1	6	0.00	0.00	Tr	2	0.0	0	0
		パセリ	1	0	0.0	0.0	0.1	6	0.00	0.00	1	3	0.1	0.1	0
	ミモザサラダ	鶏卵　全卵	40	57	4.9	4.1	0.2	84	0.02	0.15	0	18	0.6	0	0.2
		ブロッコリー	30	11	1.6	2.0	2.0	23	0.05	0.07	42	15	0.4	1.5	Tr
		サラダな	15	2	0.2	0.0	0.4	27	0.01	0.02	2	8	0.4	0.3	0
		フレンチドレッシング　乳化液状	6	23	(0.0)	(2.3)	(0.6)	(0)	(Tr)	(0.00)	(0)	(0)	(Tr)	0	(0.4)
		小計		416	22.5	19.9	46.0	156	0.2	0.45	49	237	6.51	6.2	2.5
昼食	スパゲッティミートソース	スパゲッティ　乾	80	278	10.3	1.4	58.5	1	0.15	0.05	(0)	4	1.1	4.3	0
		うし　ひき肉	20	50	3.4	4.2	0.1	3	0.02	0.04	0	1	0.5	(0)	0
		ぶた　ひき肉	20	42	3.5	3.4	0.0	2	0.14	0.04	0	1	0.2	(0)	0
		たまねぎ	10	3	0.1	0.0	0.8	0	0.00	0.00	1	2	0.0	0.2	0
		にんじん	6	2	0.0	0.0	0.5	41	0.00	0.00	0	2	0.0	0.1	0
		セロリ	6	1	0.0	0.0	0.2	0	0.00	0.00	0	2	0.0	0.1	0
		乾しいたけ	0.5	1	0.1	0.0	0.3	(0)	0.00	0.01	0	0	0.0	0.2	Tr
		オリーブ油	2	18	0.0	2.0	0	0	0.00	0.00	0	Tr	0.0	0	0
		有塩バター	3	21	0.0	2.4	0.0	16	0.00	0.00	0	0	0.0	(0)	0.1
		トマト　缶詰　ホール	30	6	0.3	0.1	1.3	14	0.02	0.01	3	3	0.1	0.4	Tr
		ぶどう酒　赤	8	5	0.0	Tr	0.1	(0)	0.00	0.00	0	1	0.0	―	0
		薄力粉	3	10	0.2	0.0	2.3	(0)	0.00	0.00	(0)	1	0.0	0.1	0
		固形コンソメ	0.7	2	0.0	0.0	0.3	0	0.00	0.00	0	0	0.0	0	0.3
		ナツメグ　粉	0.05	0	0.0	0.0	0.0	0	0.00	0.00	0	0	0.0	―	0
		食塩	0.4	0	0	0	0	(0)	(0)	(0)	(0)	0	Tr	(0)	0.4
		上白糖	0.3	1	(0)	(0)	0.3	(0)	(0)	(0)	(0)	0	Tr	(0)	0
		こしょう　混合粉	0.02	0	0.0	0.0	0.0	(0)	0.00	0.00	(0)	0	0.0	―	0
		ナチュラルチーズ　パルメザン	0.5	2	0.2	0.2	0.0	1	0.00	0.00	0	7	0.0	(0)	0.0
		グリンピース　冷凍	5	4	0.3	0.0	0.9	2	0.01	0.01	1	1	0.1	0.5	Tr
	ホットサラダ	レタス	20	2	0.1	0.0	0.6	4	0.01	0.01	1	4	0.1	0.2	0
		にんじん	15	5	0.1	0.0	1.3	104	0.01	0.01	1	4	0.0	0.4	0
		キャベツ	25	5	0.3	0.1	1.3	1	0.1	0.1	10	11	0.1	0.5	0
		たまねぎ	15	5	0.2	0.0	1.3	0	0.00	0.00	1	3	0.0	0.2	0
		セロリ	10	1	0.0	0.0	0.4	0	0.00	0.00	1	4	0.0	0.2	0
		水	15												
		固形コンソメ	0.7	2	0.0	0.0	0.3	0	0.00	0.00	0	0	0.0	0	0.3
		こしょう	0.02	0	0.0	0.0	0.0	(0)	0.00	0.00	(0)	0	0.0	―	0
	ミルクティー	普通牛乳	160	98	5.3	6.1	7.7	61	0.06	0.24	2	176	0.03	(0)	0.2
		紅茶　浸出液	40	0	0.0	(0)	0.0	(0)	0	0.00	0	0	0.0	0	0
	果物	いちご	60	19	0.5	0.1	5.1	1	0.02	0.01	37	10	0.2	0.8	0
		小計		583	19.1	13.8	83.6	167	0.47	0.28	18	237	2.4	5.7	1.3
間食	さつまいもとりんごの甘煮	さつまいも　皮つき	50	64	0.5	0.3	16.6	2	0.05	0.01	13	20	0.3	1.4	0.1
		りんご　皮なし	40	21	0.0	0.1	6.2	0	0.01	Tr	2	1	0.0	0.6	0
		レモン　果汁	3	1	0.0	0.0	0.3	0	0.00	0.00	2	0	0.0	Tr	0
		三温糖	4	16	Tr	(0)	4.0	(0)	Tr	0.00	(0)	0	0.0	(0)	Tr
		有塩バター	1	7	0.0	0.8	0.0	5	0.00	0.00	0	0	0.0	(0)	0
		水	30												
		小計		109	0.5	1.2	27.1	2	0.06	0.01	17	21	0.3	0.6	0.1

区分	料理名	食品名	重量(g)	エネルギー(kcal)	たんぱく質(g)	脂質(g)	炭水化物(g)	ビタミン 脂溶性 A(μg)	水溶性 B₁(mg)	B₂(mg)	C(mg)	カルシウム(mg)	鉄(mg)	食物繊維総量(g)	食塩相当量(g)
夕食	ご飯	胚芽米	80	274	5.2	1.6	60.6	(0)	0.18	0.02	(0)	6	0.7	1.0	0
	豆腐とにらのみそ汁	木綿豆腐	25	18	1.8	1.2	0.4	0	0.02	0.01	0	23	0.4	0.3	Tr
		にら 葉	10	2	0.2	0.0	0.4	29	0.01	0.01	2	2	0.1	0.3	0.0
		えのきたけ	10	3	0.3	0.0	0.8	(0)	0.02	0.02	0	Tr	0.1	0.4	0
		淡色辛みそ	8	15	1.0	0.5	1.8	(0)	0.00	0.01	(0)	8	0.3	0.4	1.0
		煮干しだし	140	1	0.1	0.1	Tr	—	0.01	Tr	0	4	Tr	(0)	0.1
	鮭の南蛮漬け	しろさけ 生	60	74	13.4	2.5	0.1	7	0.09	0.13	1	8	0.3	(0)	0.1
		食塩	0.2	0	0	0	0	(0)	(0)	(0)	(0)	0	Tr	(0)	0.2
		こしょう	0.02	0	0.0	0.0	0.0	(0)	0.00	0.00	(0)	0	0.0	—	0
		薄力粉	2	7	0.2	0.0	1.5	(0)	0.00	0.00	(0)	0	0.0	0.1	0
		調合油	2	18	0	2.0	0	0	0	0	(0)	Tr	0	0	0
		たまねぎ	40	13	0.4	0.0	3.4	0	0.02	0.00	3	7	0.1	0.6	0
		にんじん	10	3	0.1	0.0	0.2	69	0.01	0.01	1	3	0.0	0.2	0.0
		青ピーマン	10	2	0.1	0.0	0.5	3	0.00	0.00	8	1	0.0	0.2	0
		赤ピーマン	5	1	0.1	0.0	0.4	4	0.00	0.01	9	0	0.0	0.1	0
		ごま油	2	18	0	2.0	0	0	0	0	(0)	0	0.0	0	0
		穀物酢	7	3	0.0	0.0	0.2	0	0.00	0.00	0	0	Tr	(0)	0
		本みりん	3	7	0.0	Tr	1.3	(0)	Tr	0	0	0	0	—	0
		上白糖	3	12	(0)	(0)	3.0	(0)	(0)	(0)	(0)	0	Tr	(0)	0
		こいくちしょうゆ	6	5	0.5	0	0.5	0	0.00	0.01	0	2	0.1	(Tr)	0.9
		昆布だし 水出し	25	1	0.0	Tr	0.2	(0)	Tr	Tr	Tr	1	Tr	—	0.1
	蟹と小松菜のあんかけ	かにむき身	15	12	2.8	0.1	0.0	(Tr)	0.01	0.03	Tr	10	0.1	(0)	0.1
		こまつな	50	7	0.8	0.1	1.2	130	0.05	0.07	20	85	1.4	1.0	0
		はくさい	30	4	0.2	0.0	1.0	2	0.01	0.01	6	13	0.1	0.4	0
		清酒	2	2	0.0	Tr	0.1	0	Tr	0	0	0	Tr	0	0
		食塩	0.3	0	0	0	0	(0)	(0)	(0)	(0)	0	Tr	(0)	0.3
		こしょう	0.02	0	0.0	0.0	0.0	(0)	0.00	0.00	(0)	0	0.0	—	0
		片栗粉	2	7	0.0	0.0	1.6	0	0	0	0	0	0.0	(0)	0
		昆布だし 水出し	60	2	0.1	Tr	0.5	(0)	Tr	Tr	Tr	2	Tr	—	0.1
	しらす大根	しらす干し 微乾燥品	5	6	1.2	0.1	0.0	10	0.01	0.00	0	14	0.0	(0)	0.2
		だいこん	60	38	0.2	0.1	2.5	(0)	0.01	0.01	7	14	0.1	0.8	0
	小計			555	28.7	10.3	82.2	247	0.45	0.35	40	203	3.8	4.8	3.1
	合計			1663	70.8	45.2	238.9	572	1.18	1.09	124	698	13.0	17.3	7.0

4. 評価と支援

　食物繊維が十分摂取できるように，野菜は加熱して食べやすい量にして摂取する．高学年に向けて，鉄の摂取にも貝類や緑黄色野菜を積極的に摂取する．学校給食のない日は，料理に牛乳・乳製品を使用する工夫も考える．

　学童期は，身体活動レベルを低く判定するより，生活習慣を見直して，戸外で活動する機会を増やすなど，活動的な生活と食生活の両面から支援することにより，便通を整えたり，体力をつけることが大切である．

[作り方]
●あさりのチャウダースープ
　①ベーコンは熱湯を通し，8mm角に切る．たまねぎ・じゃがいもも8mm角に切る．
　②鍋に油を熱し，ベーコン・たまねぎを炒め，薄力粉を加えてさらに炒め，スープを加えて煮立たせる．あくを取りながら煮て，じゃがいもを加えさらに煮る．
　③あらかじめ脱脂粉乳を溶かしておいた牛乳を加えてあさりを入れ，味を調え，生クリームを加え火からおろす．カップに盛り付け，ソーダクラッカーを添える．

●ミモザサラダ
　①固ゆで卵（水から約13分，沸騰してからは8分が目安）を作る．ブロッコリーは小房に切り分けて茹でておく．
　②洗ってよく水気を切ったサラダ菜にドレッシングをかけ，輪切りにした茹で卵をのせてブロッコリーを添える．
　③卵の白身と黄身を分けて，白身を散らした後に黄身を裏ごししたものをのせるときれいな盛り付けになる．

●スパゲッティミートソース
　①スパゲッティは茹でて，塩・こしょうして，オリーブ油をふりかけておく．
　②みじん切りにした材料をよく炒める．ひき肉を加えて炒め，薄力粉をふり込んで炒め，ぶどう酒・トマトの水煮などと調味料を加えてさらに煮込む．

●ホットサラダ
　鍋に材料を一口大に切ったものを何段かに分けて重ねるように敷いて，固形コンソメを砕いて入れ，水も少し加えてふたをして煮込む．野菜から徐々に水分が出てくるが，足りない時は水を加える．

●さつまいもとりんごの甘煮
　①さつまいもは皮つきのまま1cmの輪切りにする．りんごは皮をむき6等分して1cmのいちょう切りにする．
　②鍋にさつまいもとりんごを入れて，レモンの輪切り（または果汁）・三温糖（または上白糖）・バター・水を入れて，落し蓋をしてやわらかくなるまで煮る．

●鮭の南蛮漬け
　①鮭は切り身を食べやすい大きさに切り，塩・こしょうをする．薄力粉を薄くまぶして，フライパンで両面を焼き，合わせた漬け汁に入れる．
　②せん切りにした野菜もさっと炒めて，一緒につける．冷蔵庫で冷やし，味がなじんだら野菜と一緒に盛り付ける．

●蟹と小松菜のあんかけ
　小松菜は3cm，白菜は一口大に削ぎ切りにして，だし汁で煮て，火が通ったら，蟹を入れ，味を調えて水溶き片栗粉でとろみをつける．

●しらすだいこん
　だいこんをおろし金ですりおろし，ざるにとり，自然に汁気を切っておく．器にだいこんおろしを盛り付け，しらす干しを中高に盛り付ける．

[献立作成上の注意点]
　・学校給食がないため，牛乳・乳製品を使用した献立を考える．
　・主食と主菜，副菜と汁物など料理形態が合わせられた料理になる時は，野菜が不足しないように配慮する．
　・簡単で食品数がとれる昼食を考える．

A. 現代の食環境の変化と児童・生徒の現状

　現代は，核家族化，少子化などによる社会環境の変化とともに，国民のライフスタイルは多様化し，エネルギー，たんぱく質，動物性脂肪などの過剰摂取など食生活の欧米化，スナック菓子や清涼飲料水などの多食多飲など，食生活の状況も大きく変わった．このような現状のもと，子どもを取り巻く食環境や食習慣も大きな影響を受けている．子どもの健やかな成長には，適切な食事や運動，十分な睡眠が必要であるものの，これらの基本的な生活習慣の乱れが指摘されており，前述したように昭和50年代（1975～1985年ごろ）に比べてこの40年間で子どもの肥満の増加，一方では痩身傾向児も増加しており，適切な体格であることが望まれる（図5.1 参照）．

　文部科学省の全国学力・学習状況調査より，児童生徒の朝食の摂食状況を図5.2に示した．朝食の欠食状況は，2001（平成13）年度に比べて2019（令和元）年度では欠食率は減少してきた．しかし，2019年度の調査においては，朝食をあまり食べていないと全く食べていない児童を合わせると4.6%，中学生では6.9%と依然として朝食を欠食している児童生徒が存在する．小学生と中学生を比べると中学生のほうが欠食率が高い．また，朝食は食べているが朝食の内容と質について改善していく必要性がある．なお，朝食の摂取状況と学習能力（図5.3），運動能力（図5.4）の関係においては，小学生，中学生とも朝食を毎日食べる児童生徒のほうが食べない場合より，学習能力，体力テストの合計点が高い結果であった．また，睡眠時間と体力の関係では，睡眠時間が小学生で，8時間以上9時間未満，中学生では7時間以上8時間未満の児童，生徒の体力合計点が高かった．

B. 食育の必要性

　成長期にあたる子どもにとっては，正しい食習慣の基礎を身に付けて健全な心身の発達とともに食に関するマナーの習得，生命の尊重と感謝の念，失われつつある伝統的な食文化の理解等も醸成していく必要性がある．そこで，子どもたちが抱えるさまざまな食に係わる課題の解決を目指した取り組みが食

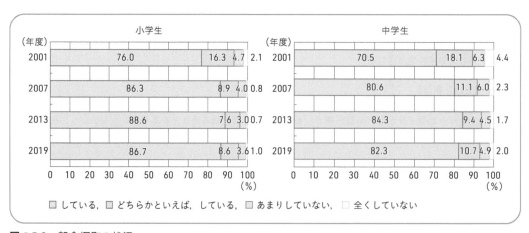

図●5.2　朝食摂取の状況
[資料：全国学力・学習状況調査報告書(文部科学省，国立教育施策研究所)]

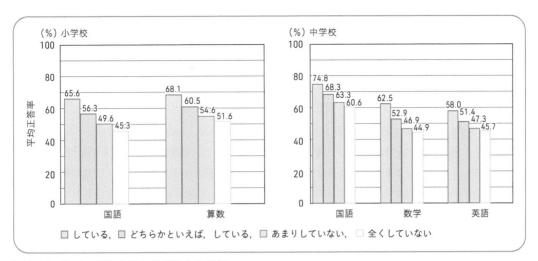

図 ● 5.3　朝食の摂取状況と学習能力の関係
[文部科学省国立教育施策研究所，平成31年度（令和元年度）全国学力・学習状況調査報告書]

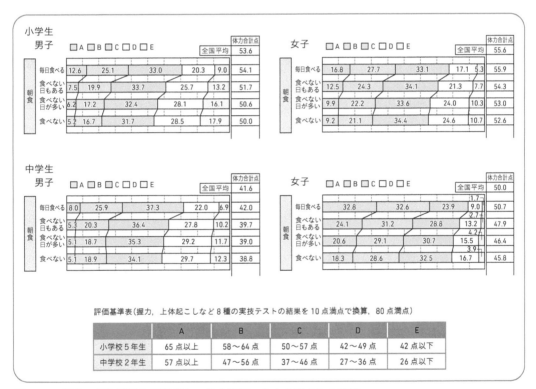

図 ● 5.4　朝食の摂取状況と運動能力の総合評価，体力合計点との関連
[スポーツ庁，令和元年度全国体力・運動能力，運動習慣等調査報告書]

育である．食育は胎児期から高齢者まですべてのライフステージにおいて必要であるが，特に成長期にあたる子どもの食育は大切である．これまで食に関する指導は，家庭が担ってきた．しかし，近年の社会環境や食生活の変化によって家庭だけでは対応できなくなってきていることから，学校や地域社会が連携して子どもたちの食育を推進することが期待されている．

C. 学校における食育

a 食育の指導体制

　子どもが将来にわたって健康に生活していけるよう，食事のとり方や栄養，食の安全安心などに関して，正しい知識や情報に基づいて自ら判断し食をコントロールしていく「食の自己管理能力」や「望ましい食習慣」を身に付けることが重要である．

　学校では，栄養教諭が食育の推進に中核的な役割を担っている．栄養教諭は，管理栄養士又は栄養士の資格を有し，教育に関する資質と栄養に関する専門性を兼ね備えている教師であり，食に関する指導と学校給食の管理を一体のものとして行うことにより，教育上の高い教育効果をもたらしている．なお，食育は幅広い内容であることから，給食の時間，特別活動，各教科のさまざまな教育内容に密接にかかわっており，学校教育活動全体の中で体系的な食に関する指導を計画的，組織的に行っていくことが必要である．そこで，栄養教諭は，校長，学級担任，各教科担任，養護教諭，学校医，学校歯科医などの学校内の教職員のみならず家庭・地域とも連携調整することにより，学校における食育の推進が期待されている．

b 児童生徒への個別指導

　近年，子どもの肥満，痩身願望，偏食，食物アレルギー，運動活動等において食に関する配慮が必要な児童生徒が多くなってきた．そこで，食に関する個別的な相談指導に対応するためには，対象となる個人の身体状況，栄養状態や食生活などを総合的に評価，判定し家庭や地域の背景，児童生徒の食に関する知識や理解度を考慮しながら，学級担任，栄養教諭や学校栄養職員，養護教諭，スクールカウンセラー，学校医，主治医と連携しつつ，定期的，継続的指に導に当たることが大切である．指導においては，児童生徒の過大な負担や重荷にならないように，また周囲からのいじめのきっかけにならないように，きめ細やかで無理のない指導，保護者の理解や協力を得ながら，適切な指導・助言を行うとともに個人情報の保護を遵守する．また，改善目標を児童生徒と共に設定する，個別の指導計画を作成し，指導内容や変容について記録し，評価を行いながら改善へ導く等の配慮が必要である．

c 家庭・地域との連携

　学校における食育を推進するうえでは，家庭や地域とも連携することが望まれる．家庭における食事は，学校給食の5，6倍もの回数になることにより，家庭における食育が重要な役割を果たす．このため，子どもが学校で学習した事を保護者と一緒に家庭で実行したり，食育だよりの配布，給食試食会，親子料理教室の実施，保護者に対する食育のセミナーなどを通して正しい情報を家庭に発信し，家庭における望ましい食生活の実践への啓発を行う．また，地域との連携では，地域特産物の学校給食への導入，地域保健機関，社会教育機関，生産者，農業協同組合，高等教育機関などとの連携協力のもと，児童生徒が米や野菜などの地域農作物の生産から収穫までの体験活動の実施，地域関係者が参加した食育授業の実施，地域に伝わる伝統的な食品や料理について指導を受けるなど，地域住民との交流を通して自然の恵みと食品を生産する苦労を知ることで感謝の気持ちが芽生えたり，地域の食文化に関心を抱くなど教育効果を高めることが期待される．

第6章

思春期の栄養管理

6.1 思春期の特性

　思春期とは，第二次性徴が始まり成熟するまでの期間で 12 ～ 17 歳頃までを指す．急速な成長（発育急進期）がみられる期間である．個人差はあるが男子と女子では約 2 年間のずれがあり，また，思春期の身体的成熟の度合いは著しいが，精神的・社会的にはまだ不安定要素が大きく，情緒的にも揺れ動いて小児と成人が混在する不安定な時期でもある．思春期を前期・中期・後期に分けて，年齢区分幅をもたせ，各ステージごとに心の発達，身体の発育，問題となる食行動についてまとめた図を下に示す（図 6.1）．

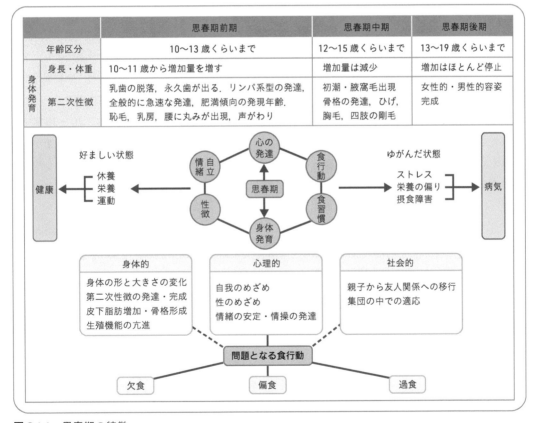

図●6.1　思春期の特徴
［資料：高野陽ほか編，母子保健マニュアル，南山堂（1995）］

A. 社会的特性

中学，高校に通い，希望の進路に向けて勉学に励む時期である．部活動や学習塾など課外活動と両立している者も多く見受けられる．

B. 精神的特性

思春期は第二反抗期，第二次性徴による精神的・心理的不安によるストレスも大きい．自我意識が高まるにしたがって反抗し，自己の内面を見つめる．一方，思考力の発達により自己の不完全さに気づき自他を正当に評価することができるようになり，内外の調和が得られるようになる．

C. 生理的特性

ⓐ 思春期の発育状態

思春期の発育状態は，発育急進期(growth spurt)で，男子は 12 ～ 14 歳(身長の発育終了は 18 歳頃)，女子は 10 ～ 12 歳(身長の発育終了は 17 歳頃)に急激に身長が伸び，初経期の女子は 1 年間に 7 ～ 10 cm(2 年間ほど続く)，そのあとも 1 年間に 3 ～ 4 cm は伸びる(図 6.2，図 6.3，図 6.4)．発育急進期の体成分は 1.5 ～ 2.0 倍まで増加する．食欲にまかせて肥満を招きやすい．近年，発育加速現象，第二次性徴の早期化が問題となっている．性差，個人差が大きく，最も大きな変化を遂げる時期である．

ⓑ 思春期の骨代謝

第二次性徴の発現は男性ホルモン(アンドロゲン)，卵胞ホルモン(エストロゲン)の分泌により，男性らしさ，女性らしさが特徴づけられる．ホルモンによるコントロールに乱れが生じると，発育異常などを引き起こす．思春期前半には，急速な発育がみられるが，後半には身長の伸びは停止する．

図 6.5 は，骨量(骨中ミネラルの量)の変化をみたもので成長とともに骨量は増加し，20 ～ 30 歳頃に最大骨量(peak bone mass)に達する．以後は年齢とともに減少してくるが，女性は，最大骨量が少ないうえに女性ホルモンの減少により閉経後は急激に減少する．丈夫な骨づくりのためにはカルシウムの多い牛乳や乳製品，小魚，海藻，大豆や大豆製品などを十分とるとともに，たんぱく質やビタミン C (コラーゲンの生成を助けている)，ビタミン D(腸内でカルシウムの吸収を助け，カルシウムとリンを結びつけて骨に沈着させる)などの摂取も心がける．基本的には適正な栄養摂取と運動・日光浴など若いうちにできるだけ多くの骨量を蓄積し，骨の強度を高めておくことが重要である．また，成長ホルモンは睡眠中に多く分泌して骨を成長させる．

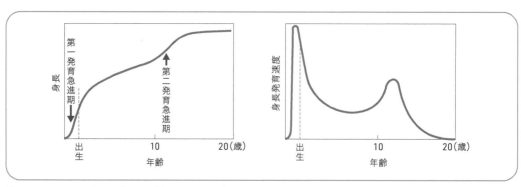

図 ●6.2　身長発育の一般経過(高石らによる)

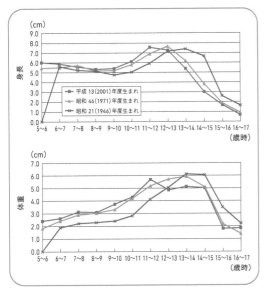

図●6.3　男子　年間発育量（身長・体重）
[資料：文部科学省，令和元年度学校保健統計調査]

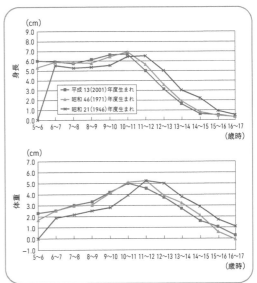

図●6.4　女子　年間発育量（身長・体重）
[資料：文部科学省，令和元年度学校保健統計調査]

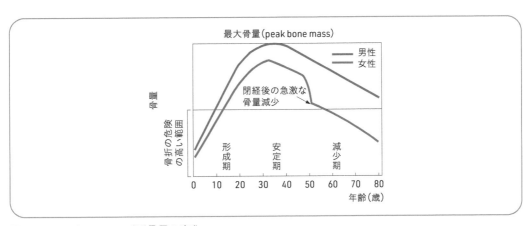

図●6.5　ライフステージ別骨量の変化

D. 行動特性

　思春期はクラブ活動などが活発になり，時間の使い方はさまざまであるが，外で食事する機会が増える．夜型の生活習慣を原因とした，起床時刻の遅れ，食欲不振，朝食欠食などの食課題も見受けられる世代である．

E. 栄養トラブル

ⓐ 鉄欠乏性貧血

　思春期には，急速な発育と月経の開始などにより，多くの栄養を必要とされるにもかかわらず，極端な食事制限や不適切な摂食，欠食や外食による偏食，間食で空腹を満たしてしまう者など，食生活上の問題点が多い．このような日常生活の悪循環の繰り返しは栄養のアンバランスとともに量の不足を招

表●6.1　ライフステージ別鉄欠乏性貧血

乳児期前半 乳児期後半	早産児，未熟児…蓄積量の不足　妊娠末期3か月で蓄積(3〜4か月分) 離乳食の遅延，不完全な離乳食による鉄摂取量の不足
思春期	出血(月経開始)，需要増大(14〜16歳ピーク)，偏食やダイエットなどによる鉄摂取量の不足
妊娠期	需要の増大(循環血液量40%増加，10か月で胎児に340 mg蓄積，胎盤へ60 mg)，分娩での出血． 　　見かけ上の貧血に注意．偏食やつわりなどによる鉄摂取量の不足． 　　妊娠期は，妊娠以前の貯蔵鉄が利用される．貯蔵鉄がないことが最大の問題．
更年期	出血(閉経…卵巣機能低下による不正出血，月経以外の子宮出血…子宮筋腫，子宮がんなど) 自律神経失調症(不定愁訴)による偏食・小食による鉄摂取量の不足．
老年期	出血(胃・大腸がん)，小食による偏食，消化吸収力の低下(歯・胃酸)，食欲不振，嗜好の変化(動物性食品 ＜植物性食品)，鉄摂取量の不足

き，体内の代謝機能の低下をきたす．思春期は，栄養の偏りなどに起因する鉄欠乏性貧血が多いとされている．

(1)**食事と鉄**　日本人のバランスのとれた食事には，1000 kcalあたり約6 mgの鉄が含まれているといわれている．また，鉄の代謝に必要なたんぱく質やビタミンなどもほぼ充足すると考えられる．しかし，偏った食事をしているとそれは満たされない．体内の吸収率は，需要増大あるいは欠乏状態で高まる．また，植物性食品よりも動物性食品の方が高い．一方，茶のタンニン，卵黄のホスビチン，穀類のフィチン酸，食物繊維，制酸剤などは吸収率を低下させる．

(2)**年代別貧血のおもな原因**　鉄欠乏性貧血の原因は，性または各年代によって異なる．

・乳児期前半にみられる蓄積量の不足

・乳児期後半にみられる摂取量の不足

・成長期や妊娠期にみられる需要増大による摂取量の不足

・思春期・更年期・老年期などにみられる出血や失血による摂取量の不足

などが挙げられ，供給が需要を満たしていない場合に起こる．ライフステージ別の鉄欠乏性貧血のおもな原因について概略を表6.1にまとめた．

ⓑ 肥満とやせ

令和元年度学校保健統計調査によると，肥満傾向児(p.104参照)の割合は中学校・高等学校で約7〜11%である．身体活動度の低下，夜型の生活リズムなどの不健康な生活習慣，外食・間食・偏食を可能にする，どこでも簡便に食物を買える社会環境がその原因として考えられている．女子においては一見スリムであり，身体・体重だけで評価し問題はみえなくとも，体脂肪率が高値を示している場合もある．また，肥満度が−20%未満の痩身傾向児にも留意し，成長曲線を用いた体格の評価を行う．

ⓒ 飲酒

「21世紀における国民健康づくり運動(健康日本21)」ではアルコール問題を課題とした目標施策に「未成年者の飲酒をなくすこと」を挙げている．精神的・身体的な発育の途上にある未成年者のいわゆる「イッキ飲み」により急性アルコール中毒をおこしたり，大人より少量のアルコールで肝臓障害や膵炎が発生するなど，アルコールの心身に与える影響は大きいとしている．ある研究調査によると中学生男子34.9%，女子37.7%，高校生男子52.3%，女子55.6%が「飲酒経験あり」とされており，月1回以上飲酒する者は中学生男子8.9%，女子9.4%，高校生男子17.9%，女子17.6%にものぼっている(未成年者の喫煙および飲酒行動に関する全国調査，2010)．

A. 食事摂取基準

ⓐ 推定エネルギー必要量

思春期は成長が著しく，特に15〜17歳は成長，発育の急進期であるため，推定エネルギー必要量は現在の身体活動に必要なエネルギー量に，成長に必要なエネルギー量すなわち組織合成に要するエネルギー量と組織増加分のエネルギー量（エネルギー蓄積量）を加算して求められる．推定エネルギー必要量は身体活動レベルに応じた消費エネルギー量とする（付表参照）．

ⓑ たんぱく質

思春期には，身長の伸びに加えて骨量・筋肉の増加を伴い，また活動も活発となるため，たんぱく質を多く必要とし，体重維持の利用効率も80〜85％と高い．

たんぱく質の必要量（推定平均必要量）は，推定平均必要量＝維持必要量＋新生組織蓄積量，推奨量は，推量量＝推定平均必要量×推量量算定係数と表せる．1〜17歳の小児において成長に伴い蓄積されるたんぱく質蓄積量は，要因加算法により算出されている（表6.2）．

表●6.2 小児において成長に伴い蓄積されるたんぱく質蓄積量（要因加算法）

年齢区分	男児					女児				
	(A) 参照 体重	(B) 体重 増加量	(C) 体たんぱく質	(D)* たんぱく質蓄積量 (g/kg 体重/日)	(E) 蓄積 効率	(A) 参照 体重	(B) 体重 増加量	(C) 体たんぱく質	(D)* たんぱく質蓄積量 (g/kg 体重/日)	(E) 蓄積 効率
（歳）	(kg)	(kg/年)	(%)		(%)	(kg)	(kg/年)	(%)		(%)
12〜14歳	49.0	5.1	13.9	0.039	40	47.5	3.0	14.8	0.026	40
15〜17歳	59.7	2.0	15.0	0.014		51.9	0.7	11.9	0.004	

＊（たんぱく質蓄積量：D) = 〔(B) × 1000/365〕 × 〔(C)/100〕/(A)

ⓒ 脂質

血中LDLコレステロールを上昇させるのは，飽和脂肪酸やコレステロールの過剰摂取が起因し，一方，n-6系・n-3系脂肪酸にはそれを抑制することが認められている．男女ともに飽和脂肪酸の目標量を12〜14歳は10％エネルギー以下，15〜17歳は8％エネルギー以下とされている．n-6系・n-3系脂肪酸の目安量および目標量は付表を参照．脂質のエネルギー産生栄養素バランスを20〜30％エネルギーとしている．

ⓓ ミネラル

(1) カルシウム 思春期は急激な成長とともに，カルシウムの平衡維持量と骨の発育に必要な蓄積量も増加し，見かけの吸収率も40〜45％となる．そのため生涯において最もカルシウムの必要量が男女ともに多い．食事摂取基準の耐容上限量は表6.3，付表，表2.11参照．

(2) 鉄 思春期には身長，体重の急激な増加に対応する鉄需要の増大が起こり，これに加えて女子はこの時期から月経による鉄の損失が始まる．この年代の貧血は加齢とともに増大する傾向が認められる．12〜14歳の女子の推奨量は「月経有」で12.0 mg/日で，男子は発育量が大きい12〜14歳は

表●6.3　食事摂取基準　思春期(身体活動レベルⅡ)

年齢		12〜14歳		15〜17歳	
性別		男	女	男	女
エネルギー(kcal/日)	推定エネルギー必要量	2600	2400	2800	2300
たんぱく質(g/日)	推奨量	60	55	65	55
%エネルギー	目標量	13〜20[*1]			
脂質(%エネルギー)	目標量	20〜30[*1]			
ビタミンB$_1$(mg/日)	推奨量	1.4	1.3	1.5	1.2
ビタミンB$_2$(mg/日)	推奨量	1.6	1.4	1.7	1.4
ビタミンC(mg/日)	推奨量	100			
ビタミンA(μgRAE/日)	推奨量[*2]	800	700	900	650
	耐容上限量[*3]	2100	2500	2500	2800
カルシウム(mg/日)	推奨量	1000	800	800	650
	耐容上限量	—	—	—	—
鉄(mg/日)	推奨量	10.0	8.5　　　12.0 (月経無)　(月経有)	10.0	7.0　　　10.5 (月経無)　(月経有)
	耐容上限量	40	40	50	40

＊1　範囲に関しては，おおむねの値を示したものであり，弾力的に運用すること.
＊2　プロビタミンAカロテノイドを含む.
＊3　プロビタミンAカロテノイドを含まない.

10.0 mg/日. 耐容上限量は表6.3または付表参照.

ⓔ ビタミン

(1)ビタミンC　思春期のビタミンC推奨量は100 mg/日. ビタミンCの適正摂取量は運動，労作，感染，各種ストレスのほか，多量のアルコール摂取，経口避妊薬，生体異物などの摂取により影響を受けると考えられている. 心臓血管系の疾病予防効果ならびに有効な抗酸化作用は，血漿ビタミンC濃度が50 μmol/L程度であれば期待でき，その濃度を維持する摂取量として推定平均必要量85 mg/日とされた.

(2)その他のビタミンは付表参照.

6.3 思春期の栄養管理例

テーマ① 15歳女子の栄養アセスメントと食事計画

氏名		年齢：15歳	性別：女	家族構成：父・母・姉(17歳)
身体状況	身長：155 cm　体重：50 kg 標準体重：49.8 kg　肥満度：0.4% 身体徴候(疲れやすい，急に立ち上がると立ちくらみがある)　既往歴：なし			
生活状況	高校には毎日30分かけて自転車で通学している． 部活には入っていないが，学習塾へ週2回通っている． 帰宅後ゲームに夢中となり，就寝時間が0時を過ぎることが多い．		身体活動レベル：ふつうⅡ	
食生活状況	欠食はなく3食の食事習慣はあるが，最近モデル体型にあこがれ，主食を抜きダイエットを始めた．栄養バランスのとれた弁当を母親が準備してくれるが，ご飯は残している．			
栄養アセスメントと短期目標	不規則な生活習慣と誤った食知識に基づいた栄養バランスの偏りがみられる． 適正な食事量を理解する．			

【食事計画】
目標：主食・主菜・副菜が揃った食事を心がける

1. エネルギー・栄養素摂取基準

栄養素	エネルギー (kcal)	たんぱく質 [推奨量は55] (g)	脂質 (g)	炭水化物 (g)	ビタミン					カルシウム (mg)	鉄 (mg)	食物繊維総量 (g)	食塩相当量 (g)
					脂溶性	水溶性							
					A (μgRAE)	B₁ (mg)	B₂ (mg)	C (mg)					
基準	2300	74.8〜115	51.1〜76.7	287.5〜373.8	650	1.2	1.4	100		650	10.5	18以上	6.5未満

栄養素	エネルギー産生栄養素バランス(%エネルギー)（目標量）				n-6系脂肪酸 (g)	n-3系脂肪酸 (g)	穀類 エネルギー比率(%エネルギー)	動物性 たんぱく質比 (%)
	たんぱく質	脂質		炭水化物				
			飽和脂肪酸					
基準	13〜20	20〜30	8以下	50〜65	9 (目安量)	1.6 (目安量)	50〜60	40〜50

2. 食品の組み合わせ

食品群 6つの基礎食品	1群 魚・肉・卵・大豆・大豆製品	2群 牛乳・乳製品・小魚・海藻類	3群 緑黄色野菜	4群 淡色野菜・果物	5群 穀類・いも類・砂糖	6群 油脂類・脂肪の多い食品	合計
基準量(点数)	4	2	2	17	2		27

3. モデル献立（予定献立）

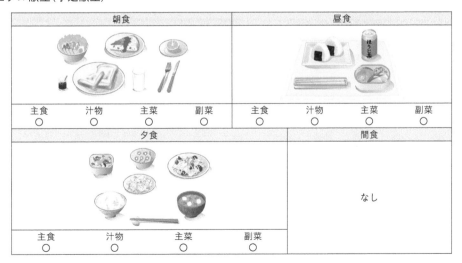

朝食				昼食			
主食 ○	汁物 ○	主菜 ○	副菜 ○	主食 ○	汁物 ○	主菜 ○	副菜 ○

夕食				間食
				なし
主食 ○	汁物 ○	主菜 ○	副菜 ○	

区分	料理名	食品名	重量(g)	エネルギー(kcal)	たんぱく質(g)	脂質(g)	炭水化物(g)	ビタミン 脂溶性 A(μg)	水溶性 B₁(mg)	B₂(mg)	C(mg)	カルシウム(mg)	鉄(mg)	食物繊維総量(g)	食塩相当量(g)
朝食	トースト	食パン リーンタイプ	100	246	(8.0)	(3.7)	(47.5)	(0)	(0.10)	(0.05)	(0)	(12)	(0.6)	(2.0)	(1.3)
		プロセスチーズ	15	47	3.4	3.9	0.2	39	0.00	0.06	0	95	0.0	0.0	0.4
		ブルーベリー ジャム	15	26	0.1	0.0	6.6	0	0.00	0.00	0	1	0.0	0.6	0.0
	牛乳	普通牛乳	206	126	6.8	7.8	9.9	78	0.08	0.31	2	227	0.0	(0)	0.2
	スペイン風オムレツ	鶏卵 全卵	45	64	5.5	4.6	0.2	95	0.03	0.17	0	21	0.7	0.0	0.2
		じゃがいも	30	18	0.5	0.0	5.2	0	0.03	0.01	8	1	0.1	2.7	0.0
		たまねぎ	15	5	0.2	0.0	1.3	0	0.01	0.00	1	3	0.0	0.2	0.0
		にんじん	10	3	0.1	0.0	0.9	69	0.01	0.01	1	3	0.0	0.2	0.0
		ブロッコリー	15	6	0.8	0.1	1.0	11	0.03	0.03	21	8	0.2	0.8	Tr
		かつお 缶詰 油漬	5	14	0.9	1.2	0.0	(Tr)	0.01	0.01	(0)	(0)	0.0	(0)	0.0
		食塩	0.2	0	0.0	0.0	0.0	(0)	(0)	(0)	(0)	0	0.0	(0)	0.2
		こしょう 白	0.02	0	0.0	0.0	0.0	0	0.00	0.00	0	0	0.0	—	0.0
		有塩バター	5	35	0.0	4.1	0.0	26	0.00	0.00	0	1	0.0	(0)	0.1
		パセリ	1	0	0.0	0.0	0.1	6	0.00	0.00	1	3	0.1	0.1	0.0
	トマトドレッシングの	トマトケチャップ	6	6	0.1	0.0	1.7	3	0.00	0.00	0	1	0.0	0.1	0.2
	グリーンサラダ	レタス	10	1	0.1	0.0	0.3	2	0.01	0.00	1	2	0.0	0.1	0.0
		チコリ	10	2	0.1	Tr	0.4	0	0.01	0.00	0	2	0.0	0.1	0.0
		糸みつば	5	1	0.0	0.0	0.1	14	0.00	0.01	1	2	0.0	0.1	0.0
		かいわれだいこん	5	1	0.1	0.0	0.2	8	0.00	0.01	2	3	0.0	0.1	0.0
		きゅうり	20	3	0.2	0.0	0.6	6	0.01	0.01	3	5	0.1	0.2	0.0
		穀物酢	4	1	0.0	0.0	0.1	0	0.00	0.00	0	0	Tr	(0)	0.0
		調合油	8	71	0.0	8.0	0.0	0	0.00	0.00	0	Tr	0.0	0.0	0.0
		食塩	0.2	0	0.0	0.0	0.0	(0)	(0)	(0)	(0)	0	0.0	(0)	0.2
		こしょう 白	0.02	0	0.0	0.0	0.0	(0)	0.00	0.00	0	0	0.0	—	0.0
		上白糖	0.5	2	(0)	(0)	0.5	(0)	(0)	(0)	(0)	0	Tr	(0)	0.0
		トマト	15	3	0.1	0.0	0.7	7	0.01	0.00	2	1	0.0	0.2	0.0
	果物	オレンジ ネーブル	100	48	0.9	0.1	11.8	11	0.07	0.04	60	24	0.2	1.0	0.0
	小計			**728**	**28.0**	**33.7**	**89.0**	**371**	**0.40**	**0.72**	**104**	**414**	**2.4**	**8.5**	**2.8**
昼食	おにぎり	精白米	120	410	7.3	1.1	93.1	(0)	0.10	0.02	(0)	6	1.0	0.6	0.0
		かつお・かつお節	2	7	1.5	0.1	0.0	(Tr)	0.01	0.01	(0)	1	0.1	(0)	0.0
		こいくちしょうゆ	1	1	0.1	0.0	0.1	0	0.00	0.00	0	0	0.0	(Tr)	0.1
		焼きのり	2	6	0.8	0.1	0.9	46	0.01	0.05	4	6	0.2	0.7	0.0
	ほうじ茶	ほうじ茶 浸出液	200	0	Tr	0.0	0.2	(0)	0.00	0.04	Tr	4	Tr	—	0.0
	鮭のアーモンド	しろさけ	40	50	8.9	1.6	0.0	4	0.06	0.08	0	6	0.2	(0)	0.1
	スライス焼き	マヨネーズ 全卵型	3	20	0.0	2.3	0.1	1	0.00	0.00	0	0	0.0	0.0	0.1
		アーモンド 乾	4	24	0.8	2.1	0.8	0	0.01	0.04	0	10	0.1	0.4	0.0
	かぼちゃの茶巾絞り	日本かぼちゃ	40	16	0.6	0.0	4.4	24	0.03	0.02	6	8	0.2	1.1	0.0
		干しぶどう	5	16	0.1	0.0	4.0	0	0.01	0.00	0	3	0.1	0.2	Tr
		かつお・昆布だし	40	1	0.1	Tr	0.1	(Tr)	0.00	0.00	Tr	1	Tr	—	0.0
		食塩	0.1	0	0.0	0.0	0.0	(0)	(0)	(0)	(0)	0	0.0	(0)	0.1
		上白糖	2	8	(0)	(0)	2.0	(0)	(0)	(0)	(0)	0	Tr	(0)	0.0
		本みりん	2	5	0.0	Tr	0.9	(0)	Tr	0.00	0	0	0.0	—	0.0
	小松菜の和え物	こまつな	40	5	0.6	0.1	1.0	104	0.04	0.05	16	68	1.1	0.8	0.0
		ほんしめじ	5	1	0.1	0.0	0.1	0	0.00	0.01	0	0	0.0	0.1	0.0
		こいくちしょうゆ	2	2	0.2	0.0	0.2	0	0.00	0.00	0	1	0.1	(Tr)	0.3
		ごま いり	3	18	0.6	1.6	0.6	0	0.01	0.01	Tr	36	0.3	0.4	0.0
		上白糖	2	8	(0)	(0)	2.0	(0)	(0)	(0)	(0)	0	Tr	(0)	0.0
	付け合わせ	ミニトマト	15	5	0.2	0.0	1.1	12	0.01	0.01	5	2	0.1	0.2	0.0
		ブロッコリー	30	11	1.6	0.2	2.0	23	0.05	0.07	42	15	0.4	1.5	Tr
	果物	りんご 皮なし	70	37	0.1	0.1	10.9	1	0.01	Tr	3	2	0.1	1.0	0.0
	小計			**650**	**23.8**	**9.3**	**124.3**	**214**	**0.36**	**0.43**	**76**	**168**	**4.0**	**7.0**	**0.7**
夕食	ご飯	精白米	120	410	7.3	1.1	93.1	(0)	0.02	0.01	(0)	6	1.0	0.6	0.0
	みそ汁	しじみ	20	11	1.5	0.3	0.9	7	0.00	0.09	0	48	1.7	(0)	0.1
		かつお・昆布だし	150	3	0.5	Tr	0.5	(Tr)	0.02	0.02	Tr	5	Tr	—	0.2
		赤色辛みそ	6	11	0.8	0.3	1.3	0	0.00	0.01	0	8	0.3	0.2	0.8
	豚肉の辛味焼き	ぶた もも 皮下脂肪なし	60	88	11.8	4.7	0.1	2	0.43	0.17	1	2	0.7	0.0	0.1
		しょうが	3	1	0.0	0.0	0.2	Tr	0.00	0.00	0	0	0.0	0.1	0.0
		こいくちしょうゆ	3	2	0.2	0.0	0.2	0	0.00	0.01	0	1	0.1	(Tr)	0.4
		料理酒	6	5	0.0	Tr	0.3	0	Tr	0.00	0	0	Tr	Tr	0.1
		上白糖	4	16	(0)	(0)	4.0	(0)	(0)	(0)	(0)	0	Tr	(0)	0.0
		豆板醤	1	0	0.0	0.0	0.1	1	0.00	0.00	0	0	0.0	0.0	0.2
		ごま いり	3	18	0.6	1.6	0.6	0	0.01	0.01	Tr	36	0.3	0.4	0.0
		調合油	5	44	0.0	5.0	0.0	0	0.00	0.00	0	Tr	0.0	0.0	0.0

区分	料理名	食品名	重量 (g)	エネルギー (kcal)	たんぱく質 (g)	脂質 (g)	炭水化物 (g)	ビタミン 脂溶性 A (μg)	水溶性 B₁ (mg)	B₂ (mg)	C (mg)	カルシウム (mg)	鉄 (mg)	食物繊維総量 (g)	食塩相当量 (g)
夕食	付け合わせ	かいわれだいこん	5	1	0.1	0.0	0.2	8	0.00	0.01	2	3	0.0	0.1	0.0
		根深ねぎ	5	2	0.1	0.0	0.4	0	0.00	0.00	1	2	0.0	0.1	0.0
		にんじん	20	6	0.2	0.0	1.7	138	0.01	0.01	1	5	0.0	0.5	0.0
		だいこん	40	6	0.2	0.0	1.6	(0)	0.01	0.00	4	9	0.1	0.5	0.0
		しそ 葉	1	0	0.0	0.0	0.1	9	0.00	0.00	0	2	0.0	0.1	0.0
	里芋と生揚げの煮物	さといも	60	32	0.9	0.1	7.9	Tr	0.04	0.01	4	6	0.3	1.4	0.0
		生揚げ	30	43	3.2	3.4	0.3	0	0.02	0.01	Tr	72	0.8	0.2	0.0
		ほんしめじ	5	1	0.1	0.0	0.1	0	0.00	0.01	0	0	0.0	0.1	0.0
		たけのこ ゆで	30	9	1.1	0.1	1.7	0	0.01	0.03	2	5	0.1	1.0	0.0
		さやいんげん	15	3	0.3	0.0	0.8	7	0.01	0.02	1	7	0.1	0.4	0.0
		かつお・昆布だし	100	2	0.3	Tr	0.3	(Tr)	0.01	0.01	Tr	3	Tr	—	0.1
		上白糖	3	12	0.0	0.0	3.0	(0)	(0)	(0)	(0)	0	Tr	(0)	0.0
		こいくちしょうゆ	6	5	0.5	0.0	0.5	0	0.00	0.01	0	2	0.1	(Tr)	0.9
		本みりん	3	7	0.0	Tr	1.3	(0)	Tr	0.0	0	0	0.0	—	0.0
	きゅうりの梅肉和え	きゅうり	30	4	0.3	0.0	0.9	8	0.01	0.01	4	8	0.1	0.3	0.0
		うめ 梅びしお	3	6	0.0	0.0	1.4	(0)	0.00	0.00	0	1	0.2	0.0	0.2
	果物	キウイフルーツ 緑肉種	50	26	0.5	0.1	6.7	2	0.01	0.01	36	13	0.2	1.3	0.0
	小計			774	30.5	16.8	129.9	183	0.64	0.45	58	244	6.0	7.3	3.1
	合計			2152	82.2	59.8	343.3	769	1.40	1.60	238	827	12.4	22.8	6.6

[作り方]
●スペイン風オムレツ
　①じゃがいもは5cm角のさいの目に切り，固茹でする．
　②たまねぎとにんじんは粗いみじん切り，ブロッコリーは小房に分けて固茹でする．
　③フライパンを熱してバターでたまねぎがしんなりするまで炒めたら，他の野菜とツナを加え，こしょうを入れた卵液を入れてかき混ぜて焼く．皿に盛り付けケチャップをかける．

●鮭のアーモンドスライス焼き
　①鮭は水気をふき取り，マヨネーズを塗り，アーモンドスライスをまぶしつける．天板に並べて，オーブントースターで5〜6分くらい火が通るまで焼く．

●豚肉の辛味焼き
　①豚肉は下味の調味料をからめて20分程度置く．
　②かいわれだいこんは半分に切り，にんじん，ねぎ，だいこんは，せん切りにして冷水につける．
　③中華鍋を熱して油を入れ，肉の汁気をとって両面を焼き，下味の調味料を加えて，火を弱めにして味をからめる．
　④しその葉はせん切りにする．
　⑤③の肉を薄切りにして野菜と和え，器に盛り付ける．

4. 評価と支援

　主食を3食欠かさずに摂るようになった．主食・主菜・副菜のバランスを考えるようになった．

　望ましい栄養・食事量を理解し，栄養バランスのとれた食生活を実践できるよう支援を継続する．

テーマ② 15歳男子の栄養アセスメントと食事計画

氏名		年齢：15歳	性別：男	家族構成：父・母・弟(10歳)
身体状況		身長：170 cm　体重：58.0 kg 標準体重：59.2 kg　　肥満度：−2% 身体徴候(朝，起きられない，日中あくびがでる)　　既往歴：なし		
生活状況		最寄り駅まで自転車で30分．電車で通学している．美術部に 所属している． 夜遅くまで動画を観ているため，朝はなかなか起きられない．	身体活動レベル：ふつうⅡ	
食生活状況		起床時間が遅いため，朝食を欠食することが多い． そのため高校の売店で菓子パンを購入してお腹を満たしている．		
栄養アセスメント と短期目標		不規則な生活習慣を原因とした欠食がみられる． 23時までに就寝し，朝食を必ず摂ることを心がける．		

【食事計画】
目標：生活リズムを整え，朝食を摂る習慣を身につける

1. エネルギー・栄養素摂取基準

栄養素	エネルギー (kcal)	たんぱく質 [推奨量は55] (g)	脂質 (g)	炭水 化物 (g)	ビタミン					カル シウム (mg)	鉄 (mg)	食物 繊維 総量 (g)	食塩 相当量 (g)
					脂溶性	水溶性							
					A (μgRAE)	B₁ (mg)	B₂ (mg)	C (mg)					
基準	2800	91.0〜 140.0	62.2〜 93.3	350.0〜 455.0	900	1.5	1.7	100		800	10	19以上	7.5未満

栄養素	エネルギー産生栄養素バランス(%エネルギー)(目標量)				n−6系 脂肪酸 (g)	n−3系 脂肪酸 (g)	穀類 エネルギー比 率(%エネルギー)	動物性 たんぱく質比 (%)
	たんぱく質	脂質		炭水化物				
			飽和脂肪酸					
基準	13〜20	20〜30	8以下	50〜65	13 (目安量)	2.1 (目安量)	50〜60	40〜50

2. 食品の組み合わせ

食品群	1群	2群	3群	4群	5群	6群	合計
6つの 基礎食品	魚・肉・卵・大豆 大豆製品	牛乳・乳製品 小魚・海藻類	緑黄色野菜	淡色野菜・ 果物	穀類・いも類・ 砂糖	油脂類・脂肪の 多い食品	
基準量(点数)	5	3	2		21	3	34

3. モデル献立(15歳女子の献立からの献立展開)

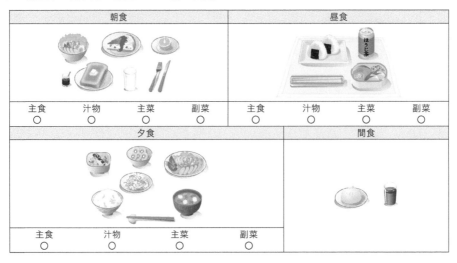

テーマ② 15歳男子の献立（15歳女子の献立からの展開）

| 区分 | 15歳・女子・身体活動レベル（Ⅱ） | | | 15歳・男子・身体活動レベル（Ⅱ） | | |
	料理名	食品名	重量(g)	料理名	食品名	重量(g)
朝食	トースト	食パン・プロセスチーズ	100・15	トースト	食パン・プロセスチーズ	120・15
		ブルーベリージャム	15		ブルーベリージャム	25
	牛乳	普通牛乳	206	牛乳		
	スペイン風	鶏卵・じゃがいも	45・30	スペイン風		
	オムレツ	たまねぎ・にんじん	15・10	オムレツ		
		ブロッコリー・ツナ	15・5			
		食塩・こしょう　白・有塩バター	0.2・0.02・5		基本献立と同じ	
		パセリ	1			
		トマトケチャップ	6			
	トマトドレッシング	レタス・チコリ	10・10	トマトドレッシング		
	のグリーンサラダ	糸みつば・かいわれだいこん	5・5	のグリーンサラダ		
		きゅうり	20			
		穀物酢・調合油・食塩	4・8・0.2			
		こしょう　白・上白糖・トマト	0.02・0.5・15			
	果物	オレンジ	100	果物		
昼食 （弁当）	おにぎり	精白米	120	おにぎり	精白米	140
		かつお節	2		かつお節	3
		こいくちしょうゆ・焼きのり	1・2		こいくちしょうゆ・焼きのり	1・2
	ほうじ茶	ほうじ茶	200	ほうじ茶		
	鮭のアーモンド	さけ・マヨネーズ	40・3	鮭のアーモンド		
	スライス焼き	アーモンド（乾）	4	スライス焼き		
	かぼちゃの	かぼちゃ・干しぶどう	40・5	かぼちゃの	基本献立と同じ	
	茶巾絞り	だし汁	40	茶巾絞り		
		食塩・上白糖・本みりん	0.1・2・2			
	小松菜の	こまつな・ほんしめじ	40・5	小松菜の		
	ごま和え	ごま・こいくちしょうゆ・上白糖	3・3・2	ごま和え		
	野菜	ミニトマト・ブロッコリー	15・15	野菜		
	果物	りんご	70	果物		
夕食	ご飯	精白米	120	ご飯	精白米	140
	みそ汁	しじみ・だし汁	20・150	みそ汁	基本献立と同じ	
		赤色辛みそ	6			
	豚肉の辛味焼き	豚もも　皮下脂肪なし	40	豚肉の辛味焼き	ぶた　かたロース　赤肉	60
	（下味）	しょうが・こいくちしょうゆ	3・3	（下味）	しょうが・こいくちしょうゆ	3・3
		料理酒・上白糖・ごま	6・4・3		料理酒・上白糖・ごま	6・4・3
		豆板醤・油	1・5		豆板醤・調合油	1・5
		かいわれだいこん・ねぎ	5・5		かいわれだいこん・ねぎ	5・5
		にんじん・だいこん・しそ　葉	20・40・1		にんじん・だいこん・しそ　葉	20・40・1
	里芋と生揚げ	さといも・生揚げ	60・30	里芋と生揚げ		
	の煮物	ほんしめじ・たけのこ	5・30	の煮物		
		さやいんげん	15			
		だし汁・上白糖	100・3		基本献立と同じ	
		こいくちしょうゆ・本みりん	6・3			
	きゅうりの	きゅうり・梅びしお	30・3	きゅうりの		
	梅肉和え			梅肉和え		
	果物	キウイフルーツ　緑肉種	50	果物		
				間食	菓子　あんまん	90
					オレンジジュース　オレンジストレートジュース	200

エネルギー　2152 kcal，たんぱく質　82.2 g，炭水化物　343.3 g，脂質　59.8 g，カルシウム　827 mg，鉄　12.4 mg | エネルギー　2695 kcal，たんぱく質　94.2 g，炭水化物　456.5 g，脂質　66.0 g，カルシウム　901 mg，鉄　14.0 mg

4. 評価と支援

就寝時間を守ることにより，朝の目覚めが良くなり，朝食を摂るようになった．

本人だけでなく，家族も規則正しい生活を送るように配慮する．

第7章

成人期の栄養管理

7.1 成人期の特性

　成人期は，20歳くらいから老年期(高齢期)の前までの約40年間をいうが，年齢により，青年期(18〜29歳)，壮年期(30〜49歳)，中年(実年)期(50〜64歳)の3つに区分される．青年期は体力的に最も充実しており，精神的な成熟や充実を図る時期である．壮年期は社会的にはそれなりの役割を担う一方，基礎代謝量の低下，身体活動の低下，筋肉量の低下など，エネルギーの摂取量と消費量のバランスが取れず，肥満傾向になりやすい．中年(実年)期は，身体的体力は徐々に衰え，すべての臓器で機能低下がみられるようになる．身体面と精神面のバランスに配慮する必要がある．

　このように，成人期は，年代の幅が広いことから個々の身体状況は成熟と衰退が混在した状態である．また，生活環境がさまざまで家庭と家族，職場と人間関係，社会背景などが異なる中で，それぞれが妥協しながらも個性的に生きている．現代人の生活リズムは，自然の生態リズムに逆行していく傾向にあり食に対する価値観も多様化し，意識も行動も変わりつつある．

　近年，経済機構や労働機構も大きく変化し，労働の概念も変容を余儀なくされている．職種によっては，海外・国内を問わず単身赴任者または家族ぐるみでの転勤が増えている．長い間の生活習慣を変えることは中年以降の世帯やある程度定着した家族には厳しい．

　また，現代では，朝起きて夜寝るという自然界における生体リズム(サーカディアン・リズム)に逆らって仕事をしている労働者(医師，看護師，ドライバー，警備員，コンビニエンスストア関係，種々のサービス業従事者など)が増加の傾向にあり，また，日本人の労働は，一見，楽になったように思えるが精神的なストレスを伴うような職種は増加の傾向にある．余暇時間も豊かではなく，疲労回復しないまま「慢性疲労症候群」なる病名がクローズアップされた．消費エネルギーの側面からは肉体労働のウエイトは軽くなり，かつての労働強度の分類は，運動も休養も包含された身体活動レベルに変えられた．

　健全な衣・食・住の環境を確保し，穏やかな人間関係を楽しみ，栄養・運動・休養のバランスをとり，いかに健康生活を送り，長寿をまっとうするかは，地球規模での国際社会の責任であり，個々人の認識と努力にかかっているといえよう．

　2000年8月労働省(現厚生労働省)で「事業場における労働者の心の健康づくりのための指針」が出された．これは，勤労者にとって昨今の環境要因の変化，すなわちわが国の人口構成が高齢化に向かう中で，労働力人口に占める高齢労働者の割合も増加していることから，企業においても労働者が健康でその能力を十分に発揮できる職場環境を形成，またその一方，近年の技術革新の進展，就業形態の多様化など勤労者にストレスを生じさせ，職場不適応を起こす場合もあり，心の問題が勤労者の身体的な健康に与えることも少なくない．勤労者の心身両面にわたる健康維持・増進措置の積極的な推進をこの指針では呼びかけている．

A. 社会的特性

　成人期は労働人口の大部分を占めている．労働の内容は，労働意識や産業構造の変化により肉体的には軽減され，身体活動レベルが高くない者が多くなっている．移動の手段は車ばかりでスポーツはゴルフをたまに…といった運動のほとんどない生活は生活習慣病の根元ともなっている．単身赴任による生活スタイルの乱れはそれらを助長している．

B. 精神的特性

　産業構造の変化によるハイテクの導入，単身赴任や海外赴任，終身雇用の見直し，職場環境や複雑な人間関係からくる精神的ストレスは増大している．

　人生の折り返し点にあたるこの時期は，身体的変化と社会からの要請に対して自分の生き方を再調整し，また，意識・価値観に個人差はあるが老後の準備も始められる．

C. 生理的特性

　身体の老化は，個人差があっても加齢により着実に進む．臓器予備力や免疫力が低下し，適応能力も減退する．運動習慣のない生活は退化に拍車をかける．基礎代謝量も低下し，肥満をきっかけに糖尿病などの慢性疾患やがんなどが増加する．

D. 行動特性

　日常の身体活動レベルも低下してくる．それに比べて食環境における選択肢は多種多様で，個々人は飽食を満喫している．健康を意識し，習慣を改善する意欲もあり，毎年人間ドックを受診する人は増加傾向であるものの，行動に移し自己管理するまでには至らない．ストレス解消のために飲酒，喫煙，過食に頼ることが多く，不規則な生活習慣・運動不足とあいまって生活習慣病の発症を早めている．

E. 栄養トラブル

　厚生労働省は，生活習慣病発症の要因について，①加齢などを含めた「遺伝的要因」，②病原体や有害物質，ストレスなどの「外部環境要因」，③食習慣や運動習慣などの「生活習慣要因」の3つを挙げている．また，疾病予防には，食生活，運動，喫煙，飲酒，休養などの生活習慣に対する改善を勧めている．ここでは現在死因の6割を占める，がん，心臓病，脳卒中を中心に，これらの危険因子ともなる肥満，糖尿病，脂質異常症，高血圧についてその予防対策を栄養管理の側面から7.2節にまとめた．

A. がん，心臓病，脳卒中の予防

ⓐ がん

　近年，肺がん，大腸がん，乳がんが増加している．肺がんは喫煙とのかかわり，大腸がんと乳がんは，食生活の欧米化による動物性脂肪の摂取量の増加，食物繊維の不足との関連が，また肝がん，胆のう・胆管がん，膵臓がんは飲酒との関係が指摘されている．また，免疫力の低下した高齢者のがん，複数発症する多発性のがんなどが問題となっている．がんの予防の基本は，栄養・運動・休養と定期検診による早期発見である．

ⓑ 脳卒中

　脳卒中は，「脳出血」と「脳梗塞」に大別されるが，現在では脳梗塞が多い．危険因子として，高血圧，脂質異常症，糖尿病，喫煙やストレスなどが挙げられる．これらの誘因を除去することが重要となる．

ⓒ 心臓病（虚血性心疾患）

　心臓病の中でも「狭心症」や「心筋梗塞」のような虚血性心疾患が主流になっている．危険因子として，脳卒中と同様に喫煙や高血圧，脂質異常症，糖尿病，ストレスなどが挙げられる．

B. 慢性疾患の予防

ⓐ 肥満と肥満症

（1）肥満の定義　「肥満とは身体に占める脂肪組織が過剰に蓄積した状態」と定義され，必ずしも体重が重いことを意味しない．肥満症は何らかの病気が合併している場合をいう．

（2）肥満の分類

①成長期肥満と成人期肥満：成長期肥満は脂肪細胞の増殖と肥大を伴い，成人期肥満は脂肪細胞の肥大のみが発現するもので，後者のほうがコントロールしやすい．

②内臓型肥満と皮下脂肪型肥満（図 7.1）：内臓型肥満は，上半身型（りんご型）肥満ともいわれ，糖尿病，脂質異常症，高血圧などの合併症を生じやすい（図 7.2）．皮下脂肪型は，下半身型（洋なし型）といわれ，単純性のものが多い．若い女性の肥満は皮下脂肪型で，母性としての生理的なものであることが多い．

（3）原因（誘因）　肥満の原因としては，体質的なもの，食行動，心理的なものなど，さまざまな要因が考えられる（表 7.1）．

（4）肥満の判定　肥満の様相は各個人で異なる．一般的には体重や体型，体脂肪，体脂肪分布などの指標や疾病の有無などから総合的に判定する（表 7.2 および p.8 参照）．

（5）予防と改善対策（ダイエット法）のポイント

①肥満の判定は総合的に：BMI による肥満の判定基準にしたがって自分の位置を確認する．BMI ＝ 25以上の肥満かどうか．（病気を伴っている場合は肥満症として治療を受ける）．また，肥満のタイプや体脂肪率なども考慮して総合的に判断する．体重コントロールの最終目標は美容体重ではなく健康体重であることを認識する．

②食生活のチェック：1 日の摂取エネルギーは適正かどうか，また，特に中性脂肪として蓄積しやすい

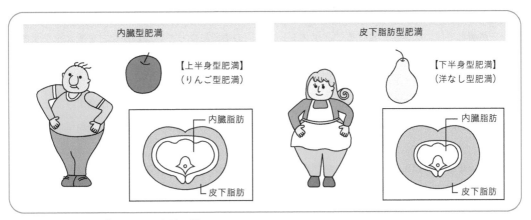

図●7.1 内臓型肥満と皮下脂肪型肥満

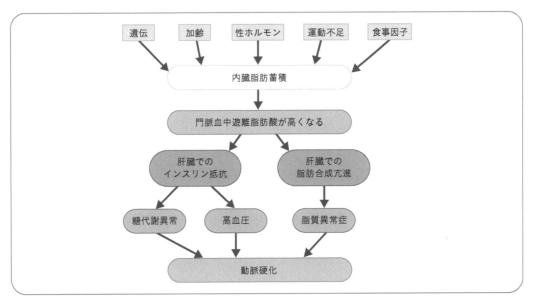

図●7.2 内臓脂肪蓄積因子と生活習慣病
[参考：徳永勝人，新版肥満の臨床医学(池田義雄ほか編)，朝倉書店(1993)]

表●7.1 肥満の原因

①体質(遺伝)，家族性
②食欲中枢異常(インスリン分泌異常など)
③生理(基礎代謝低下)
④食環境(飽食，生活・食事時間不規則)
⑤食行動(過食・間食・夜食・外食・偏食)
⑥労働・運動不足
⑦心理(欲求不満・情緒障害)
⑧心身のストレス

表●7.2 肥満の判定基準

BMI	判定基準
18.5 未満	低体重(やせ)
18.5 以上 25 未満	普通体重
25 以上 30 未満	肥満(1 度)
30 以上 35 未満	肥満(2 度)
35 以上 40 未満	肥満(3 度)
40 以上	肥満(4 度)

[日本肥満学会，2016]

脂質，糖質，甘味，アルコールの過剰摂取はないか，欠食・偏食・間食・夜食などによって栄養バランスが壊れてはいないか，食べることがストレス解消の手段になっていないかなどをチェックする．「食事は3～4回に分けて，腹8分目，夜は早めに控えめに，ゆっくりとよくかんで」が原則である．

③身体活動のチェック：1日の消費エネルギーは適正か，日常的に運動習慣があるかどうかをチェックする．運動によってエネルギーを消費するだけではなく，筋力がつき，基礎代謝が高まり，それがエネルギー代謝を高めるといわれている．身体をこまめに動かすことも体重コントロールには欠かせない．

④体質遺伝など：両親またはどちらかが肥満（体質遺伝）か，生活習慣や食習慣が同じ家族性肥満か，子どもの頃に肥満していたか（脂肪細胞の数が増加している）をチェックする．小食なのにやせないと思うのは，体質的なものか，または自分では小食のつもりでも，実は消費エネルギーに対して過食であったなど認識にずれがあることがある．

減量の必要があれば，以上①～④のことを踏まえて，日常生活の中で無理なく実行でき，しかも長続きする対策を考える．性・年齢・身体活動量を考慮し，標準体重1kgあたり25～35kcal程度とする．体重は，初めから最終目標に挑戦するのではなく，1か月に1～2kgを減量の目安にする．心理的な食に対する欲求不満は過食やリバウンドにつながるおそれがある．

なお，適正な摂取エネルギーをとるための栄養管理の目安として，本書では第2章に当面目標とすべきBMIの範囲，個人の推定エネルギー必要量算出法，食品の組み合わせ法（6つの基礎食品別適正点数表）をのせた（p.30～32）．このほか，「食事バランスガイド」（p.10）などが挙げられる．

なお，本書では，「10.1 身体活動と栄養」で，健康づくりのための身体活動量の目安や基準について概説し，さらに，生活活動記録による総エネルギー消費量の推定や，減量のために必要な身体活動量を考察するページを設けている（p.205）．

ⓑ 糖尿病

肝臓から血液中に運ばれるブドウ糖（血糖）は，インスリンの作用によって筋肉などの組織中に取り込まれ，血糖値が低下する仕組みになっている．インスリンの作用が低下すると，血糖値が高くなり，閾値を超えると尿中に排泄される．この病態を糖尿病という．糖尿病には，1型（インスリン依存型）と2型（インスリン非依存型）に大別される．前者は若い世代にも多くみられ，後者は遺伝因子のほか，生活習慣の乱れや肥満を機に発症しやすい．肥満者は，エネルギーの過剰摂取と運動不足による肥満を解消することが重要である．また，加齢による耐糖能低下はインスリン感受性低下やインスリンの作用不足をきたし，高血糖を招く．また，糖尿病が進むと視力障害，神経障害，腎臓障害などの合併症をもつことになる．予防と早期治療が望ましい．糖尿病のための食事療法としては，日本糖尿病学会による「糖尿病食事療法のための食品交換表」がある．

ⓒ 脂質異常症

血漿中の脂質には，コレステロール，中性脂肪，リン脂質，遊離脂肪酸などがあり，これらのいずれかが高い場合を脂質異常症という．なお，脂肪は，遊離脂肪酸を除いて疎水性であるため，血漿の中ではアポたんぱくやリン脂質と結合して「リポたんぱく」の形で存在している．「リポたんぱく」は，その大きさや比重によって分類されている．おもなリポたんぱくとその働きを図7.3に示す．

（1）コレステロール　　コレステロールは，身体の細胞膜の構成成分であり，胆汁酸やステロイドホルモン（性ホルモン）の材料でもあり，人体にとって欠かすことのできない物質である．

①低比重コレステロール（LDLコレステロール）：組成の約45％がコレステロール．多すぎると血管壁

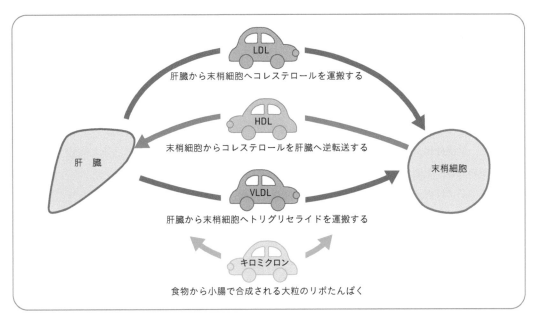

図●7.3 おもな脂質とリポたんぱくの役割

に沈着し動脈硬化，脳梗塞などの誘因になり，不足すると血管は脆弱となり，脳出血などにつながる．

　食物由来のコレステロールは約20%で，食物からの摂取量の多少により自動的に体内合成が調整されている．肥満や飽和脂肪酸はLDLコレステロールの合成を促進させ，多価不飽和脂肪酸，食物繊維，運動は合成を低下させる．

　血中LDLコレステロール値が高い場合は，コレステロールの多い卵，魚卵，レバー，バターなどの摂取は控える．卵黄はコレステロールを多く含む食品の代表格であるが，栄養補給のためには1週間に3〜4個ぐらいは摂るように薦められており，牛乳も1日に200〜400 mLくらいは問題ないといわれている．魚介類やいか，えび，かになどに含まれるステロール類は腸管でのコレステロールの吸収を抑制する．また，アミノ酸の一種であるタウリンが含まれており，肝臓でコレステロールから胆汁酸をつくるのを促進し，結果的にコレステロールを下げるといわれている．食物繊維は腸管内で胆汁酸やコレステロールを吸着して便中に排泄して，吸収を抑制する．

②高比重コレステロール(HDLコレステロール)：HDLコレステロールは，末梢細胞からコレステロールを取り除く働きをする．中性脂肪が高いと低下し，運動や適量な飲酒(日本酒1合ぐらい)で増える．

(2)中性脂肪　　中性脂肪は，遺伝的要因もあるが，一般に食事療法と最もよく反応する脂質異常症で運動にも比較的よく反応する．最近，軽度中性脂肪高値，低HDLコレステロール，耐糖能低下，高血圧を伴った例で冠状動脈硬化が進展していることなどが明らかにされ，重要性が指摘されている．

①超低比重コレステロール(VLDLコレステロール)：組成は中性脂肪(トリグリセライド，TG)が約50%，コレステロール20%である．エネルギー源としての役割が大きいが，エネルギーとして利用されない分は，肝臓や脂肪細胞に取り込まれ蓄積される．過剰な分は脂肪肝や肥満，動脈硬化につながる．脂質のほか炭水化物，たんぱく質，アルコールからも肝臓で中性脂肪に合成される．中性脂肪の高い人は運動不足(有酸素運動)などにより中性脂肪を分解するリパーゼ活性も落ちるといわれてい

る.

②キロミクロン：組成は中性脂肪が80%以上を占める．小粒の中性脂肪の増加により大粒のキロミクロンが増える．

d 高血圧

高血圧は，腎臓病などによって起こる症候性のものより，8～9割は原因のはっきりしない本態性高血圧である．しかし，高血圧を起こしやすい要因には，寒冷刺激による血管の収縮，肥満，糖尿病，脂質異常症，動脈硬化，怒り，過労，喫煙，食塩のとり過ぎなどがあげられている．次に要点を挙げる．

①肥満があれば，肥満の解消，適正体重の保持に努める．

②高血圧予防には塩分摂取を6g/日未満（日本高血圧学会，高血圧治療ガイドライン2019）

・血液中のナトリウムは，血管壁に入って周りの水分を取り込むので血管の内腔が狭くなる．

・血管壁のナトリウムは，血圧上昇ホルモン（バソプレッシン）の分泌を促進する．

・血液中のナトリウム量が増えると血液の浸透圧が高まり，細胞内の水分が出て血液量を増やす．

③食塩はカリウムとのバランスが重要で，いも類，野菜類，果物などカリウムの多い食品とのバランスをとる．

2018年の国民健康・栄養調査によると，成人期の食塩平均摂取量は，男性の20歳代10.8g，30歳代10.8g，40歳代10.7g，50歳代11.0g，60歳代11.6gと高く，目標の7.5gを上回っている．女性も20歳代8.8g，30歳代9.1g，40歳代8.7g，50歳代9.4g，60歳代9.9gと，目標の6.5gを超えている．

食品群別の食塩摂取量では，しょうゆ，みそ，塩などの調味料によるものが約7割を占めており，調味料のとり方に工夫がほしい．また加工品（魚介類，漬物など）の摂取についても注意が必要である．

C. アルコールによる障害の予防

a 節度ある適度な飲酒

アルコールは適量であれば，楽しみやストレス解消やコミュニケーションに一役買ったり，HDLコレステロールを高めたり利点もあるが，過度の飲酒は，肝臓・膵臓障害やアルコール中毒やアルコール依存症など心身に悪影響を与えるほか，いろいろな社会問題を引き起こすことにもなる．

2018年の国民健康・栄養調査によると，成人期で飲酒習慣のある者は男性20歳代9%，30歳代は約14%，40歳代約19%，50～60歳代で約19～22%である．女性は20～50歳代で約9～16%，60歳代は約8%である．

「健康日本21（第二次）」では次のような目標を掲げている．

①生活習慣病のリスクを高める量を飲酒している者（1日当たりの純アルコール摂取量が男性40g以上，女性20g以上の者）の割合の減少→男性13%，女性6.4%（令和4年度）．

②未成年者の飲酒をなくす．

③妊娠中の飲酒をなくす．

b アルコールの吸収と処理

アルコールは1～2時間で，20%程度が胃から，残りは小腸上部から吸収され，門脈を経て肝臓に入り100%処理される．処理能力は成人の場合，体重1kgあたり1時間につき0.1gである．日本酒1合中にアルコール22gを含むものとすると体重60kgの人は，1日に約6合が限界．この場合ほかの栄養素を分解する余力はない．

$$0.1\,\mathrm{g} \times 60\,\mathrm{kg} = 6\,\mathrm{g} \quad 6\,\mathrm{g} \times 24\,\text{時間} = 144\,\mathrm{g} \quad 144 \div 22 = 6.5 \div 6\,\text{合}$$

アルコールの分解能力は，酒豪タイプほど大きく，下戸タイプほど小さい．ほどほどタイプはすすめられれば飲めることから問題を起こしやすい．女性は男性の 2/3 程度．

c 女性とアルコール

・女性ホルモンは，アルコールの中間分解物質のアセトアルデヒドの分解を抑制する作用をもつので肝臓障害を起こしやすい．

・皮下脂肪細胞に蓄えられ体外に出にくい．

・女性はキッチンドリンカーなどでアルコール依存症になりやすい．

・ダイエット中は栄養のバランスがこわれて肝臓機能も低下していることが多い．生理前はとくに負担がかかる．

・妊娠中の飲酒は，胎児性アルコール症候群(小頭症などの奇形や，子宮内胎児発育遅延，中枢神経系の異常など)を引き起こすおそれがある．授乳中は母乳に移行するので注意．

d アルコール濃度とエネルギー(表 7.3)

アルコールは，醸造酒，蒸留酒，再製酒に分類される．醸造酒，再製酒は若干の糖質が含まれているが，エネルギー値は，ほぼアルコール濃度で決まる．個々に肝臓のアルコール分解能力や健康状態などから適度な飲酒量を決めて楽しく飲む習慣をつけたいものである．

表●7.3 アルコール量とエネルギー(100 mL 中)

種類		品名など	濃度(%)	純アルコール*(g)	エネルギー(kcal)	備考(mL)	
醸造酒	ビール	淡色	4.6	3.7	39	小缶	350
		黒色	5.3	4.2	45	中缶	500
		スタウト	7.6	5.9	62	大瓶	630
	発泡酒		5.3	4.2	44		
	清酒	吟醸酒	15.7	12.5	103	銚子1本	150
	ワイン	白	11.4	9.1	75	ワイングラス	60
		赤	11.6	9.3	68	コップ	200
蒸留酒	焼酎	乙類	25.0	20.5	144	1合	180
	ウイスキー	特級	40.0	33.4	234	シングル	30
	ブランデー	一級	40.0	33.4	234	ダブル	60
	ウオッカ		40.4	33.8	237		
再製酒	梅酒		13.0	10.2	155		

＊アルコール濃度×0.8 アルコール比重(日本食品標準成分表 2020 年版(八訂))

7.3 成人期の食事摂取基準(2020 年版)

A. 食事摂取基準(表 7.4)

a BMI および推定エネルギー必要量

エネルギー消費量が低下すると，体力が低下したり，疲労しやすくなり，肥満，高血圧，虚血性心疾患，糖尿病，脂質異常症などの生活習慣病の誘因となる．また，基礎代謝量は加齢とともに低下してくる．日常のライフスタイルを再検討し，エネルギー消費量を望ましいレベル，すなわち，身体活動レベ

年齢		18〜29 歳		30〜49 歳		50〜64 歳	
性別		男	女	男	女	男	女
参照身長(cm)		171.0	158.0	171.0	158.0	169.0	155.8
参照体重(kg)		64.5	50.3	68.1	53.0	68.0	53.8
BMI(kg/m²)	目標とする範囲	18.5〜24.9				20.0〜24.9	
エネルギー(kcal/日)	推定エネルギー必要量	2650	2000	2700	2050	2600	1950
たんぱく質(g/日)	推奨量	65	50	65	50	65	50
(%エネルギー)	目標量	13〜20				14〜20	
脂質(%エネルギー)	目標量	20〜30					
ビタミン B₁(mg/日)	推奨量	1.4	1.1	1.4	1.1	1.3	1.1
ビタミン B₂(mg/日)	推奨量	1.6	1.2	1.6	1.2	1.5	1.2
ビタミン C(mg/日)	推奨量	100	100	100	100	100	100
ビタミン A(μgRAE/日)	推奨量	850	650	900	700	900	700
	耐容上限量	2700					
カルシウム(mg/日)	推奨量	800	650	750	650	750	650
	耐容上限量	2500					
鉄(mg/日)	推奨量	7.5	6.5　10.5*	7.5	6.5　10.5*	7.5	6.5　11.0*
	耐容上限量	50	40	50	40	50	40

＊月経あり

ルⅡ(ふつう)まで上げることが生活習慣病の予防にもなる．推定エネルギー必要量は，個々人のエネルギー消費量に応じた量であり，エネルギー必要量は総エネルギー消費量に等しい．したがって，エネルギー必要量よりもエネルギー摂取量が過剰であると，消費されないエネルギー基質は中性脂肪として脂肪組織に蓄積され，体重増加と体脂肪の増加，長期的な肥満が顕在化し，生活習慣病の危険因子となる．一方，エネルギー消費量よりもエネルギー摂取量が少ないと，脂肪細胞における脂肪の蓄積低下や筋肉などにおける体たんぱく質量の低下に陥り，生体機能や生活の質を低下させ，感染症やがんへの罹患のリスクを高める．成人では，体重が適正な場合，エネルギー消費量と推定エネルギー必要量は等量が望ましい．目標とする BMI の範囲は，18 〜 49 歳で 18.5 〜 24.9，50 〜 64 歳で 20.0 〜 24.9 とされている．

ⓑ 脂質

血中総コレステロール値および中性脂肪(トリグリセリド)は 60 歳代頃まで増加する．脂質の過剰摂取は，肥満，メタボリックシンドローム，さらに冠動脈疾患などのリスクを増加させる．したがって，予防のためにも目標量は脂肪エネルギー比率 20 〜 30%エネルギーとされている．また，脂肪酸の比率も適正に摂取することが大切で(表 7.5)，飽和脂肪酸の目標量は 7%エネルギー以下，摂取量が少なすぎると脳出血のリスクが高くなり，一方，多すぎると冠動脈心疾患のリスクが高くなる．また，n-3 系脂肪酸の中で EPA および DHA は，冠動脈疾患の予防から 1 g/日以上摂取することが望ましいとされている．コレステロールは過剰摂取の習慣により虚血性心疾患やがん罹患が危惧されるため，摂取量は低めに抑えることが望ましい．また脂質異常症の重症化予防の目的からは，コレステロールの摂取量

表●7.5　おもな脂肪酸を多く含む食品の脂肪酸量（可食部 100 g あたりの脂肪酸）

食品名	飽和脂肪酸 (S)	不飽和脂肪酸		n-6 系	n-3 系		
		一価 (M)	多価 (P)	リノール酸	α-リノレイン酸	イコサペンタエン酸	ドコサヘキサエン酸
	(g)	(g)	(g)	(mg)	(mg)	(mg)	(mg)
オリーブ油	13.3	74.0	7.2	6.6	0.60	0	0
ごま油	15.0	37.6	41.2	41.0	0.31	0	0
サフラワー油　ハイリノール	9.3	12.9	70.2	70.0	0.22	0	0
サフラワー油　ハイオレイック	7.4	73.2	13.6	13.0	0.21	0	0
大豆油	14.9	22.1	55.8	50.0	6.10	0	0
調合油	11.0	41.1	40.9	34.0	6.80	0	0
なたね油	7.1	60.1	26.1	19.0	7.50	0	0
とうもろこし油	13.0	28.0	51.6	51.0	0.76	0	0
パーム油	47.1	36.7	9.2	9.0	0.19	0	0
マーガリン　家庭用　有塩	23.0	39.3	13.0	12.0	1.20	0	0
鶏卵　全卵	3.1	4.3	1.4	1.1	0.03	0.00	0.07
鶏卵　卵黄	9.4	13.0	4.5	3.4	0.10	0.00	0.23
マヨネーズ　全卵型	6.1	39.8	23.5	27.0	4.90	0	0.03
牛脂	41.1	45.0	3.6	3.3	0.17	0	0
有塩バター	50.5	18.0	2.1	1.7	0.28	0	0
普通牛乳	2.3	0.9	0.1	0.1	0.01	0.00	Tr
プロセスチーズ	16.0	6.8	0.6	0.4	0.17	—	—
和牛　かたロース　脂身つき	(12.2)	(20.2)	(1.1)	(0.9)	(0.05)	(0)	(0)
ぶた　かたロース　脂身つき〔中型〕	7.4	8.4	2.0	1.7	0.08	0	0.01
にわとり　手羽　皮つき	2.1	4.8	2.3	2.1	0.07	0	0.02
まあじ　皮なし　生	1.0	0.9	1.0	0.0	0.01	0.26	0.48
まいわし　生	2.6	1.9	2.5	0.1	0.06	0.78	0.87
くろまぐろ　脂身	5.9	10.2	6.4	0.3	0.21	1.40	3.20
まさば　生	4.6	5.0	2.7	0.1	0.06	0.69	0.97
さんま　皮なし　生	4.7	10.2	6.1	0.3	0.27	1.40	2.10
糸引き納豆	(1.5)	(2.2)	(5.7)	(15.0)	(0.67)	(0)	(0)
アーモンド　いり　無塩	(4.1)	(35.1)	(12.7)	(13.0)	(0.01)	—	—
ごま　いり	7.6	19.1	22.6	22.0	0.16	0	0

S：saturated fatty acid, M：monounsaturated fatty acid, P：poly un-saturated fatty acid. 脂肪酸の望ましい摂取比率（SMP 比）として, S：M：P＝3：4：3 とされている.
［資料：日本食品標準成分表 2020 年版(八訂)］

を 200 mg/日未満に抑えることが望ましい.

ⓒ たんぱく質

　成人期には，成長してきた身体が停止し，体構成成分が平衡状態になり，良質たんぱく質維持必要量は 0.66 g/kg 体重/日，日常食混合たんぱく質消化率は 90%，個人間変動を考慮し，たんぱく質推奨量は男性 65 g/日，女性 50 g/日である．たんぱく質の必要量はエネルギーが平衡状態であっても，身体活動が低下している者や低体重の者は，基準量のたんぱく質量を摂取しても不足する場合がある．運動不足は体たんぱく質の異化状態を招き，適切な運動は食事性たんぱく質の利用効率を高め，激しい運動はたんぱく質分解を亢進させる．たんぱく質エネルギー比率が 20%エネルギーを超えた場合，インスリンの感受性低下，カルシウム・シュウ酸塩などの尿排泄増加，骨吸収増加，血漿グルタミン酸の濃度低下が起きる.

ⓓ ビタミン

　p.29 表 2.12 および付表を参照.

①カルシウム：カルシウムは体重の 1 ～ 2％で，その体内カルシウムの 99％は骨や歯の構成成分として存在し，残りの約 1％は血液，組織液，細胞に含まれる．骨は形成と吸収のバランスがとれた平衡状態であるが，骨量は 30 歳以降，徐々に減少するといわれている．この時期に十分な骨量を得るためのカルシウム摂取量が必要である．カルシウムの推奨量は p.29 表 2.12 および付表参照．

②その他のミネラルは付表参照．

7.4 成人期の栄養管理のステップ

栄養アセスメントにより，対象の身体状況を把握したうえで，栄養管理計画を立て，献立を作成する．思春期に始まった急速な成長（発育急進期）も終息に向かい，身体の発育・成長がほぼ成熟し，諸臓器も完成し，体格は強固で，一生のうちで最も健康的な時期である．壮年期に発症しやすい生活習慣病の予防対策をテーマに，以下の 3 段階に分けて，栄養管理計画を立て，献立作成を試みた．

■壮年期の生活習慣病予防の 3 段階

【第 1 段階】＜ 40 歳代＞，基準範囲内（健康の保持・増進）

・食事摂取基準の対象は，健康な個人ならびに健康な人を中心として構成されている集団とする．
・スポーツ選手など強度の高い運動を長時間行っている者は除く．
・体格（BMI）が，標準より著しく外れていない者（BMI 30 以上の者は除く）．

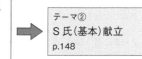

テーマ②
S 氏（基本）献立
p.148

【第 2 段階】＜ 50 歳代＞，保健指導レベル（生活習慣病の発症予防）

高血圧・脂質異常・高血糖，腎機能低下に関するリスクを有する場合に，対象とする範囲は，検査値が基準範囲内，もしくは保健指導レベル（表 7.6）にある者．高血圧・脂質異常・高血糖，腎機能低下に関するリスクを 1 つだけ有している．

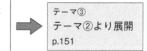

テーマ③
テーマ②より展開
p.151

【第 3 段階】＜ 60 歳代＞，保健指導レベル（生活習慣病の重症化予防）

高血圧・脂質異常・高血糖，腎機能低下に関するリスクを複数有している．

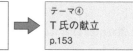

テーマ④
T 氏の献立
p.153

表●7.6 保健指導レベルの目安

高血圧	130 mmHg ≦ 収縮期血圧＜ 140 mmHg，または 85 mmHg ≦ 拡張期血圧＜ 90 mmHg
脂質異常	120 mg/dL ≦ LDL ＜ 140 mg/dL，または 150 mg/dL ≦ TG ＜ 300 mg/dL または HDL ＜ 40 mg/dL
高血糖	100 mg/dL ≦ 空腹時血糖＜ 126 mg/dL，または 5.6％ ≦ HbA1c ＜ 6.5％（NGSP）
腎機能低下	50 ≦ eGFR ＜ 60（mL/min/1.73 m²）（推算糸球体濾過量）

テーマ①　20 歳男性の栄養アセスメントと食事計画

氏名		年齢：20 歳	性別：男性	家族構成：本人(一人暮らし)
身体状況	身長：173 cm　　体重：63.5 kg 標準体重：65.8 kg　　BMI：21.2 kg/m² 身体徴候(健康　　　　　　　　　　　　　　　　　　　　　　　)　既往歴：なし			
生活状況	大学生．テニス週 2 回，家庭教師のアルバイト週 2 回		身体活動レベル：ふつうⅡ	
食生活状況	一人暮らしのため，出来合いの食品を買って済ますことが多く，こってりとした味付けの肉料理を好む傾向にある．昼はおもに学生食堂を利用している．			
栄養アセスメントと短期目標	手軽さやボリュームを優先し，栄養のバランスを意識していない．ビタミン・ミネラルが不足しがちな食事内容である．食事を選択する際は，栄養表示をみるようにし，野菜料理も加える．			

【食事計画】
目標：副菜，果物を取り入れ，ビタミン・ミネラルの補給を心がける

1．エネルギー・栄養素摂取基準

栄養素	エネルギー (kcal)	たんぱく質 [推奨量は 60] (g)	脂質 (g)	炭水化物 (g)	ビタミン					カルシウム (mg)	鉄 (mg)	食物繊維総量 (g)	食塩相当量 (g)
					脂溶性	水溶性							
					A (μgRAE)	B₁ (mg)	B₂ (mg)	C (mg)					
基準	2,650	99.4	73.6	397.5	850	1.4	1.6	100		800	7.5	21 以上	7.5 未満

栄養素	エネルギー産生栄養素バランス(%エネルギー)(目標量)				n-6 系脂肪酸 (g)	n-3 系脂肪酸 (g)	穀類エネルギー比率(%エネルギー)	動物性たんぱく質比 (%)
	たんぱく質	脂質		炭水化物				
			飽和脂肪酸					
基準	13～20 [15]	20～30 [25]	7 以下	50～65 [60]	11 (目安量)	2.0 (目安量)	50～60	40～50

表のたんぱく質/脂質の欄：B_1, B_2

2．食品の組み合わせ

食品群 6 つの基礎食品	1 群 魚・肉・卵・大豆・大豆製品	2 群 牛乳・乳製品・小魚・海藻類	3 群 緑黄色野菜	4 群 淡色野菜・果物	5 群 穀類・いも類・砂糖	6 群 油脂類・脂肪の多い食品	合計
基準量(点数)	5	2	3	21		2	33

3．モデル献立(予定献立)

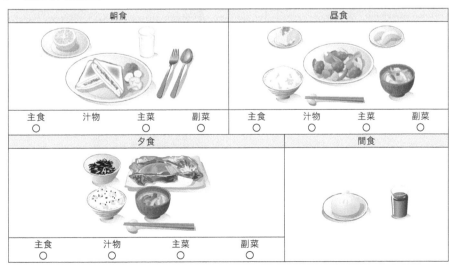

朝食				昼食			
主食 ○	汁物 ○	主菜 ○	副菜 ○	主食 ○	汁物 ○	主菜 ○	副菜 ○

夕食				間食
主食 ○	汁物 ○	主菜 ○	副菜 ○	

テーマ① 20歳男子の献立

区分	料理名	食品名	重量 (g)	エネルギー (kcal)	たんぱく質 (g)	脂質 (g)	炭水化物 (g)	ビタミン 脂溶性 A (μg)	B₁ (mg)	B₂ (mg)	C (mg)	カルシウム (mg)	鉄 (mg)	食物繊維総量 (g)	食塩相当量 (g)
朝食	ホットサンド	食パン	120	298	10.7	4.9	55.7	0	0.08	0.06	0	26	0.6	5.0	1.4
		鶏卵 全卵	50	71	6.1	5.1	0.2	105	0.03	0.19	0	23	0.8	0.0	0.2
		ロースハム	20	42	3.7	2.9	0.4	1	0.14	0.02	5	1	0.1	0.0	0.5
		トマト	30	6	0.2	0.0	1.4	14	0.02	0.01	5	2	0.1	0.3	0.0
		ナチュラルチーズ エダム	12	39	3.5	3.0	0.2	30	0.00	0.05	0	79	0.0	(0)	0.2
		無塩バター	10	72	0.1	8.3	0.0	80	0.00	0.00	0	1	0.0	0.0	0.0
	温野菜	ブロッコリー	30	11	1.6	0.2	2.0	23	0.05	0.07	42	15	0.4	1.5	Tr
		カリフラワー	30	8	0.9	0.0	1.6	1	0.02	0.03	24	7	0.2	0.9	0
		さつまいも 皮なし	30	38	0.4	0.1	9.6	1	0.03	0.01	9	11	0.2	0.7	Tr
		マヨネーズ 全卵型	4	27	0.1	3.0	0.1	1	0.00	0.00	0	0	0.0	0.0	0.1
		バジル	0.1	0	0.0	0.0	0.1	0	0.00	0.00	0	3	0.1	―	0.0
	牛乳	普通牛乳	206	126	6.8	7.8	9.9	78	0.08	0.31	2	227	0.0	0.0	0.2
	果物	グレープフルーツ	100	40	0.9	0.1	9.6	(0)	0.07	0.03	36	15	Tr	0.6	0.0
	小計			777	34.9	35.5	90.7	332	0.53	0.78	123	411	2.5	9.0	2.6
昼食	ご飯	精白米	130	445	7.9	1.2	100.9	(0)	0.10	0.03	(0)	7	1.0	0.7	0.0
	かぶの中華スープ	かぶ 根 皮なし	30	6	0.2	0.0	1.4	(0)	0.01	0.01	5	7	0.1	0.4	0.0
		にんじん	20	6	0.2	0.0	1.7	138	0.01	0.01	1	5	0.0	0.5	0.0
		パセリ	0.1	0	0.0	0.0	0.0	1	0.00	0.00	0	0	0.0	0.0	0.0
		食塩	0.4	0	0.0	0.0	0.0	(0)	(0)	(0)	(0)	0	Tr	(0)	0.4
		片栗粉	1	3	0.0	0.0	0.8	0	0.00	0.00	0	0	0.0	0.0	0.0
		中華だし	150	5	1.2	0.0	―	―	0.23	0.05	0	5	Tr	Tr	0.2
	鶏唐揚げの南蛮漬け	若どり もも 皮つき	90	171	14.9	12.8	0.0	36	0.09	0.14	3	5	0.5	(0)	0.2
		こいくちしょうゆ	4	3	0.3	0.0	0.3	0	0.00	0.01	0	1	0.1	(Tr)	0.6
		にんにく	1	1	0.1	0.0	0.3	0	0.00	0.00	0	0	0.0	0.1	Tr
		片栗粉	5	17	0.0	0.0	4.1	0	0.00	0.00	0	1	0.0	0.0	0.0
		植物油	4	35	0.0	4.0	0.0	0	0.00	0.00	(0)	Tr	0.0	0.0	0.0
		たまねぎ	40	13	0.4	0.0	3.4	0	0.02	0.00	3	7	0.1	0.6	0.0
		赤ピーマン	15	4	0.2	0.0	1.1	13	0.01	0.02	26	1	0.1	0.2	0.0
		青ピーマン	15	3	0.1	0.0	0.8	5	0.01	0.00	11	2	0.1	0.3	0.0
		穀物酢	20	7	0.0	0.0	0.5	0	0.00	0.00	0	0	Tr	(0)	0.0
		上白糖	6	23	(0)	(0)	6.0	(0)	(0)	(0)	(0)	0	Tr	(0)	0.0
		こいくちしょうゆ	3	2	0.2	0.0	0.2	0	0.00	0.01	0	1	0.1	(Tr)	0.4
		料理酒	15	13	0.0	Tr	0.7	0	Tr	0.00	0	0	0.0	0.0	0.3
		とうがらし	0.1	0	0.0	0.0	0.1	1	0.00	0.00	Tr	0	0.0	―	0.0
	オクラと海苔の冷奴	木綿豆腐	60	44	4.2	2.9	0.9	0	0.05	0.02	0	56	0.9	0.7	Tr
		オクラ	20	5	0.4	0.0	1.3	11	0.01	0.02	2	18	0.1	1.0	0.0
		焼きのり	0.1	2	0.4	0.0	0.0	2	0.00	0.00	0	0	0.0	0.0	0.0
		こいくちしょうゆ	2	2	0.2	0.0	0.2	0	0.00	0.00	0	1	0.0	(Tr)	0.3
	果物	りんご 皮なし	100	53	0.1	0.2	15.5	1	0.02	Tr	4	3	0.1	1.4	0.0
	小計			863	30.7	21.3	140.1	208	0.57	0.32	56	119	3.2	5.9	2.4
間食	あんまん	あんまん	100	273	6.1	5.6	51.3	0	0.08	0.03	0	58	1.1	2.6	(Tr)
	麦茶	麦茶	150	2	Tr	(0)	0.5	(0)	0.00	0.00	(0)	3	Tr	―	0.0
	小計			275	6.1	5.6	51.8	0	0.08	0.03	0	61	1.1	2.6	0.0
夕食	栗ご飯	精白米	130	445	7.9	1.2	100.9	(0)	0.10	0.03	(0)	7	1.0	0.7	0.0
		料理酒	3	3	0.0	Tr	0.1	0	Tr	0.00	0	0	Tr	0.0	0.1
		日本ぐり ゆで	70	106	2.5	0.4	25.7	2	0.12	0.06	18	16	0.5	4.6	0.0
		ごま いり	2	12	0.4	1.1	0.4	0	0.01	0.00	Tr	24	0.2	0.3	0.0
		食塩	0.2	0	0.0	0.0	0.0	(0)	(0)	(0)	(0)	0	0.0	(0)	0.2
	みそ汁	ほうれんそう	30	5	0.7	0.1	0.9	105	0.03	0.06	11	15	0.6	0.8	0.0
		油揚げ	5	19	1.2	1.7	0.0	(0)	0.00	0.00	0	16	0.2	0.1	0.0
		みそ	6	11	0.8	0.3	1.3	(0)	0.00	0.01	0	8	0.3	0.2	0.8
		かつお・昆布だし	150	3	0.5	Tr	0.5	(Tr)	0.02	0.02	Tr	5	Tr	―	0.2
	鮭のホイル焼き	しろさけ 生	80	99	17.8	3.3	0.1	9	0.12	0.17	1	11	0.4	(0)	0.2
		にんじん	20	6	0.2	0.0	1.7	138	0.01	0.01	1	5	0.0	0.5	0.0
		ほんしめじ	20	4	0.5	0.1	0.6	(0)	0.01	0.06	0	1	0.1	0.4	0.0
		料理酒	5	4	0.0	Tr	0.2	0	Tr	0.00	0	0	Tr	0.0	0.1
		食塩	0.4	0	0.0	0.0	0.0	(0)	(0)	(0)	(0)	0	0.0	(0)	0.4
		レモン	10	4	0.1	0.1	1.3	0	0.01	0.01	10	7	0.0	0.5	0.0
	ひじきと蓮根の柚子和え	ほしひじき ステンレス釜 乾	5	9	0.5	0.2	2.9	18	0.00	0.02	0	50	0.3	2.6	0.2
		れんこん ゆで	25	17	0.3	0.0	4.0	Tr	0.02	0.00	5	5	0.1	0.6	0.0
		さくらえび	5	14	3.2	0.2	0.0	0	0.01	0.01	0	100	0.2	0.1	0.2
		ゆず 果皮	1	1	0.0	0.0	0.1	0	0.00	0.00	2	0	0.0	0.1	0.0
		かつお・昆布だし	7	0	0.0	Tr	0.0	(Tr)	0.00	0.00	Tr	0	Tr	―	0.0
		穀物酢	7	2	0.0	0.0	0.2	0	0.00	0.00	0	0	Tr	(0)	0.0
		上白糖	2	8	(0)	(0)	2.0	(0)	(0)	(0)	(0)	0	Tr	(0)	0.0
		食塩	0.3	0	0.0	0.0	0.0	(0)	(0)	(0)	(0)	0	0.0	(0)	0.3
	小計			772	36.5	8.7	142.9	272	0.47	0.44	47	269	3.9	11.3	2.6
	合計			2687	108.2	71.1	425.4	813	1.65	1.58	225	860	10.8	28.8	7.6

［作り方］
●ホットサンド
　①食パンにバターを塗り，炒り卵，ロースハム，薄切りにしたトマト，溶けるチーズをはさむ．
　②パンに軽く焦げ目がつくよう，軽く押しつけて焼く．食べやすい大きさにカットし，器に盛り付ける．

●鶏唐揚げの南蛮漬け
　①一口大に切った鶏もも肉にしょうゆ，ぶつ切りにしたにんにくをまぶし下味をつける．170℃に熱した油で
　　揚げる．
　②たまねぎは薄切りにし，水にさらしておく．赤ピーマンと青ピーマンはせん切りにする．
　③南蛮酢を準備し，水気を切った野菜を和え，唐揚げの上に盛り付け供する．

●ひじきと蓮根の柚子和え
　①戻したひじきといちょう切りにした蓮根を茹でて水気を切っておく．
　②甘酢で和え，柚子の皮を添えて供する．

4. 評価と支援

　栄養バランスに配慮し，副菜，果物を摂取するようになった．

　一人暮らしの男性でも手軽に調理できる献立の情報を提供する．

テーマ② 40歳男性の栄養アセスメントと食事計画

氏名	S氏	年齢：40歳	性別：男性	職業：会社員	喫煙歴：なし	家族構成：一人暮らし
身体状況	身長：174 cm　体重：69.0 kg 標準体重：66.6 kg　BMI：22.8 kg／m²　肥満度：3.6 % 身体徴候（健康だが，年齢的に下腹部に脂肪がついてきた　　　　　　　）　既往歴：なし					
生活状況	中間管理職，電車通勤，運動習慣はなし.				身体活動レベル：低い I	
食生活状況	昼食は外食，晩酌にビールを飲む．夕食時間が遅く，晩酌時にスナック菓子や甘い物をついつい食べてしまうことで，食事時間が長くなり，朝食を抜くことが多い.					
栄養アセスメントと短期目標	晩酌により食事のバランスが崩れている．まずはアルコールの摂取量を決めて，夕食のダラダラ食いを防止する．外食時は定食を選択し，野菜を食べる機会を増やしていく.					

【食事計画】
目標：主食，主菜，副菜を毎食揃えるようにする．外食の際の野菜不足を補うため，自宅では，野菜を多く摂るようにする.

1．エネルギー・栄養素摂取基準

栄養素	エネルギー （kcal）	たんぱく質 [推奨量は60] （g）	脂質 （g）	炭水化物 （g）	ビタミン					カルシウム （mg）	鉄 （mg）	食物繊維総量 （g）	食塩相当量 （g）
					脂溶性	水溶性							
					A （μgRAE）	B₁ （mg）	B₂ （mg）	C （mg）					
基準	2,300	74.8〜115	63.9	287.5〜373.8	900	1.2	1.4	100		750	7.5	21以上	7.5未満

栄養素	エネルギー産生栄養素バランス（%エネルギー）（目標量）			炭水化物	n-6系脂肪酸 （g）	n-3系脂肪酸 （g）	穀類エネルギー比率（%エネルギー）	動物性たんぱく質比 （%）
	たんぱく質	脂質						
			飽和脂肪酸					
基準	13〜20	20〜30 （設定：25）	7以下	50〜65	10 （目安量）	2.0 （目安量）	50〜60	40〜50

2．食品の組み合わせ

食品群 6つの基礎食品	1群 魚・肉・卵・大豆・大豆製品	2群 牛乳・乳製品 小魚・海藻類	3群 緑黄色野菜	4群 淡色野菜・果物	5群 穀類・いも類・砂糖	6群 油脂類・脂肪の多い食品	合計
基準量（点数）	4	2	2	19	2	29

3．モデル献立（予定献立）

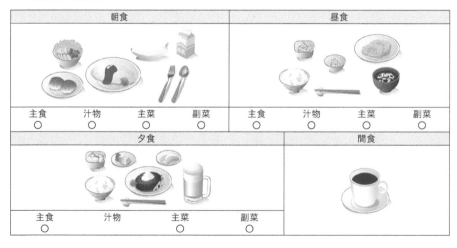

テーマ②　40歳男性の基本献立

区分	料理名	食品名	重量(g)	エネルギー(kcal)	たんぱく質(g)	脂質(g)	炭水化物(g)	ビタミン 脂溶性 A(μg)	水溶性 B₁(mg)	B₂(mg)	C(mg)	カルシウム(mg)	鉄(mg)	食物繊維総量(g)	食塩相当量(g)
朝食	パン	ライ麦パン	60	151	5.0	1.3	31.6	(0)	0.10	0.04	(0)	10	0.8	3.4	0.7
		ロールパン	30	93	3.0	2.7	14.6	0	0.03	0.02	(0)	13	0.2	0.6	0.4
	具入りオムレツ	鶏卵　全卵	50	71	6.1	5.1	0.2	105	0.03	0.19	0	23	0.8	0	0.2
		トマト	30	6	0.2	0.0	1.4	14	0.02	0.01	5	2	0.1	0.3	0
		顆粒コンソメ	0.4	1	0.0	0.0	0.2	0	0.00	0.00	0	0	0.0	0.0	0.2
		こしょう　白　粉	0.01	0	0.0	0.0	0.0	(0)	0.00	0.00	0	0	0.0	—	0
		オリーブ油	3	27	0	3.0	0	0	0	0	(0)	Tr	0.0	0	0.0
		有塩バター	2	14	0.0	1.6	0.1	16	0	0.00	0	0	0.0	(0)	0.0
		パセリ　乾	1	3	0.3	0.0	0.5	23	0.01	0.02	8	13	0.2	—	0.0
	海草サラダ	わかめ　原藻　生	5	1	0.1	0.0	0.3	4	0.00	0.01	1	5	0.0	0.2	0.1
		きゅうり	20	3	0.2	0.0	0.6	6	0.01	0.01	3	5	0.1	0.2	0.0
		レタス	20	2	0.1	0.0	0.6	4	0.01	0.01	1	4	0.1	0.2	0.0
		たまねぎ	10	3	0.1	0.0	0.8	0	0.00	0.00	1	2	0.0	0.2	0.0
		さくらえび　素干し	3	8	1.9	0.1	0.0	(Tr)	0.01	0.00	0	60	0.1	0	0.1
		オリーブ油	3	27	0	3.0	0	0	0	0	(0)	Tr	0	0	0
		穀物酢	5	2	0.0	0	0.1	0	0.00	0.00	0	0	Tr	0	0
		こいくちしょうゆ	3	2	0.2	0	0.2	0	0.00	0.01	0	1	0.1	(Tr)	0.4
		レモン　果汁	2	0	0.0	0.0	0.2	0	0.00	0.00	1	0	0.0	Tr	0
	果物	バナナ	140	130	1.5	0.3	31.5	7	0.07	0.06	22	8	0.4	1.5	0
	牛乳	普通牛乳	206	126	6.8	7.8	9.9	78	0.08	0.31	2	227	0.0	0	0.2
	小計			670	25.5	24.9	92.8	257	0.37	0.69	44	373	2.9	6.6	2.3
昼食	ごはん	精白米	110	376	6.7	1.0	85.4	(0)	0.09	0.02	(0)	6	0.9	0.6	0
	すまし汁	かつおだし	150	3	0.8	0	Tr	0	0	0.02	0	Tr	Tr	0	0.2
		根深ねぎ	15	5	0.2	0.0	1.2	1	0.01	0.01	2	5	0.0	0.4	0
		削り昆布	5	9	0.3	0.0	2.5	3	0.02	0.01	1	33	0.2	1.4	0.3
		うすくちしょうゆ	4	2	0.2	0	0.2	0	0.00	0.00	0	1	0.0	(Tr)	0.6
	かじきのしそ揚げ	めかじき　生	100	139	19.2	7.6	0.1	61	0.06	0.09	1	3	0.5	0	0.2
		こいくちしょうゆ	2	2	0.2	0	0.2	0	0.00	0.00	0	1	0.0	(Tr)	0.3
		にんにく	1	2	0.0	0.0	0.4	Tr	0.00	0.00	0	0	0.0	—	0.0
		清酒	2	2	0.0	Tr	0.1	0	Tr	0	0	0	Tr	0	0
		薄力粉	4	14	0.3	0.1	3.0	(0)	0.00	0.00	(0)	1	0.0	0.1	0.0
		食塩	0.2	0	0	0	0	(0)	(0)	(0)	(0)	0	Tr	(0)	0.2
		しそ　葉	2	1	0.1	0.0	0.2	18	0.00	0.01	1	5	0.0	0.1	0
		調合油	3	27	0	3.0	0	0	0	0	(0)	Tr	0	0	0
		ししとう	6	2	0.1	0.0	0.3	3	0.00	0.00	3	1	0.0	0.2	0
		調合油	1	9	0	1.0	0	0	0	0	(0)	Tr	0	0	0
		こいくちしょうゆ	1	1	0.1	0	0.1	0	0.00	0.00	0	0	0.0	(Tr)	0.1
		レモン	10	4	0.1	0.1	1.3	0	0.01	0.01	10	7	0.0	0.5	0
	ごま酢和え	りょくとうもやし	40	6	0.7	0.0	1.0	Tr	0.02	0.02	3	4	0.1	0.5	0
		にんじん	20	7	0.1	0.0	1.9	144	0.01	0.01	1	6	0.0	0.6	0.0
		きゅうり	30	4	0.3	0.0	0.9	8	0.01	0.01	4	8	0.1	0.3	0
		ごま　いり	2	12	0.4	1.1	0.4	0	0.01	0.00	Tr	24	0.2	0.3	0
		穀物酢	3	1	0.0	0	0.1	0	0.00	0.00	0	0	Tr	(0)	0
		上白糖	2	0	(0)	(0)	2.0	(0)	(0)	(0)	(0)	0	Tr	(0)	0
		こいくちしょうゆ	3	2	0.2	0	0.2	0	0.00	0.01	0	1	0.1	(Tr)	0.4
	切干大根煮	切干しだいこん	8	22	0.8	0.1	5.6	(0)	0.03	0.02	2	40	0.2	1.7	0.0
		油揚げ	10	38	8.8	3.0	0.0	(0)	0.00	0.00	0	31	0.3	0.1	0
		にんじん	20	7	0.1	0.0	1.9	144	0.01	0.01	1	6	0.0	0.6	0.0
		乾しいたけ	2	5	0.4	0.1	1.3	(0)	0.01	0.03	0	0	0.1	0.9	0.0
		上白糖	2	8	(0)	(0)	2.0	(0)	(0)	(0)	(0)	0	Tr	(0)	0
		こいくちしょうゆ	4	3	0.3	0	0.3	0	0.00	0.01	0	1	0.1	(Tr)	0.6
	小計			721	40.4	17.1	112.6	382	0.29	0.29	29	153	2.5	8.2	2.9
間食	コーヒー	コーヒー　浸出液	200	8	0.4	Tr	1.4	0	0	0.02	0	4	Tr	—	0
	小計			8	0.4	0.0	1.4	0	0	0.02	0	4	0.0	0.0	0

区分	料理名	食品名	重量 (g)	エネルギー (kcal)	たんぱく質 (g)	脂質 (g)	炭水化物 (g)	ビタミン 脂溶性 A (µg)	水溶性 B₁ (mg)	B₂ (mg)	C (mg)	カルシウム (mg)	鉄 (mg)	食物繊維総量 (g)	食塩相当量 (g)
夕食	ごはん	精白米	100	342	6.1	0.9	77.6	(0)	0.08	0.02	(0)	5	0.8	0.5	0
	和風ハンバーグ	にわとり　ひき肉	30	51	5.3	3.6	0.0	11	0.03	0.05	0	2	0.2	0.0	0.0
		れんこん	70	46	1.3	0.1	10.9	Tr	0.07	0.01	34	14	0.4	1.4	0.1
		食塩	0.4	0	0	0	0	(0)	(0)	(0)	(0)	0	Tr	(0)	0.4
		しょうが　おろし	2	1	0.0	0.0	0.2	0	0.00	0.00	2	0	0.0	—	0.0
		鶏卵　全卵	5	7	0.6	0.5	0.0	11	0.00	0.02	0	2	0.1	0.0	0.0
		パン粉　乾燥	8	30	1.2	0.5	5.1	Tr	0.01	0.00	(0)	3	0.1	0.3	0.1
		調合油	5	44	0	5.0	0	0	0	0	(0)	Tr	0	0	0
		生しいたけ	10	3	0.3	0.0	0.6	0	0.01	0.02	0	0	0.0	0.5	0.0
		ぶなしめじ	15	3	0.4	0.1	0.7	(0)	0.02	0.02	0	0	0.1	0.5	0.0
		えのきたけ	10	3	0.3	0.0	0.8	(0)	0.02	0.02	0	0	0.1	0.4	0.0
		かつお・昆布だし　本枯れ節	15	0	0.0	0.0	0.1	0	0	Tr	0	0	Tr	Tr	0.0
		こいくちしょうゆ	7	5	0.5	0.0	0.6	0	0.00	0.01	0	2	0.1	0.0	1.0
		ゆず　果皮	2	1	0.0	0.0	0.3	0	0.00	0.00	3	0	0.1	0.1	0.0
		清酒	2	2	0.0	Tr	0.1	0	Tr	0	0	0	Tr	0	0
		本みりん	5	12	0.0	Tr	2.2	(0)	Tr	0	0	0	0	—	0.0
		片栗粉	1	3	0.0	0.0	0.8	0	0.00	0.00	0	0	0.0	0.0	0
		ブロッコリー	50	19	2.7	0.3	3.3	38	0.09	0.12	70	25	0.7	2.6	Tr
	お浸し	こまつな	80	10	1.2	0.2	1.9	208	0.07	0.10	31	136	2.2	1.5	0.0
		にんじん	10	4	0.1	0.0	0.9	72	0.01	0.01	1	3	0.0	0.3	0.0
		かつお節	1	3	0.8	0.0	0.0	(Tr)	0.01	0.00	(0)	0	0.1	(0)	0.0
		こいくちしょうゆ	2	2	0.2	0	0.2	0	0.00	0.00	0	1	0.0	(Tr)	0.3
		昆布だし　水出し	5	0	0.0	Tr	0.0	(0)	Tr	Tr	Tr	0	Tr	—	0.0
	南瓜サラダ	日本かぼちゃ	100	41	1.6	0.1	10.9	60	0.07	0.06	16	20	0.5	2.8	0
		たまねぎ	5	2	0.1	0.0	0.4	0	0.00	0.00	0	1	0.0	0.1	0
		マヨネーズ　卵黄型	8	54	0.2	6.0	0.0	4	0.00	0.01	0	2	0.0	0.0	0.2
		ヨーグルト　全脂無糖	8	4	0.3	0.2	0.4	3	0.00	0.01	0	0	0.0	0.0	0.0
	果物	日本なし	80	30	0.2	0.1	9.0	(0)	0.02	Tr	2	2	0	0.7	0
	ビール	ビール　淡色	350	137	1.1	0	10.9	0	0	0.07	0	11	Tr	0	0
	小計			859	24.5	17.6	137.9	407	0.51	0.56	159	240	5.4	11.7	2.1
	合計			2258	90.8	59.6	344.7	1046	1.17	1.56	232	770	10.8	26.5	7.3

[作り方]

●れんこんと鶏肉のハンバーグ(和風ハンバーグ)

①れんこんは粗くすりおろし，鶏ひき肉と調味料を合わせて，小判型に丸め，油をひいて焼く．

②スライスした生椎茸・ぶなしめじ・えのきたけを調味料と一緒に火にかけ，混ぜ合わせ，最後に柚子果皮を加え，ソースをつくり，ハンバーグにかける．

③ブロッコリーは茹でて，ハンバーグの横に添える．

4. 評価と支援

現段階では，身体的状況に問題はないが，食生活状況から生活習慣病の引き金となりうる要素が見受けられる．今後は昼食時の外食の選択方法や休肝日の設定および運動習慣の改善を指導していく必要がある．

区分	40歳代・男性・身体レベルⅠ（基本食）			高血圧予防食		
	料理名	食品名	重量(g)	料理名	食品名	重量(g)
朝食	パン	ライ麦パン	60	パン	} 基本献立と同じ	
		ロールパン	30			
	具入りオムレツ	鶏卵　全卵	50	具入りオムレツ	}	
		トマト	30			
		パセリ	1			
		顆粒コンソメ	0.4		} 基本献立と同じ	
		こしょう　白　粉	0.01			
		オリーブ油	3			
		有塩バター	2		}	
	海草サラダ	わかめ　生	5	海草サラダ	}	
		きゅうり	20			
		レタス	20			
		たまねぎ	10			
		さくらえび　素干し	3		} 基本献立と同じ	
		オリーブ油	3			
		穀物酢	5			
		こいくちしょうゆ	3			
		レモン　果汁	2		}	
	果物	バナナ	100	果物	基本献立と同じ	
	牛乳	普通牛乳	206	牛乳	基本献立と同じ	
昼食	ごはん	精白米	110	ごはん	基本献立と同じ	
	すまし汁	かつおだし	150	すまし汁	削除	
		根深ねぎ	15			
		削り昆布	5			
		うすくちしょうゆ	4			
	かじきのしそ揚げ	めかじき　生	70	かじきのしそ揚げ	}	
		こいくちしょうゆ	1			
		にんにく	1			
		清酒	2			
		薄力粉	4			
		食塩	0.2		} 基本献立と同じ	
		しそ　葉	2			
		調合油	3			
		ししとう	6			
		調合油	1			
		こいくちしょうゆ	1			
		レモン	10		}	
	ごま酢和え	りょくとうもやし	40	ごま酢和え	}	
		にんじん	20			
		きゅうり	30			
		ごま　いり	2		} 基本献立と同じ	
		穀物酢	5			
		上白糖	2			
		こいくちしょうゆ	3		}	
	切干し大根煮	切干しだいこん	8	切干し大根煮	}	
		油揚げ	10			
		にんじん	20		} 基本献立と同じ	
		乾しいたけ	2			
		上白糖	2			
		こいくちしょうゆ	4		}	
間食	コーヒー	コーヒー　浸出液	200	コーヒー	基本献立と同じ	
夕食	ごはん	精白米	100	ごはん	基本献立と同じ	
	和風ハンバーグ	にわとり　ひき肉	30	和風ハンバーグ	}	
		れんこん	70			
		食塩	0.4			
		おろししょうが	2			
		鶏卵　全卵	5			
		パン粉　乾燥	8			
		調合油	5			
		生しいたけ	10			
		しめじ	15			
		えのきたけ	10		} 基本献立と同じ	
		かつお・昆布だし	10			
		こいくちしょうゆ	4			
		ゆず　果皮	2			
		清酒	1			
		本みりん	1			
		片栗粉	1			
		ブロッコリー	50		}	
	小松菜のお浸し	こまつな	80	小松菜のお浸し	}	
		にんじん	10			
		かつお節	1		} 基本献立と同じ	
		こいくちしょうゆ	2			
		昆布だし　水出し	5		}	
	かぼちゃサラダ	日本かぼちゃ	100	かぼちゃサラダ	}	
		たまねぎ	5			
		マヨネーズ　卵黄型	8		} 基本献立と同じ	
		ヨーグルト　全脂無糖	8			
	果物	日本なし	80	果物	基本献立と同じ	
	ビール	ビール　淡色	350	ビール	基本献立と同じ	

エネルギー 2258 kcal，たんぱく質 90.8 g	エネルギー 2240 kcal　たんぱく質 89.6 g　脂質 59.9 g（脂肪エネ
脂質 59.6 g（脂肪エネルギー比率 23.8%）	ルギー比率 24.1%）　炭水化物 340.4 g　カルシウム 728 mg　ナ
炭水化物 344.7 g　カルシウム 770 mg　鉄 10.8 mg	トリウム 2542 mg（食塩相当量 6.4 g）　カリウム 4466 mg　ナト
食物繊維総量 26.5 g　食塩相当量 7.3 g	リウム/カリウム＝0.57　飽和脂肪酸 4.3%エネルギー

区分	コレステロール予防食			肥満・中性脂肪の高い人		
	料理名	食品名	重量(g)	料理名	食品名	重量(g)
朝食	パン	} 基本献立と同じ		パン	} 基本献立と同じ	
	具入りオムレツ	鶏卵 全卵	40	具入りオムレツ		
		トマト	30			
		加工乳 低脂肪	10			
		顆粒コンソメ	0.4		} 基本献立と同じ	
		パセリ	1			
		食塩	0.2			
		こしょう 白	0.01			
		有塩バター	2			
		オリーブ油	3			
	海草サラダ	} 基本献立と同じ		海草サラダ	} 基本献立と同じ	
	果物	基本献立と同じ		果物	基本献立と同じ	
	牛乳	加工乳 低脂肪	206	牛乳	加工乳 低脂肪	206
昼食	ごはん	米飯	250	ごはん	基本献立と同じ	
	すまし汁	} 基本献立と同じ		すまし汁	削除	
	かじきのしそ揚げ	} 基本献立と同じ		かじきのしそ照り焼き	めかじき 生	100
					上白糖	4
					本みりん	3
					こいくちしょうゆ	6
					しそ 葉	1
					ししとう	10
					調合油	3
					こいくちしょうゆ	1
	ごま酢和え	} 基本献立と同じ		ごま酢和え	} 基本献立と同じ	
	切干し大根煮	} 基本献立と同じ		切干し大根煮	} 基本献立と同じ	
間食	コーヒー	基本献立と同じ		コーヒー	基本献立と同じ	
夕食	ごはん	基本献立と同じ		ごはん	基本献立と同じ	
	和風ハンバーグ	} 基本献立と同じ		和風ハンバーグ	} 基本献立と同じ	
	小松菜のお浸し	} 基本献立と同じ		小松菜のお浸し	} 基本献立と同じ	
	かぼちゃサラダ	} 基本献立と同じ		かぼちゃサラダ	日本かぼちゃ	80
					たまねぎ	5
					マヨネーズ 卵黄型	8
					ヨーグルト 全脂無糖	8
	果物	基本献立と同じ		果物	削除	
	ビール	基本献立と同じ		ビール	削除	

エネルギー 2292 kcal たんぱく質 98.8 g 脂質 55.2 g（脂肪エネルギー比率 21.7%） 炭水化物 357.1 g カルシウム 1071 mg 鉄 11.3 g 食物繊維総量 26.4 g コレステロール 120 mg 飽和脂肪酸 5.3%エネルギー	エネルギー 2042 kcal たんぱく質 89.3 g 脂質 54.0 g 炭水化物 321.6 g カルシウム 757 mg 食物繊維総量 23.8 g ナトリウム 2703 mg（食塩相当量 6.8 g） 飽和脂肪酸 5.5%エネルギー

栄養アセスメントと短期目標	コレステロール予防：動物性の脂肪摂取が多い．肉・卵よりは大豆製品など植物由来の食品を選ぶほうが望ましい．食材としては，加工食品よりも生鮮食品を，肉はベーコンなどの脂身の多い食品よりは赤身のヒレ肉を，魚は干物や青魚よりも白身魚を選ぶほうがよい． 肥満・中性脂肪が多い人：エネルギー摂取量が多く，脂質・糖質を摂り過ぎている．油脂の適正量を理解し，煮る・蒸すなどの油を使わない調理法を用い，オリーブ油やMCTオイルなど代謝のよい食品を利用するとよい．嗜好品は，カロリーオフやゼロのものも利用し，分量と頻度を徐々に減らしていくことが望ましい．

［減塩の工夫］
・酸味，香辛料，薬味，種実類を上手に使う．果物やヨーグルトの酸味や香りはうす味をカバーし，ハーブやスパイスも塩分を減らしておいしく食べられる．
・みそ汁は具だくさんにすることにより，汁の量が少なくて済み，減塩につながる．また，食物繊維の摂取にもつながる．漬け物は塩抜きするか，浅漬けにするとよい．お浸しより，ごま和えやしら和えなどの和え物にする．

テーマ④　63歳男性の栄養アセスメントと食事計画

氏名	T氏	年齢：63歳	性別：男性	職業：無職	喫煙歴：なし	家族構成：一人暮らし
身体状況	身長：163 cm　体重：66 kg(初回栄養指導時)　BMI：24.8　標準体重：58.5 kg　肥満度：12.7% 検査値：HbA1c　6.4%, 血圧　143/89 mmHg, 中性脂肪　148 mg/dL, LDL　118 mg/dL, HDL　42 mg/dL					
生活状況	運動状況：特にしていない．→身体活動レベルは，低い(Ⅰ)→1.50 休養状況：睡眠時間　平均12時間　休日は，家でほとんど寝ていることが多い．					
食生活状況	食事担当者：本人　3食はきちんと食べているが，食事時間が不規則　好き嫌い：なし 間食の有無：有(1回/日)　咀しゃく回数：普通　インスタント食品および惣菜の利用：なし 外食の利用：1回/月　アルコールの摂取：なし					
食事内容 (図7.4参照)	主食：米半合(70 g)もしくは食パン6枚切1枚＋有塩バター 汁　：みそ汁2回/日　なるべく野菜を摂取するよう，具をたくさん入れている． 牛乳の摂取：毎日400 mL　水分補給代わりに飲んでいる 主菜： 　肉の摂取：3回/週　おもに鶏肉を摂取，卵の摂取：毎日2個　みそ汁の中に入れている 　魚の摂取：7回/週　あじの開きや文化サバが多い，　大豆製品の摂取：7回/週 副菜：野菜の摂取量　小鉢1杯/日　おもにレタスとマヨネーズ 副副菜：デザート　ジュース・コーヒー(砂糖入り)，　果物　毎日2種類(バナナと季節の果物) 調理方法：煮る・蒸す　味付け：普通					
食事評価	1日3食のバランス：△　一汁三菜のバランス：△ 魚の干物，煮物，みそ汁の塩分に注意．緑黄色野菜が少ない．砂糖入り嗜好品に注意．					

A. 評価と計画の立案→モニタリングへ

ⓐ 短期計画の作成と実施

(1)評価課題・問題点　　横になって寝ている時間が多く，運動量が少ないため，肥満傾向である．また，血糖値も高い．

(2)計画の立案と実施　　まずは，規則正しい生活習慣を身に付けるため，タイムスタディの見直しを図る．また，食事調査の結果をもとに，T氏の普段の食事を補正していく形で栄養指導をする(図7.4, 表7.7)．

ⓑ 定期的なモニタリングによる管理指導

　初回から1か月後，3か月後，6か月後と，食事，生活習慣，身体状況の評価を行い，その結果に基づいて，計画⇒実施⇒評価を繰り返す．

　プログラムの実施過程において，短期目標の修正や変更が必要な場合は，速やかに計画の見直し，変更を行う．表7.8にT氏の食事状況・生活状況のモニタリングの結果と評価および計画立案の過程をまとめた．さらに表7.9には，食事摂取目標量とその達成状況を，表7.10には身体計測値および臨床検査値の変化の様子をまとめた．

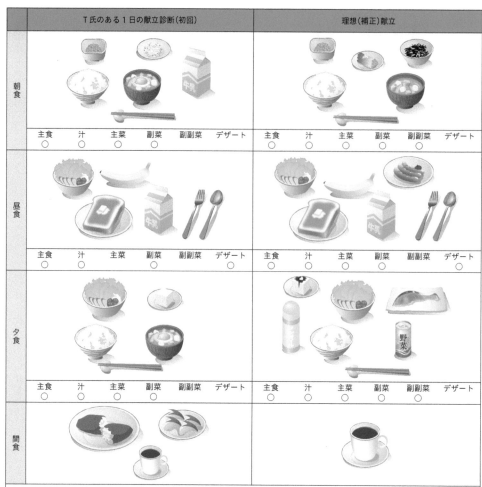

	T氏のある1日の献立診断（初回）	理想（補正）献立
朝食	主食 ○　汁 ○　主菜 ○　副菜 ○　副副菜 ○　デザート	主食 ○　汁 ○　主菜 ○　副菜 ○　副副菜 ○　デザート
昼食	主食 ○　汁　主菜　副菜 ○　副副菜　デザート ○	主食 ○　汁　主菜 ○　副菜 ○　副副菜　デザート ○
夕食	主食 ○　汁 ○　主菜 ○　副菜 ○　副副菜　デザート ○	主食 ○　汁 ○　主菜 ○　副菜 ○　副副菜 ○　デザート
間食		

食事記録法により1日の献立を絵（盛り付け・配膳図）に描く．
・これにより，1日または3食のバランス，一汁三菜の配分を診断する．
・さらに，主食・汁，主菜・副菜・副副菜・デザートのチェック欄を設ける．

図●7.4　T氏のある1日の献立診断と理想（補正）献立

表●7.7　摂取量（初回）と食事摂取設定基準量

	エネルギー (kcal)	たんぱく質 (g)	脂質 (g)	炭水化物 (g)	ビタミン A (µgRAE)	B₁ (mg)	B₂ (mg)	C (mg)	カルシウム (mg)	鉄 (mg)	食物繊維総量 (g)	食塩相当量 (g)
基準量	1800	76.5	46	270	850	0.97	1.1	100	700	7.5	20 以上	8.0 未満
摂取量（初回）	2479	88.2	90	325	349	1.3	2.5	140	1068	11.7	20	9.6

栄養価計算の結果と基準量を比較，また6つの食品群に80キロカロリー1点法の単位を導入し，1日のエネルギーを6群に配分して，エネルギーと食品群別のバランスをチェックする．

表●7.8 短期・中期の経過観察による食事・生活習慣の評価および計画

	初回	1か月後	3か月後	6か月後
主食/1食	米半合 or 食パン（6枚切　1枚）	→	→	→
みそ汁	2杯/日	→	→	1杯/日
野菜	3杯/日	1杯/日	2杯/日	3杯/日
飲み物/日	紅茶に蜂蜜	ジュース・コーヒー	やめた	→
果物/週	14回	7回	10回	7回
魚（週）	7回	7回	8回	7回
肉（週）	3回	4回	3回	4回
卵（週）	14回	8回	10回	7回
大豆製品（週）	7回	5回	7回	14回
牛乳	2杯/日	→	2〜3杯/日	1杯/日
間食	1回/日	なし	→	→
外食	1回/月	3回/月	1回/月	1回/月
運動	特にしていない	散歩や草取り	太極拳	マットゴルフ
食事評価	主食の量はよい．朝・夕のみそ汁の中に卵が1個ずつ入っている．毎食，主菜が2品以上ある．毎日牛乳を2杯飲んでいる．間食を毎日している．	忘年会シーズンのため，外食多く，摂取カロリーが多い．果物の摂取量は減ったが，寒くなってきたせいか，野菜の摂取量も減ってしまった．	果物・卵の摂取量が増えてしまった．外食の機会は減った．以前，摂取が多かった牛乳の飲む回数を減らせた．前回に比べ，野菜の摂取量が増えた．	嗜好飲料や，牛乳の摂取回数が減った．お腹がすくときには，野菜を食べて我慢できている．食事内容のバランスも整ってきた．
生活習慣評価	寒くなってきたため，食事以外はほとんど，毛布にくるまって，ストーブの前に寝転んで居眠りしていることが多い．	朝食後に寝てしまうのは変わらないが，散歩の時間は1時間から2時間に増え，草取りもするようになった．交流が増え，町内行事に参加するようになった．	新たに太極拳教室に通うようになったが，寒くなったため，散歩や草取りはさぼってしまった．最近は，生活にリズムができ，食事後も起きていられるようになった．	マットゴルフ教室へも参加するようになった．地域交流が増えたことでさまざまなことに興味が湧き，町のボランティア活動をすることに生き甲斐を感じられるようになった．
計画	卵入りみそ汁は1回にすること．おかずの量を減らすこと．牛乳は1杯にすること．間食禁止．飲み物に利用する砂糖は，自然派甘味料に変更する．	間食がなくなったため，体重が少し減った．HbA1cは確実に下がってきている．外食の際，主食は残すようにするか，1日の食事量を調節できるように努力する．	体重が2kg減り，HbA1cも下がってきている．果物・卵の摂取が多いのが気になるが，今の食事状態を暫く続けられるように．また，暖かくなってきたら，散歩も再開するように．	HbA1cは下がってきている．体重も維持できており，食事や運動の改善効果がみられる．このままの生活を続けられるように今後もサポートしていく．

表●7.9　食事摂取目標量と摂取量(初回)および6か月後の達成状況

	エネルギー(kcal)	たんぱく質(g)	脂質(g)	炭水化物(g)	ビタミン				カルシウム(mg)	鉄(mg)	食物繊維総量(g)	食塩相当量(g)
					A(μgRAE)	B₁(mg)	B₂(mg)	C(mg)				
基準値	1800	76.5	46	270	850	0.97	1.1	100	700	7.5	20以上	7.5未満
摂取量(初回)	2479	88.2	90	325	349	1.3	2.5	140	1068	11.7	20	9.6
摂取量(6か月後)	1726	74.6	63	209	1430	0.97	2.0	110	744	9.8	13	11.8
過不足(6か月後)	96%	98%	137%	77%	168%	100%	181%	110%	106%	131%	65%	148%
評価	初回に比べ6か月後には，全体的な摂取量が減ってきたが，塩分の摂取量は多い．											

表●7.10　保健指導範囲の基準値との比較による達成状況

	単位	基準値*	初回	6か月後	6か月後の評価
体重	kg	58.5	66	64	減少傾向
BMI	kg/m²	22.5	24.8	22.6	改善傾向
空腹時血糖	mg/dL	100〜126	120	87	改善傾向
HbA1c(NGSP)	%	5.6〜6.5	6.4	5.8	基準範囲に近づいてきている
収縮期血圧	mg/dL	130〜140	143	129	全体的にやや高め
拡張期血圧	mg/dL	85〜90	89	77	やや，改善傾向
TG	mg/dL	150〜300	148	112	体重の減少とともに改善傾向
LDLコレステロール	mg/dL	120〜140	118	76	基準範囲内
HDLコレステロール	mg/dL	40以下	42	45	基準範囲内だが，やや低め

＊基準値：p.144 表7.6を参照

B. T氏のモデル献立作成

ⓐ 献立作成にあたって

(1)1日の総エネルギー(1400〜1800 kcal)　最も重要なことは総エネルギーの制限である．性・年齢・身体活動量を考慮し，標準体重1 kgあたり25〜35 kcal程度とする．ただし，個人の体重の増減や体調をみながら，場合によっては途中で変更するなど，柔軟な対策が必要である．なお，肥満者は，1か月に1〜2 kgが減量の目安．

　・エネルギー産生栄養素バランスの目安例(たんぱく質13〜20％E，脂質20〜30％E，炭水化物50〜65％E程度)

(2)脂質・脂肪酸バランス

①脂質エネルギー適正比率は成人では20〜30％E．

　・下限の20％以下では炭水化物，ナトリウムが上昇，カルシウムは低下する．

　・上限を超えて30％以上では，耐糖能異常，脂質異常症などから動脈硬化につながりやすい．

②動物性油：植物性油：魚油の比率は4：5：1，高齢者では魚油に偏りやすい．

③魚類の中でも青身魚はEPA，DHAを含み，血栓や心筋梗塞を予防するといわれている．

④中性脂肪を増やしやすいのは，多糖類(穀類，いも類などのでんぷん)よりも砂糖(二糖類)を用いた菓

子，甘味飲料，単糖類，果物．また，アルコールの過剰摂取．

(3)食物繊維・抗酸化物　　　男性は，1日20g以上が目安．水溶性の食物繊維(特にペクチン，ガム類，ムチン類など)は，胆汁酸の排泄増加作用により，総コレステロール，LDLコレステロールを低下させる．

不飽和脂肪酸の中で，特に多価不飽和脂肪酸は，過酸化脂質を作りやすいのでビタミンA(カロテン)，C，Eなどの酸化防止物質を同時に摂取する．干魚，インスタントラーメンや揚げ菓子などは酸化しやすいので注意する．緑黄色野菜，果物，紅茶，ワインなどに含まれるフラボノイドも抗酸化作用を有している．

ⓑ 食事摂取基準

【T氏の推定必要エネルギー量】

推定エネルギー量 ＝ 66 × 21.5 × 1.5 ＝ 2128.5 kcal　→　約2100 kcal

→1か月で1kgの体重減少を目的とするため，エネルギー摂取基準量を1800 kcal/日と設定．さらに身体活動量を増やすよう指導した．

1.　エネルギー・栄養素摂取基準(身体活動レベルはⅠ)

栄養素	エネルギー (kcal)	たんぱく質 [推奨量は60] (g)	脂質 (g)	炭水化物 (g)	ビタミン					カルシウム (mg)	鉄 (mg)	食物繊維総量 (g)	食塩相当量 (g)
					脂溶性	水溶性							
					A (μgRAE)	B₁ (mg)	B₂ (mg)	C (mg)					
基準	1,800	76.5	46	270	850	0.97	1.1	100	700	7.5	20以上	8.0未満

栄養素	エネルギー産生栄養素バランス(%エネルギー)（目標量）				n−6系脂肪酸 (g)	n−3系脂肪酸 (g)	穀類エネルギー比率(%エネルギー)	動物性たんぱく質比 (%)
	たんぱく質	脂質		炭水化物				
			飽和脂肪酸					
基準	13〜20 [設定17]	20〜30 [設定23]	7以下	50〜65 [設定60]	10 (目安量)	2.4 (目安量)	50〜60	40〜50

2.　食品の組み合わせ

食品群	1群	2群	3群	4群	5群	6群	合計
6つの基礎食品	魚・肉・卵・大豆・大豆製品	牛乳・乳製品・小魚・海藻類	緑黄色野菜	淡色野菜・果物	穀類・いも類・砂糖	油脂類・脂肪の多い食品	
基準量(点数)	4	2	2		13	2	23

3.　モデル献立(予定献立)

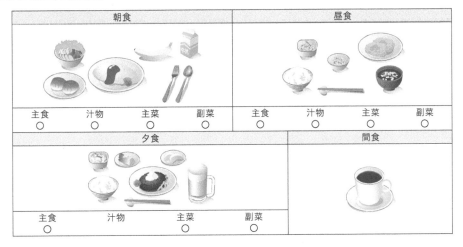

テーマ④　63歳男性の基本献立

区分	料理名	食品名	重量 (g)	エネルギー (kcal)	たんぱく質 (g)	脂質 (g)	炭水化物 (g)	ビタミン 脂溶性 A (μg)	ビタミン 水溶性 B₁ (mg)	B₂ (mg)	C (mg)	カルシウム (mg)	鉄 (mg)	食物繊維総量 (g)	食塩相当量 (g)
朝食	パン	ライ麦パン	60	151	5.0	1.3	31.6	(0)	0.10	0.04	(0)	10	0.8	3.4	0.7
		ロールパン	30	93	3.0	2.7	14.6	0	0.03	0.02	(0)	13	0.2	0.6	0.4
	オムレツ	鶏卵 全卵	40	57	4.9	4.1	0.2	84	0.02	0.15	0	18	0.6	0	0.2
		トマト	30	6	0.2	0.0	1.4	14	0.02	0.01	5	2	0.1	0.3	0
		加工乳 低脂肪	10	4	0.4	0.1	0.6	1	0.00	0.02	Tr	13	0.0	(0)	0
		顆粒コンソメ	0.4	1	0.0	0.0	0.2	0	0.00	0.00	0	0	0.0	0.0	0.2
		こしょう 白	0.01	0	0.0	0.0	0.0	(0)	0.00	0.00	0	0	0.0	Tr	0
		オリーブ油	5	45	0	5.0	0	1	0	0	(0)	Tr	0	0	0
		パセリ	1	3	0.3	0.0	0.5	23	0.01	0.02	8	13	0.2	0	0
	海草サラダ	わかめ 生	5	1	0.1	0.0	0.3	4	0.00	0.01	1	5	0.0	0.2	0.1
		きゅうり	20	3	0.2	0.0	0.6	6	0.01	0.01	3	5	0.1	0.2	0
		レタス	20	2	0.1	0.0	0.6	4	0.01	0.01	1	4	0.1	0.2	0
		たまねぎ	10	3	0.1	0.0	0.8	0	0.00	0.00	1	2	0.0	0.2	0
		さくらえび 素干し	3	8	1.9	0.1	0.0	(Tr)	0.01	0.00	0	60	0.1	—	0.1
		オリーブ油	3	27	0	3.0	0	0	0	0	(0)	Tr	0	0	0
		穀物酢	5	2	0.0	0	0.1	0	0.00	0.00	0	0	Tr	(0)	0
		こいくちしょうゆ	3	2	0.2	0.0	0.2	0	0.00	0.01	0	1	0.1	(Tr)	0.4
		レモン 果汁	2	0	0.0	0.0	0.2	0	0.00	0.00	1	0	0.0	Tr	0
	果物	バナナ	140	130	1.5	0.3	31.5	7	0.07	0.06	22	8	0.4	1.5	0
	牛乳	加工乳 低脂肪	206	76	6.8	1.8	9.9	27	0.07	0.32	Tr	234	0.2	(0)	0.4
	小計			**614**	**24.7**	**18.4**	**93.3**	**175**	**0.35**	**0.68**	**42**	**388**	**2.9**	**6.6**	**2.5**
昼食	ごはん	精白米	80	274	4.9	0.7	62.1	(0)	0.06	0.02	(0)	4	0.6	0.4	0
	かじきのしそ照り焼き	めかじき 生	100	139	19.2	7.6	0.1	61	0.06	0.09	1	3	0.5	0.0	0.2
		上白糖	4	16	(0)	(0)	4.0	(0)	(0)	(0)	(0)	0	Tr	(0)	0
		本みりん	3	7	0.0	Tr	1.3	(0)	Tr	0.00	0	0	0.0	—	0
		こいくちしょうゆ	6	2	0.2	0.0	0.2	0	0.00	0.01	0	1	0.1	(Tr)	0.3
		しそ 葉	2	1	0.1	0.0	0.2	18	0.00	0.01	1	5	0.1	0.1	0
		調合油	3	27	0	3.0	0	0	0	0	(0)	Tr	0	0	0
		ししとう	6	2	0.1	0.0	0.3	3	0.00	0.01	3	1	0.0	0.2	0
		調合油	1	9	0	1.0	0	0	0	0	(0)	Tr	0	0	0
		こいくちしょうゆ	1	1	0.1	0	0.1	0	0.00	0.00	0	0	0.0	(Tr)	0.1
		レモン	10	4	0.1	0.1	1.3	0	0.01	0.01	10	7	0.0	0.5	0
	ごま酢和え	りょくとうもやし	40	6	0.7	0.0	1.0	Tr	0.02	0.02	3	4	0.1	0.5	0
		にんじん	20	7	0.1	0.0	1.9	144	0.01	0.01	1	6	0.0	0.6	0
		きゅうり	30	4	0.3	0.0	0.9	8	0.01	0.01	4	8	0.1	0.3	0
		ごま いり	2	12	0.4	1.1	0.4	0	0.01	0.00	Tr	24	0.2	0.3	0
		穀物酢	3	1	0.0	0	0.1	0	0.00	0.00	0	0	Tr	(0)	0
		上白糖	2	8	(0)	(0)	2.0	(0)	(0)	(0)	(0)	0	Tr	(0)	0
		こいくちしょうゆ	3	2	0.2	0.0	0.2	0	0.00	0.01	0	1	0.1	(Tr)	0.4
	切干大根煮	切干しだいこん	8	22	0.8	0.1	5.6	0	0.03	0.02	2	40	0.2	1.7	0
		油揚げ	10	38	8.8	3.0	0.0	(0)	0.00	0.00	0	31	0.3	0.1	0
		にんじん	20	7	0.1	0.0	1.9	144	0.01	0.01	1	6	0.0	0.6	0
		乾しいたけ	2	5	0.4	0.1	1.3	(0)	0.01	0.03	0	0	0.1	0.9	0
		上白糖	2	8	(0)	(0)	2.0	(0)	(0)	(0)	(0)	0	Tr	(0)	0
		こいくちしょうゆ	4	3	0.3	0.0	0.3	0	0.00	0.01	0	1	0.1	(Tr)	0.6
	小計			**605**	**36.8**	**16.7**	**87.2**	**378**	**0.23**	**0.25**	**26**	**111**	**2.0**	**6.1**	**1.6**
間食	コーヒー	コーヒー 浸出液	200	8	0.4	Tr	1.4	0	0	0.02	0	4	Tr	0	0
	小計			**8**	**0.4**	**Tr**	**1.4**	**0**	**0**	**0.02**	**0**	**4**	**Tr**	**0**	**0**
夕食	ごはん	精白米	70	239	4.3	0.6	54.3	(0)	0.06	0.01	(0)	4	0.6	0.4	0
	和風ハンバーグ	にわとり ひき肉	30	51	5.3	3.6	0.0	11	0.03	0.05	0	2	0.2	0.0	0.0
		れんこん	65	46	1.3	0.1	10.9	Tr	0.07	0.01	34	14	0.4	1.4	0.1
		食塩	0.4	0	0	0	0	(0)	(0)	(0)	(0)	0	Tr	(0)	0.4
		おろししょうが	2	1	0.0	0.0	0.2	0	0.00	0.00	2	0	0.0	—	0
		鶏卵 全卵	5	7	0.6	0.5	0.0	11	0.00	0.02	0	2	0.1	0	0
		パン粉 乾燥	8	30	1.2	0.5	5.1	Tr	0.01	0.00	(0)	3	0.1	0.3	0.1
		調合油	5	44	0	5.0	0	0	0	0	(0)	Tr	0	0	0
		生しいたけ	10	3	0.3	0.0	0.6	0	0.01	0.02	0	0	0.0	0.5	0
		しめじ	15	3	0.4	0.1	0.7	(0)	0.02	0.03	0	0	0.1	0.5	0
		えのきたけ	10	3	0.3	0.0	0.8	(0)	0.02	0.02	0	Tr	0.1	0.4	0
		昆布だし 水出し	15	0	0.0	0.0	0.1	0	0.00	0.00	0	0	0.0	(Tr)	0
		こいくちしょうゆ	7	5	0.5	0.0	0.6	0	0.00	0.01	0	2	0.1	(Tr)	1.0
		ゆず 果皮	2	1	0.0	0.0	0.3	0	0.00	0.00	3	0	0.1	0.0	0
		清酒	2	2	0.0	Tr	0.1	0	Tr	0	0	0	0.0	Tr	0
		本みりん	5	12	0.0	Tr	2.2	(0)	Tr	0.00	0	0	0.0	—	0

区分	料理名	食品名	重量 (g)	エネルギー (kcal)	たんぱく質 (g)	脂質 (g)	炭水化物 (g)	ビタミン 脂溶性 A (µg)	水溶性 B₁ (mg)	水溶性 B₂ (mg)	水溶性 C (mg)	カルシウム (mg)	鉄 (mg)	食物繊維総量 (g)	食塩相当量 (g)
夕食		片栗粉	1	3	0.0	0.0	0.8	0	0.00	0.00	0	0	0.0	0	0.0
	お浸し	ブロッコリー	30	19	2.7	0.3	3.3	38	0.09	0.12	70	25	0.7	2.6	Tr
		こまつな	70	10	1.2	0.2	1.9	208	0.07	0.10	31	136	2.2	1.5	0
		にんじん	10	4	0.1	0.0	0.9	72	0.01	0.01	1	3	0.0	0.3	0.0
		かつお節	1	3	0.8	0.0	0.0	(Tr)	0.01	0.01	(0)	0	0.1	(0)	0.0
		こいくちしょうゆ	2	2	0.2	0	0.2	0	0.00	0.00	0	1	0.0	(Tr)	0.3
		昆布だし　水出し	5	0	0.0	Tr	0.0	(0)	Tr	Tr	Tr	0	Tr	‒	0.0
	かぼちゃサラダ	かぼちゃ	80	41	1.6	0.1	10.9	60	0.07	0.06	16	20	0.5	2.8	0
		たまねぎ	5	2	0.1	0.0	0.4	0	0.00	0.00	0	1	0.0	0.1	0
		マヨネーズ　卵黄型	8	54	0.2	6.0	0.2	4	0.00	0.01	0	2	0.0	(0)	0.2
		ヨーグルト　全脂無糖	8	4	0.3	0.2	0.4	3	0.00	0.01	0	10	Tr	(0)	0.0
小計				589	21.4	17.2	94.7	407	0.47	0.48	157	226	5.2	10.9	2.1
合計				1816	83.3	52.3	276.6	960	1.05	1.43	225	730	10.0	23.6	6.2

C. 総合評価

ⓐ 生活習慣評価

T氏は63歳．独身で家族がいないこともあり，日頃の生活リズムの乱れが目立っている．T氏は地域社会への順応性も低く，家にこもりがちで，気ままな生活を与儀なく過ごすことになり，運動不足に陥ってしまった．日々の生活は，家でごろごろ寝ていることが多く，起きている時間が短かった．そのため，まずは，タイムスタディの見直しから始めることにした．その後，自発的に草取りや散歩，地域のボランティアに参加するようになり，町内会長もするようになった．

ⓑ 食事評価

T氏の救いは，食事時間は多少ずれているものの，1日3食きちんと食べており，外食やインスタント食品や惣菜の利用はせず，一応自分で料理を作っていることである．しかし，初回栄養指導時，間食や乳製品，果物の過剰摂取が目立っていた．食事診断から，習慣的なエネルギー量は高く，脂質に至っては，基準値よりも2倍近い摂取量であった．また，食事内容としては，塩分の多い魚の干物や味噌汁，油の多いバター・マヨネーズ，糖分の多い砂糖入りジュースやコーヒー，果物の実際の摂取量が気になった．野菜は摂取しているが，緑黄色野菜の摂取が少なかった．栄養指導後，間食はいっさいせず，肉や魚の摂取よりも大豆製品の摂取が増え，果物の摂取に関しても徐々に減っていった．

ⓒ 運動評価

栄養指導開始時，T氏の運動量はほぼ皆無であった．しかし，栄養指導を継続することで，運動の必要性を感じ，自発的に草取りや散歩，地域のボランティアに参加するようになり，その後はレクリエーションとしてマットゴルフや太極拳をやるようになり，基礎代謝の向上につながった．

ⓓ 段階的総合評価

T氏は6年前に1度，栄養指導は受けていた．しかし，その後，食生活改善はみられなかった．今回は継続的に介入することで，間食をやめ，自ら運動を始めるきっかけとなった．その後，少しずつではあるが，体重の減少がみられ，検査値は改善傾向にある．しかし，嗜好はなかなか改善できず，塩分の多い文化サバや干物を好んで摂取しており，塩分の過剰摂取については，今後も継続的に指導を行っていかなければならない．また，T氏の場合，寒くなってくると野菜を摂取する機会が，極端に減ってしまうため，鍋の中に野菜をたくさん入れて摂取するなど，調理方法等を提案していく必要がある．

　Ｔ氏の場合，生活習慣の中でも特に食べ過ぎと運動の継続に苦労があった．しかしながら，散歩がきっかけで生活にリズムができ，さまざまな活動に参加するようになった．

総合評価

　　栄養ケアプログラム実施結果より，臨床的，教育的，経済面から判断し，最終的にどの程度改善できたか，また，プログラム内容は，対象者にとって最適であったか否かなどを総合的に評価する．

　　つまり，ゴール（目的・目標）は，単に身体的リスクの解消のみでなく，対象者の生活の質（QOL）の向上にある．

ストレスと栄養

　　現代社会においては，少子高齢化，経済状況の悪化，成果主義の導入，国際競争の激化など働く人々に対する生活環境が大きく変化してきた．こういった環境の変化に伴い，仕事や家庭においてストレスを感じている労働者の割合が増加してきた．また，働く人々だけではなく子どもから高齢者まであらゆる世代でストレスを抱える人々が多い．

　　ストレスの概念については，1936 年にハンス・セリエのストレス学説がある．すなわち，外部からの刺激（ストレッサー）に適応しようとして引き起こる心や身体に生じるさまざまな反応をストレスと称している．

　　働く人々の健康状況に関する調査である 2012 年厚生労働省の「労働者健康状況調査」によると，「仕事や職業生活に関する強い不安，悩み，ストレスと感じる事柄がある」労働者の割合は 60.9％であり，1982 年の 50.6％より多くなってきている．また，このストレスの原因は，職場の人間関係の問題が一番多く 41.3％，次に仕事の質で 33.1％であった．この調査結果からも現在では働く人の半分以上がストレスを抱えているということになる．

A．ストレスの要因

　　ストレスが生じる原因であるストレッサーは，外部環境や社会環境などの外的ストレスと心理・情緒的ストレスの内的ストレスがある．以下にそれぞれのストレスの要因を示す．

①物理・化学的要因（騒音，振動，寒冷，暑熱，気圧，放射線，有害化学物質など）

②社会的要因（人間関係，社会環境，社会制度，経済状況など）

③心理的要因（不安，心配，恐怖，緊張，寂しさ，悲しみなど）

④生物学的要因（睡眠不足，健康障害，病気，疲労，身体不自由など）

B．ストレス応答

　　ストレス刺激にさらされると，ストレスに対する生体防御反応が起こる．これらストレスに対して安定した状態を保つ機能をホメオスタシス（恒常性の維持）といい，内部環境を一定に保とうとする．ストレスの刺激を受けると，視床下部―脳下垂体―副腎皮質系や視床下部―交感神経―副腎髄質系などによる反応が起こる．

　　視床下部―下垂体―副腎皮質系では，ストレス刺激により，視床下部室傍核の副腎皮質刺激ホルモン放出ホルモン（CRH）産生ニューロンが活性化され，この CRH により脳下垂体前葉より副腎皮質刺激ホルモン（ACTH）が分泌する．さらに，ACTH は副腎皮質のグルココルチコイドの合成・分泌を促進する．このグルココルチコイドは糖新生作用，たんぱく質や脂肪分解が亢進する．糖新生により，肝臓からグルコースを放出して血糖値を上昇させ，脳の機能低下を防いだり免疫抑制反応が起きる．なお，グルココルチコイドは ACTH の分泌等の

フィードバック阻害を行う．

　視床下部―交感神経―副腎髄質系では，ストレス刺激を受けると，脳の視床下部を経て自立神経系が亢進し，副腎髄質からアドレナリンやノルアドレナリンの分泌が促進され，血管収縮，血圧の上昇，心拍数増加が起こる．

　ストレスは，自立神経系，内分泌系，免疫系を介して，諸臓器に影響を及ぼす．例えば，副腎皮質ホルモンが過剰に分泌することにより生体の恒常性を維持することができなくなる．また，交感神経系の活動が亢進することによって，消化液の分泌バランスに変化を及ぼしたり，消化管の運動機能の低下により，胃潰瘍や十二指腸潰瘍などの形成や食欲不振になることが考えられる．また，交感神経系の過剰な亢進は心拍数の増加，血管収縮，血圧上昇，心疾患，脳内出血などを引き起こす一因になる．

C. ストレスと栄養

　ストレスに関する生体の代謝機能を維持するためには，エネルギー代謝や炭水化物，脂質，たんぱく質の異化が亢進することからバランスのとれた食事で規則正しい生活習慣を維持することが重要である．

①たんぱく質：ストレスが加わると体たんぱく質の分解はさかんになり，窒素出納は負に傾く．強いストレス状態においてはたんぱく質の必要量が高まるため，良質のたんぱく質である魚介類，肉類，乳製品，卵類，大豆製品などを十分にとる必要性がある．

②ビタミン：ビタミンCはグルココルチコイドや副腎髄質ホルモン等の合成に必要なビタミンである．また，ストレス時に産生する活性酸素を阻害するためにビタミンC，E，β-カロテン，糖質の代謝や神経伝達物質の合成に必要なビタミンB_1，B_2，B_6，パントテン酸，ナイアシンを含む食品を十分に摂取する（胚芽米，豚肉，魚介類，乳製品，卵，緑黄色野菜，果物など）．

③ミネラル：カルシウムやマグネシウムはストレスに対抗するために尿中排泄量が高まる．また，カルシウムは神経機能の維持，情報伝達，免疫系の作用に関連していることから，牛乳・乳製品，小魚，大豆製品，魚介類，海藻類を十分に摂る．

第 8 章

妊娠期・授乳期の栄養管理

8.1　母性の特性

A. 社会的特性

　女性の社会進出が進み，結婚や出産の有無など女性の選択肢は多様化しており，妊娠・出産をめぐっては，第 1 子出産年齢が上昇(高齢出産)やハイリスク妊娠・出産の増加，不妊の増加，少子化などの課題がある．

B. 精神的特性

　妊娠によるホルモン分泌や母体の変化により，情緒面で不安定になりやすい．特に，産後(産褥期)は，気分障害などの精神疾患に陥る場合がある．

C. 生理的特性

ⓐ 妊娠の成立

　卵巣から排卵された卵子は卵管采に送られ，精子と出会い受精する．受精卵は細胞分裂を繰り返しながら卵管を進み，受精から 5〜7 日後に子宮内膜に着床する．着床して初めて妊娠が成立する．妊娠期間は，正確に着床した日を特定することは難しいため，最終月経開始日を 0 週 0 日と起算日にして，1 週ごとに週数であらわし，40 週 0 日(280 日目)が出産予定日となる(図 8.1)．

ⓑ 妊娠による母体の形態的変化

　妊娠中の母体の体重増加は正常体型の妊婦の場合，約 10 kg 程度である．体重増加は，胎児重量の増加，胎盤，羊水，臍帯などの重量，母体の血液や組織液および子宮や乳房などの母体貯蔵組織の増加がある(図 8.2)．妊娠中の適切な体重増加量は，妊娠前の体格(BMI)により，体重増加指導の目安が示されている(表 8.1)．

妊娠週数 (満)	0 1 2 3	4 5 6 7	8 9 10 11	12 13 14 15	16 17 18 19	20 21 22 23	24 25 26 27	28 29 30 31	32 33 34 35	36 37 38 39	40 41 42 …
妊娠月数 (数え)	第 1 月	第 2 月	第 3 月	第 4 月	第 5 月	第 6 月	第 7 月	第 8 月	第 9 月	第 10 月	
妊娠期　2 分法		妊娠前半期					妊娠後半期				
3 分法	妊娠初期(13 週 6 日)			妊娠中期(14 週 0 日〜27 週 6 日)				妊娠後期(28 週 0 日)			
分娩の定義	流　産			21週	早　産	22週		36週	正産期	37週　41週	過期産 42週

図 ● 8.1　妊娠期間の定義と呼称
[資料：母性衛生学会編，woman's Heaith 女性が健康に生きるために，南山堂(1998)一部改変]

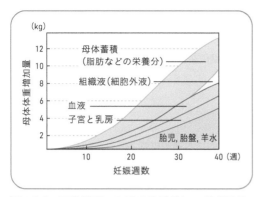

図●8.2 正常妊娠における体重増加の構成因子
[Hytten FE. *et al.*, *The physiology of Human Pregnancy. 2nd ed*, Blackwell Scientific Publication, Oxford (1971) より改変]

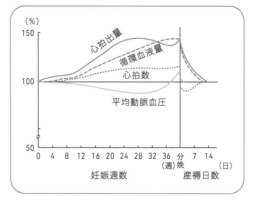

図●8.3 妊娠，分娩に伴う母体循環血液量・心拍出量，心拍数ならびに平均動脈血圧の変化率
[松浦俊平ほか，産婦人科治療，53，144，永井書店 (1986)]

表●8.1 妊娠中の体重増加指導の目安[*1]

妊娠前の体格[*2]	BMI	体重増加量指導の目安
低体重	18.5 未満	12～15 kg
普通体重	18.5 以上 25.0 未満	10～13 kg
肥満 （1 度）	25.0 以上 30 未満	7～10 kg
肥満 （2 度以上）	30 以上	個別対応 （上限 5 kg までが目安）

[資料：厚生労働省，妊娠前からはじめる妊産婦のための食生活指針 (2021)]
＊1 「増加量を厳格に指導する根拠は必ずしも十分ではないと認識し，個人差を考慮したゆるやかな指導を心がける。」産婦人科診療ガイドライン編　2020 CQ 010 より
＊2 体格分類は日本肥満学会の肥満度分類に準じた。

c　妊娠による母体の機能的変化

(1) 消化器系　妊娠初期に悪心（吐き気を催す），嘔吐，食欲不振，嗜好の変化などの"つわり"が多くの妊婦におこる。妊娠後半期では増大した子宮が胃腸を圧迫するので，1 回の食事量の減少や腸運動の低下による便秘がみられる。

(2) 循環器系　妊娠中の母体の循環血流量は著しく増加する（図 8.3）。妊娠後半期には，非妊娠時の約 40～50％増加するが，これには血漿量と赤血球量の増加が寄与する。循環血流量増加のため，赤血球量は増えるが，それ以上に血漿の増加量が多いため，赤血球数，血色素量，ヘマトクリット値は低下し，みかけ上の貧血状態がみられる。妊婦の正常血色素量の下限は 11 g/dL（非妊娠時 12 g/dL）である。白血球は増加し，約 10,000/μL になる。血小板はあまり変化が見られず，フィブリノゲンは妊娠初期から増加し始め，妊娠後期には約 50％増加し，血液は凝固しやすくなり，血沈は亢進する。

　妊娠中，月経による鉄損失はないが，胎児の成長に伴う鉄貯蔵，臍帯・胎盤中への鉄貯蔵および循環器血流量の増加に伴う赤血球量の増加による鉄需要の増加などにより鉄が必要になり，妊娠中は鉄分不足に陥りやすい。なお，分娩時失血に伴う鉄損失については考慮する必要はないといわれている。

(3) 嗜好の変化　多くの妊婦が，妊娠中は味覚や嗅覚，嗜好の変化を自覚する。味覚感度は非妊娠時より低下し，特に塩味の感度は下がるといわれている。このような嗜好の変化には個人差がみられるが，味覚や嗅覚の変化を把握しておくことは，妊婦の栄養管理を行ううえで必要なことである。

d 妊娠による代謝の変化

体温は妊娠初期に高温相となり，妊娠14週頃(妊娠中期)より下降する．胎盤から分泌されるホルモン作用などにより内分泌代謝は，すべて機能亢進に傾き，基礎代謝量も20～30％程度亢進する．耐糖能は低下し，妊娠後半期では脂質代謝は異化亢進となる．

D. 行動特性

妊娠期は，母体の変化とともに情緒も不安定となり，精神的にも過敏になる．うつ傾向がみられたり，自覚症状(腰痛，めまい，むくみ，頭痛，下肢けいれんなど)や不眠，不安などを訴えることもある．また，近年は妊婦でも喫煙や飲酒をする人がいるため，胎児の発育および子宮・胎盤の血行に悪影響を及ぼす恐れがある．

E. 栄養トラブル

a つわりと妊娠悪阻

つわりは吐き気や嘔吐など消化器系の症状を主とし，50～80％の妊婦が経験し，早朝の空腹時に症状が顕著になることが多い．妊娠5～6週頃から症状が出現し，胎盤が完成される12～16週頃まで続く．つわりの症状は多彩で，個人差も大きく，眠気やだるさ，食欲不振，嗜好の変化など軽症の者や出産まで悪心が持続する者もいるが，症状を軽減するためには，日常生活や食事の工夫(空腹を避ける，食べたい物を食べるなど)を行うとよい(p.171「つわりの時の食事の注意」参照)．

つわり症状が悪化し治療が必要になるものを妊娠悪阻という．妊娠悪阻は0.5～2％の妊婦にみられる．嘔吐を頻回に繰り返し，食事摂取が困難となるため，栄養障害を引き起こす．5％以上の体重減少や尿中ケトン体陽性，脱水・飢餓状態といった症状を呈する．

b 妊娠高血圧症候群

「妊娠時に高血圧(収縮期血圧140 mmHg／拡張期血圧90 mmHg以上)を認めた場合，妊娠高血圧症候群とする．①妊娠高血圧腎症，②妊娠高血圧，③加重型妊娠高血圧腎症，④高血圧合併妊娠に分類される」と定義されている(日本妊娠高血圧学会，2018)．妊娠高血圧症候群は高血圧と蛋白尿で診断される．浮腫もみられるが，本症に伴って出現することが多いため，診断基準からは外れている．表8.2に妊娠高血圧症候群の生活指導および栄養指導を示した．

c 妊娠貧血

妊娠貧血の診断基準は，ヘモグロビン値11.0 g/dL未満，またヘマトクリット値33％未満である．妊娠貧血の7割以上は鉄欠乏性貧血といわれる．妊娠時は胎児・胎盤への鉄補給や分娩時の失血などにより，母体の貯蔵鉄を利用してしまうため，十分な鉄補給がされないと鉄分不足(貧血)に陥りやすい．

d 妊娠と肥満

ホルモンの分泌作用により新陳代謝は亢進し，過摂食になりやすく，肥満を招きやすい．妊娠中は胎盤から産生されるホルモンの影響で，インスリン抵抗性をもたらし，血糖値が上昇しやすい．さらに，血中脂質増加により脂肪の蓄積も起こりやすい．妊婦肥満は正常妊婦に比べて，糖代謝異常，帝王切開率などのリスクが高くなるため，太りすぎないように管理が必要となる．妊娠中の適正体重増加は表8.1に示した．妊娠後期の体重増加は，0.5 kg/週未満が基準であるが，それ以上の体重増加は浮腫によるものも多いので，注意が必要となる．

生活指導	・安静 ・ストレスを避ける 【予防には軽度の運動，規則正しい生活が勧められる】
栄養指導（食事指導）	①エネルギー摂取（総カロリー） 　非妊娠時 BMI 24 以下の妊婦：30 kcal× 理想体重（kg）＋ 200 kcal 　非妊娠時 BMI 24 以上の妊婦：30 kcal× 理想体重（kg） ②塩分摂取：7 g/日程度とする（極端な塩分制限は勧められない） ③水分摂取：1 日尿量 500 mL 以下や肺水腫では前日尿量に 500 mL を加える程度に制限するが，それ以外は制限しない．口渇を感じない程度の摂取が望ましい ④たんぱく質摂取量：理想体重 ×1.0 g/日 　【予防には理想体重 ×1.2〜1.4 g/日が望ましい】 ⑤動物性脂肪と炭水化物は制限し，高ビタミン食とすることが望ましい 　【予防には食事摂取カルシウム（1 日 900 mg）に加え，1〜2 g/日のカルシウム摂取が有効との報告もある．また海藻中のカリウムや魚油，肝油（不飽和脂肪酸），マグネシウムを多く含む食品に高血圧予防効果があるとの報告もある】

（注）重症，軽症ともに基本的には同じ指導で差し支えない．混合型では，その基礎疾患の病態に応じた内容に変更することが勧められる．
[日本産科婦人科学会周産期委員会 1998 より，一部改変]

ⓔ 妊娠とやせ

　非妊娠時からやせている妊婦や体重増加量の少ない妊婦は，子宮内胎児発育障害の頻度が高くなる．また，母体の異常が考えられる場合もある．最近の傾向として，若い女性のやせ志向が認められ，妊娠しても食事制限をする場合がある．低出生体重児の割合も増加傾向にある．低出生体重児は，成人後に生活習慣病を発症しやすいことが報告されており，低体重妊婦の栄養管理も重要である．

8.2 母性栄養の特性

A. 妊娠期と授乳期

ⓐ 妊娠期

　胎児は，母体（胎盤）から栄養を摂取して成長する．そのため，母体の適切な栄養摂取は大切である．胎児の発育・母体の変化と食生活の留意点を示した（表 8.3）．妊婦に必要な栄養素については，非妊娠時の値に付加すべき量が設定されている（表 8.4 参照）．

ⓑ 授乳期

　授乳期は，分娩後から非妊娠時の状態へ回復するまでの期間である産褥期も含む．産褥期は出産後，6〜8 週間程度とされる．母体の分娩直後の体重は，約 4〜6 kg 減少する．その後の母体回復や母乳分泌のため，適切な食事をし，安静な生活を送れるように支援する．母体の体重・体組成の変化に応じた栄養管理を行うことも必要である．授乳婦のエネルギー付加量は，母乳中のエネルギー含有量を663 kcal/L とし，泌乳量は 0.78 L/日，体重減少量を 0.8 kg/月として計算し，1 日 350 kcal と定められている．

妊娠期	胎児の発育			母体の変化	食生活
	身長(cm)	体重(g)	特徴		
妊娠初期 第2月(4〜7週)	3	4	・胎芽・二頭身 ・目，口，耳，判別可	・月経停止 ・基礎体温上昇 ・精神不安 ・つわり	・好きなものを少量ずつ分けてとる ・空腹をさける ・淡泊なもの
妊娠初期 第3月(8〜11週)	9	20	・性別　三頭身 ・心臓，肝臓，活動開始	・便秘，尿意頻回 ・奇形・流産注意	・食欲増進のため香辛料を利用
妊娠初期 第4月(12〜15週)	16	120	・胎盤完成 　血液が流れる	・乳房増大 ・血液量増加	・栄養バランス ・三食を規則的に
妊娠中期 第5月(16〜19週)	25	250	・動きが活発 ・心音が聞ける ・毛髪・爪	・体重増加 ・胎動を感じる	・多様な食品摂取を目標に ・迷信や禁忌にとらわれない
妊娠中期 第6月(20〜23週)	30	600	・羊水の中で動き回る ・全身にうぶ毛	・体重さらに増加 ・おりもの増加	・肥満予防，間食は甘味を避け，牛乳・果物でとる ・貧血予防 　良質のたんぱく質を中心にバランスよく
妊娠中期 第7月(24〜27週)	35	1000	・脳が発達しからだの動きをコントロールする ・胎外生活可能	・肥満傾向 ・貧血傾向 ・浮腫・静脈瘤	
妊娠後期 第8月(28〜31週)	40	1600	・胎内の位置がほぼ一定する ・筋肉が発達し，体作りがほぼ終わる	・妊娠高血圧症候群 ・子宮底上る(胃部圧迫感) ・妊娠線 ・神経過敏，不眠	・妊娠高血圧症候群に注意　脂肪の少ない魚肉，野菜，果物をとる ・塩分6.5g未満のうす味
妊娠後期 第9月(32〜35週)	45	2300	・皮下脂肪がつき体が丸みをおびてくる	・内臓圧迫・胃のつかえ　動悸息切れ	・食事は4〜5回に分けて ・野菜，油類で便秘予防を
妊娠後期 第10月(36〜39週)	50	3000	・外形上発育は完了 ・胎児の頭が下がると胎動が減少することがある	・体重約10kg ・子宮底下る(膀胱圧迫)	・ビタミンKの補給　ほうれん草，キャベツ，レバー，納豆など
(乳児) 新生児 授乳期			・胎便排泄 ・生理的体重減少 ・新生児黄疸 ・皮膚の落層 ・特有の反射機能	・乳汁分泌 ・分娩2〜3日後くらいから乳房が張ってくる	・母乳分泌のため　たんぱく質・脂質・カルシウム，ビタミンB_1 ・アレルギー体質の人はアレルゲン食品に注意

[資料：日本栄養士会一部改変]

8.3　妊婦・授乳婦の食事摂取基準(2020年版)

A. 食事摂取基準

　妊婦・授乳婦は，非妊娠時・非授乳時の年齢区分別における食事摂取基準に付加すべき量が設定されている(表8.4)．妊娠期は，妊娠初期(〜13週6日)，妊娠中期(14週0日〜27週6日)，妊娠後期(28週0日〜)の3区分である．普通体型の妊婦の最終体重増加量を11kgとし，授乳婦の1日の泌乳量は0.78L/日として付加量が算定されている．

ⓐ 推定エネルギー必要量

(1)妊婦の付加量　　妊婦は妊娠継続に必要なエネルギー量を付加量として加える．妊娠中は身体活動レベルが妊娠初期と後期に減少するが，基礎代謝量は，妊娠による体重増加によって後期に増加する．

表●8.4　食事摂取基準　妊婦・授乳婦（付加量と目安量）

エネルギー・栄養素			妊娠			授乳婦
			初期	中期	後期	
推定エネルギー必要量(kcal/日)[*1]			＋50	＋250	＋450	＋350
たんぱく質(g/日)		推奨量	＋0	＋5	＋25	＋20
脂質	n-6系脂肪酸(g/日)	目安量	9	9	9	10
	n-3系脂肪酸(g/日)	目安量	1.6	1.6	1.6	1.8
ビタミン	脂溶性	ビタミンA(μgRAE/日)[*2] 推奨量	＋0	＋0	＋80	＋450
		ビタミンD(μg/日) 目安量	8.5	8.5	8.5	8.5
		ビタミンE(mg/日) 目安量	6.5	6.5	6.5	7.0
		ビタミンK(μg/日) 目安量	150	150	150	150
	水溶性	ビタミンB₁(mg/日) 推奨量	＋0.2	＋0.2	＋0.2	＋0.2
		ビタミンB₂(mg/日) 推奨量	＋0.3	＋0.3	＋0.3	＋0.6
		ナイアシン(mgNE/日) 推奨量	＋0	＋0	＋0	＋3
		ビタミンB₆(mg/日) 推奨量	＋0.2	＋0.2	＋0.2	＋0.3
		ビタミンB₁₂(μg/日) 推奨量	＋0.4	＋0.4	＋0.4	＋0.8
		葉酸(μg/日) 推奨量	＋240	＋240	＋240	＋100
		パントテン酸(mg/日) 目安量	5	5	5	6
		ビオチン(μg/日) 目安量	50	50	50	50
		ビタミンC(mg/日) 推奨量	＋10	＋10	＋10	＋45
ミネラル	多量	カリウム(mg/日) 目安量	2000	2000	2000	2200
		カルシウム(mg/日) 推奨量	＋0	＋0	＋0	＋0
		マグネシウム(mg/日) 推奨量	＋40	＋40	＋40	＋0
	微量	リン(mg/日) 目安量	800	800	800	800
		鉄(mg/日) 推奨量	＋2.5	＋9.5	＋9.5	＋2.5
		亜鉛(mg/日) 推奨量	＋2	＋2	＋2	＋4
		銅(mg/日) 推奨量	＋0.1	＋0.1	＋0.1	＋0.6
		マンガン(mg/日) 目安量	3.5	3.5	3.5	3.5
		ヨウ素(μg/日) 推奨量	＋110	＋110	＋110	＋140
		セレン(μg/日) 推奨量	＋5	＋5	＋5	＋20
		クロム(μg/日) 目安量	10	10	10	10
		モリブデン(μg/日) 推奨量	＋0	＋0	＋0	＋3

＊1　身体活動レベルⅡの場合の付加量.
＊2　プロビタミンAカロテノイドを含む.

その結果，全妊娠期において総エネルギー消費量の増加率は，妊婦の体重増加率と一致すると考えられる.

$$妊婦の推定エネルギー必要量(kcal/日)＝妊娠前の推定エネルギー必要量(kcal/日)$$
$$＋妊婦のエネルギー付加量(kcal/日)$$

　各妊娠期におけるエネルギー付加量は，妊娠による各時期の総消費エネルギー量の変化量(kcal/日)に，妊娠期別のたんぱく質と脂肪のエネルギー蓄積量を加えて求め，初期50 kcal/日，中期250 kcal/日，後期450 kcal/日である.

（2）授乳婦の付加量　　授乳期のエネルギー付加量は，母乳の泌乳量を0.78 L/日，母乳中のエネルギー含有量を663 kcal/Lとすると，母乳のエネルギー量(kcal/日)＝0.78 L/日×663 kcal/L≒517 kcal/日になる.出産後の体重減少（体組織の分解）によってエネルギーが得られる分だけ必要なエネルギー摂取量は減少する.体重減少分のエネルギーを体重1 kgあたり6,500 kcal，体重減少量を0.8 kg/月とす

ると，体重減少分のエネルギー量(kcal/日)＝6,500 kcal/kg 体重 × 0.8 kg/月 ÷ 30 日 ≒ 173 kcal/日となる．よって，授乳期のエネルギー付加量(kcal/日)は，母乳のエネルギー量(kcal/日)－体重減少分のエネルギー量(kcal/日)；517 － 173 ＝ 344 kcal となり，丸めて 350 kcal/日とされた．

ⓑ たんぱく質(推定平均必要量・推奨量)

(1)妊婦の付加量　妊娠期の体たんぱく質蓄積量は，体カリウム蓄積量によって間接的に算定が可能となる．

$$たんぱく質蓄積量(g/日)＝体カリウム蓄積量 ÷ (カリウム・窒素比)^{*1} × たんぱく質換算係数^{*2}$$

*1　2.15 mmol カリウム/g 窒素　　*2　6.25

　体たんぱく質蓄積量は，妊娠中の体重増加量により変化することを考慮に入れる必要があるため，最終的な体重増加量を 11 kg として補正を加え，それぞれの研究における体カリウム増加量を求めて，体たんぱく質蓄積量が算定された．

　妊娠各期におけるたんぱく質蓄積量の比は，初期：中期：後期＝0：1：3.9 であるという報告を用いて，観察期間が中期・後期である報告については，この期間の総体たんぱく質蓄積量を求め(妊娠日数 280 × 2/3)，単純に上記の比率で中期と後期に割り当てた後，それぞれの期間の 1 日あたりの体たんぱく質蓄積量を算出している．このように，各研究から得られた値を単純平均して算出すると，体たんぱく質蓄積量は初期 0 g/日，中期 1.94 g/日，後期 8.16 g/日となる．たんぱく質蓄積効率(43%)で割り，各期における推定平均必要量の付加量を初期 0 g/日，中期 5 g/日，後期 20 g/日と設定している．

(2)授乳婦の付加量　授乳中は母乳に含まれるたんぱく質を母体は損失する．そのため，この損失分を維持必要量に付加しなければならない．母乳に必要な母体のたんぱく質量は，母乳中たんぱく質量を食事性たんぱく質から母乳たんぱく質への変換効率で割った量としている．

　また，離乳開始までの 6 か月間を母乳のみによって授乳した場合，1 日の平均泌乳量を 0.78 L/日，平均母乳中たんぱく質濃度 12.6 g/L，食事性たんぱく質から母乳たんぱく質への変換効率は，1985 年の FAO/WHO/UNU 報告に基づき 70% とし，授乳婦の付加量(推定平均必要量)は，これらの値から，12.6 g/L × 0.78 L/日 ÷ 0.70 ＝ 14.04 ≒ 15 g/日とされた．推奨量の付加量は，推奨量算定係数 1.25 とし，それをかけて 17.6 ≒ 20 g/日としている．

ⓒ 脂質(目安量・目標量)

(1)n−6 系脂肪酸の目安量　妊婦は，胎児の発育に問題ないと想定される値として 9 g/日，授乳婦は，n−6 系脂肪酸を十分含む母乳を分泌できる量として 10 g/日としている．

(2)n−3 系脂肪酸の目安量　妊娠中は胎児の器官生成のため，より多くの n−3 系脂肪酸の摂取が必要とされる．母体の血中 DHA は胎盤を通して胎児に移行するため，妊婦は胎児の発育に問題ないと考える値として 1.6 g/日とした．授乳婦は，日本人の平均的母乳脂質成分をもつ母乳を分泌することが期待される量を考え，1.8 g/日としている．

(3)妊婦と授乳婦の脂質(脂肪エネルギー比率)，飽和脂肪酸の目標量　生活習慣病の発症予防の観点からみて，非妊娠・非授乳中の女性と異なる総脂質，飽和脂肪酸を摂取するべきエビデンスは認められない．そのため，非妊娠・非授乳中の女性と同じ値．脂肪エネルギー比率を 20～30%，飽和脂肪酸は 7% エネルギー以下を目標量としている．

ⓓ ビタミン

(1)ビタミン A　妊婦は，ビタミン A 過剰摂取による胎児奇形の報告を基に，付加量も含めた耐容上限量は 3,000 µgRAE/日である．ビタミン A は体内で合成できないため，胎盤を通して母体から胎児に

表●8.5 造血に必要な栄養素とおもな働き

栄養素	多く含む食品	生理作用
動物性たんぱく質	魚介類, 獣鳥肉類, 卵	赤血球を作る
鉄	レバー, 獣鳥肉, うなぎ, 牡蠣, 大豆, 卵黄, ほうれん草, 小松菜, ひじき	ヘモグロビンの成分
銅	レバー, 牡蠣, ひじき, ほうれん草	造血成分
ビタミン B_{12}	レバー, あさり, 牡蠣, 卵黄, スキムミルク, しじみ, いわし, チーズ	造血成分, 悪性貧血に有効
葉酸	レバー, 牡蠣, ほうれん草, アスパラガス, ブロッコリー, ピーナッツ, 卵黄	ヘモグロビンの合成
ビタミン B_6	レバー, 獣鳥肉, 卵, さば, いわし, 大豆, にんじん, ほうれん草	たんぱく質代謝の補酵素
ビタミンC	パセリ, ブロッコリー, ピーマン, 小松菜, ほうれん草, みかん, イチゴ, その他の野菜果物	鉄の吸収を促進する

供給されるが, ビタミンAの体外への排泄は困難なので, サプリメントなどによる過剰摂取に注意が必要である.

(2)**葉酸** 妊婦(中期および後期)と授乳婦の付加量(推奨量)はそれぞれ 240 μg/日, 100 μg/日である. また, 胎児の神経管閉鎖障害のリスク軽減のためには, 妊娠を計画している女性, 妊娠の可能性がある女性は, 葉酸(プテロイルモノグルタミン酸)を 400 μg/日摂取することが望まれる. これだけ多量の葉酸を摂取するには, サプリメントや葉酸を強化した食品の利用も必要となる.

e ミネラル

(1)**カルシウム** 妊婦・授乳婦の付加量は設定されていない. 妊娠中は母体の代謝動態が変化し, 腸管からのカルシウム吸収率が著しく増加し, 胎児側に蓄積される. 同時に母体に多く取り込まれたカルシウムは, 母体の尿中排泄量を著しく増加させることになるため, 付加量は必要ないと判断された. 授乳中は, カルシウム吸収率が非妊娠時に比較して軽度に増加し, 母体の尿中カルシウムは減少する. そのため, 通常より母体に多く取り込まれたカルシウムは母乳に供給されるので, 付加量は必要ないと判断された.

(2)**鉄** 妊婦・授乳婦の付加量(推定平均必要量・推奨量)は, 非妊娠時における各期の月経がない場合の摂取基準に付加する値である. 貧血時には, 栄養補助食品やサプリメントの使用について検討するが, 貧血改善後や長期使用は避けるべきである. 表 8.5 に造血に必要な栄養素とその働きを示した.

B. 妊産婦のための食生活指針

健やか親子 21 検討会(厚生労働省)から「妊産婦のための食生活指針」(2006 年)は公表され, 2021 年「妊娠前からはじめる妊産婦のための食生活指針」に改定された(表 8.6). 妊娠期・授乳期は, 母親の健康と胎児・乳児の健全な発育にとって重要な時期である. そのため, この時期に望ましい食生活が実践できるよう, 何をどれだけ食べたらよいかをわかりやすく伝えるために策定されたものである.

妊娠・授乳期は, バランスの良い栄養摂取を心がけ, 付加量は設定されていないが, カルシウムを十分摂取できるよう注意する. さらに, 適切な活動量を確保できるように努める. 授乳婦は, 十分に母乳が分泌されるよう, エネルギー, たんぱく質, カルシウムなどを積極的に摂取し, 健やかな生活が送れるよう環境を整える.

また, 妊産婦のための食事バランスガイドも策定され, 非妊娠時, 妊娠初期の 1 日分を基本として,

表●8.6　妊娠前からはじめる妊産婦のための食生活指針

・妊娠前から，バランスのよい食事をしっかりとりましょう
・「主食」を中心に，エネルギーをしっかりと
・不足しがちなビタミン・ミネラルを，「副菜」でたっぷりと
・「主菜」を組み合わせてたんぱく質を十分に
・乳製品，緑黄色野菜，豆類，小魚などでカルシウムを十分に
・妊娠中の体重増加は，お母さんと赤ちゃんにとって望ましい量に
・母乳育児も，バランスのよい食生活のなかで
・無理なくからだを動かしましょう
・たばことお酒の害から赤ちゃんを守りましょう
・お母さんと赤ちゃんのからだと心のゆとりは，周囲のあたたかいサポートから

[厚生労働省(2021)]

妊娠中期・後期，授乳期に必要な付加量がわかりやすく示されているので，参考にして食事管理ができるようにする．

　妊婦・授乳婦は，1回の食事量を増やすのではなく，間食を上手に活用して満たすようにするとよい（表 8.7）．

表●8.7　間食のエネルギー

ご飯(お茶碗1杯)	230 kcal
ポテトチップス(ご飯2.3杯)	540 kcal
ショートケーキ(ご飯1.5杯)	320 kcal
アイスクリーム(200 g)	350 kcal
ミルクチョコレート(1枚50 g)	280 kcal
バナナ(1本)	90 kcal
ヨーグルト(100 cc)	65 kcal
餅(100 g)	220 kcal

　つわりは，一般的には妊娠初期ほど症状が重い傾向があるが，この時期は胎児の栄養補給についてはそれほど心配する必要はないといわれている．

・嗜好の変化があり，食欲のないことも多いので，食べたい時に食べたいものを食べるようにする．一度にたくさんの量は食べられないので，少しずつ食べるようにする．虫歯になりやすいので，歯の清潔に心がける．

・早朝や空腹時に症状が強く出ることが多いので，空腹にならないように工夫する．いつも手軽に食べられるものを用意しておくとよい．

・つわりの時は酸味の多いもの，冷たいもの，さっぱりしたものが食べやすい．

・においや湯気に敏感になるので，同じ食品でも熱いものより冷たいものの方が好まれる．

・嘔吐をした場合には水分の補給に注意する．

・便秘はつわりの一般的症状を悪化するので，野菜・果物・いもなどの食物繊維や水分の補給に注意して，便秘にならないようにする．ただし，下剤の使用は医師の指示を仰ぐ．

・精神的な要因も大きいので，気分をリラックスさせることも症状の緩和に役に立つ．

　妊娠悪阻の場合は経口的な栄養補給が難しくなるので，入院して管理を行う．その場合の方針は安静，脱水の改善，電解質とビタミンの補給で，点滴静注による栄養改善を行い，症状の改善に合わせて，水分の補給から経口的に行っていく．

　なお重症悪阻の治療において最近ウェルニッケ脳症との関連が報告されており，その予防のために，ビタミン B_1 の投与の必要性がいわれている．

　表 8.8 につわりの時の食事の注意点と調理例を示した．

表●8.8　つわりの時の食事の注意点と調理例

注意点	食べやすい調理法・調理例
手軽に食べられるものを少量ずつ	ご飯→おにぎり ご飯・ひじきの煮付け→ひじき入りおにぎり 巻寿司，サンドイッチ，ひやむぎ，そうめん
肉や魚はさっぱりしたものにする	冷やしゃぶ，網焼き，マリネ，刺身，酢の物
酸味のあるものにする	酢の物 レモン，みかん，ゆず，すだちなどを利用した合わせ酢
冷たくする	千草焼き→冷やし 冷やし茶碗蒸し，卵豆腐，牛乳，冷や奴，アイスクリーム
水分の多いものを入れる	野菜スープ，フレッシュジュース，ミルクセーキ，バナナミルクセーキ

8.4 妊婦・授乳婦の栄養管理例

テーマ① 「妊娠中期(19週)」の栄養アセスメントと食事計画

氏名		年齢：25歳　妊娠19週　性別：女性	家族構成：夫との二人暮らし. 子ども：なし
身体状況		身長：156 cm　体重52 kg(非妊娠時51 kg)　BMI 21.4 kg/m²　標準体重　53.5 kg 身体状況：良好　既往歴：なし　サプリメント摂取：なし	
生活状況		職業：専業主婦(コンビニのレジで週3〜4回, 1回6時間のパートタイム) 飲酒：なし　喫煙：なし(過去もなし)	身体活動レベル：ふつうⅡ
食生活状況		つわりがおさまり, 食欲は戻ってきた. つわりがひどい頃は食べられるときに食べやすいものを食べていたため, 今も食事時間や食事内容はやや不規則. 間食量も増えてきた.	
栄養アセスメントと短期計画		1　食欲が概ね戻ってきたため, 食事時間や食事バランスの是正を図る. 2　出産までの体重増加は12 kg前後に抑える. 3　鉄欠乏性貧血に気をつける.	

栄養ケア計画
・主食を中心にエネルギーはしっかりと摂取し, ビタミン, ミネラルは「副菜」でしっかり摂取する.
・からだづくりの基本となる「主菜」は適量摂取(妊娠初期にはビタミンAの過剰摂取に気をつける)とし, 牛乳や乳製品でカルシウムを補充する.
・葉酸や鉄は通常の食事だけでは推奨量を毎日摂取するのが難しいこともあり, サプリメントを用いる場合もあるが, サプリメントはあくまでも「栄養補助食品」であり, 通常の食事バランスを整えた食事を摂取したうえで必要に応じて適量を活用する.

＜食事計画＞
目標：バランスのよい食事を心がけ, ビタミンやミネラルの過不足に留意する.

1. エネルギー・栄養素摂取基準

栄養素	エネルギー (kcal)	たんぱく質 [推奨量は60] (g)	脂質 (g)	炭水化物 (g)	ビタミン					カルシウム (mg)	鉄 (mg)	食物繊維総量 (g)	食塩相当量 (g)
					脂溶性	水溶性							
					A (μgRAE)	B₁ (mg)	B₂ (mg)	C (mg)					
基準	2000	65〜100(75)	55	300	650	1.1	1.2	100	650	6.5	18以上	6.5未満
付加量	250					0.2	0.3	10		9.5		

栄養素	エネルギー産生栄養素バランス(%エネルギー)(目標量)				n-6系脂肪酸 (g)	n-3系脂肪酸 (g)	穀類エネルギー比率(%エネルギー)	動物性たんぱく質比 (%)
	たんぱく質	脂質		炭水化物				
			飽和脂肪酸					
基準	13〜20	20〜30	7以下	50〜60	9 (目安量)	1.6 (目安量)	50〜60	40〜50

2. 食品の組み合わせ

食品群	1群	2群	3群	4群	5群	6群	合計
6つの基礎食品	魚・肉・卵・大豆・大豆製品	牛乳・乳製品 小魚・海藻類	緑黄色野菜	淡色野菜・果物	穀類・いも類・砂糖	油脂類・脂肪の多い食品	
基準量(点数)	4	2	2	18		2	28

3. モデル献立（予定献立）

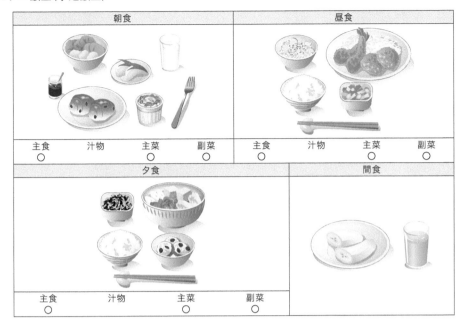

朝食			
主食	汁物	主菜	副菜
○		○	○

昼食			
主食	汁物	主菜	副菜
○		○	○

夕食			
主食	汁物	主菜	副菜
○		○	○

間食

4. 評価と支援

①体重の変化や検査値等を確認しながらエネルギー設定の指導を行う.

②血圧上昇予防に減塩を心掛けるよう指導を行うが，仕事柄，市販総菜の使用頻度や摂取量を確認し，加工品からの塩分摂取量(食塩相当量)が多くならないように注意し，指導する.

③葉酸や鉄分は，食事のみから付加量を含む摂取量を毎日摂取るのが困難な場合もあり，サプリメントや特定保健食品の使用も検討するが，それらはあくまで補助的に用い，基本は3食あるいは補食を加えて，推奨される栄養量をバランスよく摂取することを心掛けるよう指導する.

テーマ①　妊娠期（中期）献立

区分	料理名	食品名	重量(g)	エネルギー(kcal)	たんぱく質(g)	脂質(g)	炭水化物(g)	A(μg)	B₁(mg)	B₂(mg)	C(mg)	カルシウム(mg)	鉄(mg)	食物繊維総量(g)	食塩相当量(g)
朝食	レーズンロール(2個)	レーズンロール	70	188	5.7	2.5	35.8	—	0.08	0.04	—	22	0.6	1.5	0.7
	ブルーベリージャム	ブルーベリー ジャム	15	26	0.1	0.0	6.6	0	0.00	0.00	0	1	0.0	0.6	0
	ほうれん草しめじのココット	鶏卵 全卵	65	92	7.9	6.6	0.3	137	0.04	0.24	0	30	1.0	0	0.3
		ほうれんそう	40	7	0.9	0.2	1.2	140	0.04	0.08	14	20	0.8	1.1	0
		ほんしめじ	10	2	0.3	0.0	0.3	(0)	0.01	0.03	0	0	0.1	0.2	0
		食塩	0.5	0	0	0	0	(0)	(0)	(0)	(0)	0	Tr	(0)	0.5
		こしょう 黒	0.01	0.0	0.0	0.0	0.0	(0)	0.00	0.00	(0)	0	0.0	—	0
		食塩不使用バター	15	108	0.1	12.5	0.0	120	0	0.00	0	2	0.1	(0)	0
	蒸し野菜サラダ	ブロッコリー ゆで(冷凍)*	45	12	1.6	0.2	1.9	29	0.03	0.18	24	15	0.3	1.7	0
		じゃがいも	50	26	0.9	0.1	8.0	0	0.04	0.02	14	2	0.5	4.9	0
		にんじん	20	6	0.2	0.0	1.7	138	0.01	0.01	1	5	0.0	0.5	0
		サウザンアイランドドレッシング	10	39	0	(1.3)	(3.9)	0	(Tr)	0	0	(1)	0	0	(0.3)
	果物	りんご 皮つき	65	35	0.1	0.1	10.1	1	0.01	Tr	1	2	0.1	0.9	0
	牛乳	普通牛乳	200	122	6.6	7.6	9.6	76	0.08	0.30	2	220	0.04	(0)	0.2
	小計			663	24.4	31.1	79.4	641	0.34	0.90	56	320	3.5	11.4	2.0
昼食	ごはん(160g)	精白米	70	239	4.3	0.6	54.3	(0)	0.06	0.01	(0)	4	0.6	0.4	0
	ミックスフライ	えびフライ 冷凍	35	49	3.6	0.7	7.1	Tr	0.01	0.02	0	15	0.6	—	0.3
	線キャベツ	メンチカツ 冷凍	45	88	4.5	3.2	10.4	16	0.06	0.06	0	14	0.7	—	0.5
		調合油	10	89	0	10.0	0	0	0	0	(0)	Tr	0	0	0
		キャベツ	30	6	0.4	0.1	1.6	1	0.01	0.01	12	13	0.1	0.5	0
		減塩ソース	10	13	0.1	0	3	—	—	—	—	—	—	—	0.2
	きのこマカロニサラダ	マカロニ 乾	12	42	1.5	0.2	8.8	(0)	0.02	0.01	(0)	2	0.2	0.6	0
		エリンギ	15	5	0.4	0.1	0.9	(0)	0.02	0.03	0	Tr	0.0	0.5	0
		マッシュルーム 水煮缶詰	15	3	0.5	0.0	0.5	(0)	0.00	0.04	0	1	0.1	0.5	0.1
		スイートコーン 缶詰	10	9	0.3	0.1	2.0	1	0.01	0.01	0	0	0.1	0.5	0
		マヨネーズ 全卵型	12	80	0.2	9.1	0.4	3	0.00	0.00	0	1	0.1	0	0.2
		こしょう 黒	0.01	0.0	0.0	0.0	0.0	(0)	0.00	0.00	(0)	0	0.0	0	0
		ドライパセリ 乾	0.05	0.0	0.0	0.0	0.0	1	0.00	0.00	0	1	0.0	0	0
	あさりの辛し和え	こまつな	65	8	1.0	0.1	1.6	169	0.06	0.08	25	111	1.8	1.2	0
		あさり 缶詰 水煮	15	15	3.0	0.3	0.3	1	Tr	0.01	(0)	17	4.5	(0)	0.2
		からし 粉	0.2	1	0.1	0.1	0.1	0	0.00	0.00	0	0	0.0	0	0
		こいくちしょうゆ	3	2	0.2	0	0.3	0	0.00	0.01	0	1	0.1	(Tr)	0.4
	小計			649	20.1	24.5	91.2	192	0.25	0.29	37	181	8.7	4.2	1.9
間食	果物	バナナ(1本)	150	140	1.7	0.3	33.8	8	0.08	0.06	24	9	0.5	1.7	0
	小計			140	1.7	0.3	33.8	8	0.08	0.06	24	9	0.5	1.7	0
夕食	ごはん(160g)	精白米	70	239	4.3	0.6	54.3	(0)	0.06	0.01	(0)	4	0.6	0.4	0
	牛肉豆腐	和牛肉 もも 皮下脂肪なし	70	123	14.9	7.5	0.4	0	0.07	0.15	1	3	2.0	(0)	0.1
		焼き豆腐	50	41	3.9	2.9	0.5	(0)	0.04	0.02	Tr	75	0.8	0.3	0
		根深ねぎ	20	7	0.3	0.0	1.7	1	0.01	0.01	3	7	0.1	0.5	0
		はくさい	30	4	0.2	0.0	1.0	2	0.01	0.01	6	13	0.1	0.4	0
		しゅんぎく	20	4	0.5	0.1	0.8	76	0.02	0.03	4	24	0.3	0.6	0
		乾しいたけ	2	5	0.4	0.1	1.3	(0)	0.01	0.03	0	0	0.1	0.9	Tr
		顆粒和風だし	0.5	1	0.1	0.0	0.2	0	0.00	0.00	0	0	0.0	0	0.2
		上白糖	3	12	(0)	(0)	3.0	(0)	(0)	(0)	(0)	0	Tr	(0)	0
		清酒	2	2	0.0	Tr	0.1	0	Tr	0	0	0	Tr	0	0
		こいくちしょうゆ 減塩	10	7	0.8	Tr	0.9	0	0.01	0.02	(0)	3	0.2	(0)	0.8
		片栗粉	1	3	0.0	0.0	0.8	0	0.00	0.00	0	0	0.0	(0)	0
	ひじきと切干大根のごま酢和え	ほしひじき ステンレス釜 乾	4	7	0.4	0.1	2.3	14	0.00	0.02	0	40	0.2	2.1	0.2
		切干し大根 乾	5	14	0.5	0.0	3.5	0	0.02	0.01	1	25	0.2	1.1	0
		にんじん	10	3	0.1	0.0	0.9	69	0.01	0.01	1	3	0.0	0.2	0
		上白糖	2	8	(0)	(0)	2.0	(0)	(0)	(0)	(0)	0	Tr	(0)	0
		穀物酢	6	2	0.0	0	0.1	0	0.00	0.00	0	0	Tr	(0)	0
		こいくちしょうゆ	3	2	0.2	0	0.3	0	0.00	0.01	0	1	0.1	(Tr)	0.4
		ごま むき	2	12	0.4	1.1	0.4	0	0.01	0.00	Tr	24	0.2	0.3	0
		ごま油	2	18	0	2.0	0	0	0	0	0	0	0.0	0	0
		こねぎ	1	0	0.0	0.0	0.1	2	0.00	0.00	0	1	0.0	0.0	0
	さつま芋甘煮(干しブドウ入り)	さつまいも	80	102	0.7	0.4	26.5	2	0.08	0.02	20	32	0.4	2.2	0.1
		干しぶどう	6	19	0.2	0.0	4.8	0	0.01	0.00	Tr	4	0.1	0.2	Tr
		上白糖	6	23	(0)	(0)	6.0	(0)	(0)	(0)	(0)	0	Tr	(0)	0
	小計			658	27.9	14.8	111.8	166	0.36	0.35	36	259	5.4	9.2	1.8
	合計			2110	74.1	70.7	316.2	1007	1.03	1.6	153	769	18.1	26.5	5.7

＊冷凍のゆでたブロッコリーを使用
たんぱくエネルギー比：13.9％，脂質エネルギー比：29.4％，炭水化物エネルギー比：58.7％，動物性たんぱく比：54.8％

テーマ②　「授乳期」の栄養アセスメントと食事計画

氏名		年齢：28歳　性別：女性	家族構成：夫・乳児
身体状況		身長：156 cm　体重59 kg（非妊娠時51 kg）　BMI 24.3 kg/m²　標準体重　53.5 kg 身体状況：良好　既往歴：なし　サプリメント摂取：なし	
生活状況		職業：専業主婦（産前のパートは辞職） 飲酒：なし　喫煙：なし（過去もなし）	身体活動レベル：ふつうⅡ
食生活状況		食欲はある．夜泣きと夜間授乳で睡眠不足．	
栄養アセスメント と短期計画		1　6か月で非妊娠時まで戻す． 2　授乳中のため水分補給に留意． 3　エネルギー増量分は間食で摂取する．	

栄養ケア計画
基本的な食事バランスの考え方は妊娠中期と同じ．補食が必要となるため食事時間と補食時間にある程度の規則性をつける．
＜食事計画＞
目標：授乳中のため，食事バランスに気を配り，水分，間食を上手に摂取する．

1．エネルギー・栄養素摂取基準

栄養素	エネルギー （kcal）	たんぱく質 [推奨量は60] （g）	脂質 （g）	炭水 化物 （g）	ビタミン					カル シウム （mg）	鉄 （mg）	食物 繊維 総量 （g）	食塩 相当量 （g）
					脂溶性	水溶性							
					A （μgRAE）	B₁ （mg）	B₂ （mg）	C （mg）					
基準	2000	65〜100（75）	55	300	650	1.1	1.2	100		650	6.5	18以上	6.5未満
付加量	350	20				0.2	0.6	45			9.5		

栄養素	エネルギー産生栄養素バランス（%エネルギー）（目標量）				n−6系 脂肪酸 （g）	n−3系 脂肪酸 （g）	穀類 エネルギー比 率（%エネルギー）	動物性 たんぱく質比 （%）
	たんぱく質	脂質		炭水化物				
			飽和脂肪酸					
基準	15〜20	20〜30	7以下	50〜60	10 （目安量）	1.8 （目安量）	50〜60	40〜50

2．食品の組み合わせ

食品群	1群	2群	3群	4群	5群	6群	合計
6つの 基礎食品	魚・肉・卵・大豆・ 大豆製品	牛乳・乳製品 小魚・海藻類	緑黄色野菜	淡色野菜・ 果物	穀類・いも類・ 砂糖	油脂類・脂肪の 多い食品	
基準量（点数）	4	2	2	20	2	30	

3. モデル献立（予定献立）

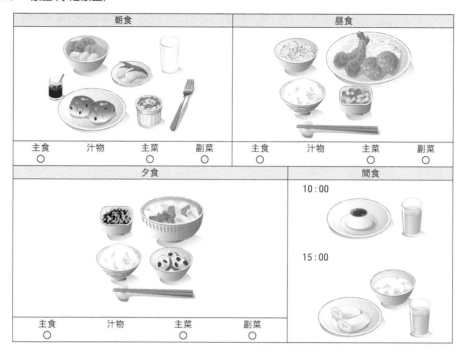

朝食			
主食	汁物	主菜	副菜
○		○	○

昼食			
主食	汁物	主菜	副菜
○		○	○

夕食			
主食	汁物	主菜	副菜
○		○	○

間食
10：00
15：00

4. 評価と支援

①推奨される栄養量を3回の食事のみで摂取せず，補食で補うよう指導する.

②間食は菓子類や菓子パン等ではなく，果物や乳製品，あるいは少量の炭水化物類（おにぎり等）とする．なお，間食は外食後や夜間の摂取を避ける.

③食事の付加量は母乳の分泌量にあわせて調整する.

テーマ②　授乳期献立（妊娠中期献立からの展開）

区分	料理名	食品名	重量 (g)	エネル ギー (kcal)	たんぱく質 (g)	脂質 (g)	炭水化物 (g)	ビタミン A (μg)	B₁ (mg)	B₂ (mg)	C (mg)	カルシウム (mg)	鉄 (mg)	食物繊維総量 (g)	食塩相当量 (g)
朝食	レーズンロール(2個)	レーズンロール	70	188	5.7	2.5	35.8	—	0.08	0.04	—	22	0.6	1.5	0.7
	ブルーベリージャム	ブルーベリー　ジャム	15	26	0.1	0.0	6.6	0	0.00	0.00	0	1	0.0	0.6	0
	ほうれん草しめじのココット	鶏卵　全卵	65	92	7.9	6.6	0.3	137	0.04	0.24	0	30	1.0	0	0.3
		ほうれんそう	40	7	0.9	0.2	1.2	140	0.04	0.08	14	20	0.8	1.1	0
		ほんしめじ	10	2	0.3	0.0	0.3	(0)	0.01	0.03	0	0	0.1	0.2	0
		食塩	0.5	0	0	0	0	(0)	(0)	(0)	(0)	0	Tr	(0)	0.5
		こしょう　黒	0.01	0	0.0	0.0	0.0	(0)	0.00	0.00	(0)	0	0.0	—	0
		食塩不使用バター	15	108	0.1	12.5	0.0	120	0	0.00	0	2	0.1	(0)	0
	蒸し野菜サラダ	ブロッコリー　ゆで(冷凍)*	45	12	1.6	0.2	1.9	29	0.03	0.18	24	15	0.3	1.7	0
		じゃがいも	50	26	0.9	0.1	8.0	0	0.04	0.02	14	2	0.5	4.9	0
		にんじん	20	6	0.2	0.0	1.7	138	0.01	0.01	1	5	0.0	0.5	0
		サウザンアイランドドレッシング	10	39	0	(1.3)	(3.9)	0	(Tr)	0	0	(1)	0	0	(0.3)
	果物	りんご　皮つき	65	35	0.1	0.1	10.1	1	0.01	Tr	1	2	0.1	0.9	0
	牛乳	普通牛乳	200	122	6.6	7.6	9.6	76	0.08	0.30	2	220	0.04	(0)	0.2
	小計			663	24.4	31.1	79.4	641	0.34	0.90	56	320	3.5	11.4	2.0
間食	プリン	プリン	80	93	(4.6)	(4.4)	(11.2)	(18)	(0.03)	(0.16)	(1)	(65)	(0.4)	0	(0.2)
	小計			93	(4.6)	(4.4)	(11.2)	(18)	(0.03)	(0.16)	(1)	(65)	(0.4)	0	(0.2)
昼食	ごはん(160 g)	精白米	70	239	4.3	0.6	54.3	(0)	0.06	0.01	(0)	4	0.6	0.4	0
	ミックスフライ	えびフライ　冷凍	35	49	3.6	0.7	7.1	Tr	0.01	0.02	0	15	0.6	—	0.3
	線キャベツ	メンチカツ　冷凍	45	88	4.5	3.2	10.4	16	0.06	0.06	0	14	0.4	—	0.5
		調合油	10	89	0	10.0	0	0	0	0	(0)	Tr	0	0	0
		キャベツ	30	6	0.4	0.1	1.6	1	0.01	0.01	12	13	0.1	0.5	0
		減塩ソース	10	13	0.1	0	3	—	—	—	0	0	0	—	0.2
	きのこマカロニサラダ	マカロニ　乾	12	42	1.5	0.2	8.8	0	0.02	0.01	(0)	2	0.2	0.6	0
		エリンギ	15	5	0.4	0.1	0.9	(0)	0.02	0.03	0	Tr	0.0	0.5	0
		マッシュルーム　水煮缶詰	15	3	0.5	0.0	0.5	(0)	0.00	0.04	0	1	0.1	0.5	0.1
		スイートコーン　缶詰	10	9	0.3	0.1	2.0	1	0.00	0.01	(0)	0	0.0	0.5	0.1
		マヨネーズ　全卵型	12	80	0.2	9.1	0.4	3	0.00	0.00	0	1	0.1	(0)	0.2
		こしょう　黒	0.01	0	0.0	0.0	0.0	(0)	0.00	0.00	(0)	0	0.0	—	0
		パセリ　乾	0.05	0	0.0	0.0	0.0	1	0.00	0.00	0	1	0.0	0.0	0
	あさりの辛し和え	こまつな	65	8	1.0	0.1	1.6	169	0.06	0.08	25	111	1.8	1.2	0
		あさり　缶詰　水煮	15	15	3.0	0.3	0.3	1	Tr	0.01	(0)	17	4.5	(0)	0.2
		からし　粉	0.2	1	0.1	0.0	0.1	0	0.00	0.00	0	1	0.0	—	0
		こいくちしょうゆ	3	2	0.2	0	0.2	0	0.00	0.01	0	1	0.1	(Tr)	0.4
	小計			649	20.1	24.5	91.2	192	0.25	0.29	37	181	8.7	4.2	1.9
間食	果物	バナナ(1本)	150	140	1.7	0.3	33.8	8	0.08	0.06	24	9	0.5	1.7	0
	ヨーグルト	ヨーグルト　脱脂加糖	100	65	4.3	0.2	11.9	(0)	0.03	0.15	Tr	120	0.1	(0)	0.2
	小計			205	6.0	0.5	45.7	8	0.11	0.21	24	129	0.6	1.7	0.2
夕食	ごはん(160 g)	精白米	70	239	4.3	0.6	54.3	(0)	0.06	0.01	(0)	4	0.6	0.4	0
	牛肉豆腐	和牛肉　もも　皮下脂肪なし	70	123	14.9	7.5	0.4	1	0.07	0.15	1	3	2.0	(0)	0.1
		焼き豆腐	50	41	3.9	2.9	0.5	(0)	0.04	0.02	Tr	75	0.8	0.3	0
		根深ねぎ	20	7	0.3	0.0	1.7	1	0.01	0.01	3	7	0.1	0.5	0
		はくさい	30	4	0.2	0.0	1.0	2	0.01	0.01	6	13	0.1	0.4	0
		しゅんぎく	20	4	0.5	0.1	0.8	76	0.02	0.03	4	24	0.3	0.6	0
		乾しいたけ	2	5	0.4	0.1	1.3	(0)	0.00	0.03	0	0	0.1	0.9	Tr
		顆粒和風だし	0.5	1	0.1	0.0	0.2	0	0.00	0.00	0	0	0.0	0	0.2
		上白糖	3	12	(0)	(0)	3.0	(0)	(0)	(0)	(0)	0	Tr	(0)	0
		清酒	2	2	0.0	Tr	0.1	0	Tr	0	0	0	Tr	0	0
		こいくちしょうゆ　減塩	10	7	0.8	Tr	0.9	0	0.01	0.01	0	3	0.2	0	0.8
		片栗粉	1	3	0.0	0.0	0.8	0	0	0	0	0	0.0	0	0
	ひじきと切干大根のごま酢和え	ほしひじき　ステンレス釜　乾	4	7	0.4	0.1	2.3	14	0.00	0.01	0	40	0.2	2.1	0.2
		切干し大根　乾	5	14	0.5	0.0	3.5	0	0.02	0.01	1	25	0.2	1.1	0
		にんじん	10	3	0.1	0.0	0.9	69	0.00	0.01	1	3	0.0	0.2	0
		上白糖	2	8	(0)	(0)	2.0	(0)	(0)	(0)	(0)	0	Tr	(0)	0
		穀物酢	6	2	0.0	0	0.1	0	0	0	0	0	Tr	0	0
		こいくちしょうゆ	3	2	0.2	0	0.2	0	0.00	0.01	0	1	0.1	(Tr)	0.4
		ごま　むき	2	12	0.4	1.1	0.4	0	0.01	0.00	Tr	24	0.2	0.3	0
		ごま油	2	18	0	2.0	0	0	0	0	0	Tr	0.0	0	0
		こねぎ	1	0	0.0	0.0	0.1	2	0.00	0.00	0	1	0.0	0.0	0
	さつま芋甘煮	さつまいも	80	102	0.7	0.4	26.5	2	0.08	0.02	20	32	0.4	2.2	0.1
	(干しブドウ入り)	干しぶどう	6	19	0.2	0.0	4.8	0	0.01	0.00	Tr	4	0.1	0.2	Tr
		上白糖	6	23	(0)	(0)	6.0	(0)	(0)	(0)	(0)	0	Tr	(0)	0
	小計			658	27.9	14.8	111.8	166	0.36	0.35	36	259	5.4	9.2	1.8
	合計			2268	83.0	75.3	339.3	1025	1.09	1.91	154	954	18.6	26.5	6.1

＊冷凍のゆでたブロッコリーを使用

たんぱくエネルギー比：14.0％，脂質エネルギー比：27.4％，炭水化物エネルギー比：56.7％，動物性たんぱく比：57.3％

第 9 章

高齢期の栄養管理

9.1 高齢期の特性

わが国では急速に高齢化が進展しており，令和 2 (2020) 年の高齢化率 (65 歳以上人口割合) は 28.7 %，75 歳以上の人口割合は 14.9 % となっている．今後，高齢化率は上昇を続け，現役世代の割合は低下し，2040 年には高齢化率 35.3 % と予測されている．65 歳以上の高齢者のいる世帯は，2017 年現在，全世帯 (5,042 万世帯) の 47.2 % を占めており，その世帯構造別の構成割合でみると，三世代世帯は減少傾向である一方，夫婦のみの世帯と単独世帯を合わせると半数を超える状況にある．65 歳以上の一人暮らし高齢者の増加は男女ともに増加傾向であり，2015 年には男性約 192 万人，女性約 400 万人，高齢者人口に占める割合は男性 13.3 %，女性 21.1 % となっている (令和元年高齢社会白書)．

A. 社会的特性

退職や再雇用としての就職などから，経済力が低下し，生活圏が縮小する．また，余暇時間は拡大するため，生きがいや仲間を見つけ，学習活動による自己啓発や余暇による交流を通して，張り合いのある生活を送ることが課題となっている．核家族世帯 (夫婦家族) の増加に伴い，高齢夫婦が健康でともにそろって生活ができる期間が増大し，子どもとの同居を必要としなくなった．しかしながら，近年では，どちらかが一人暮しになった時や介護が必要になった時に同居にふみきるケースも増えてきている．一方で，血縁よりも地縁や公的な医療・社会福祉サービス事業に支えられている高齢者も多い．

B. 精神的特性

高齢期は，それまでに獲得してきた能力や特性，社会とのかかわり合いが衰退する．不安感，失望感，孤独感などが現れ，精神的に不安定となりやすい．絶望を感じさせる現実的な危機がある．そのため一般的に高齢期は，人生の中で衰退や喪失が目立つ時期として位置づけられている．一方で，危機を乗り越えながら元気に暮らす高齢者が増えている．自由を謳歌して仕事で進歩し続ける人，または別の新たな分野で充実した生活を送る人もいる．シルバー大学や講演会で熱心に学習することに代表されるように，社会的な場への参加は顕著であり，そこには，高齢になってもなお成長し続ける高齢者の姿がある．今後の高齢化社会を考えるうえでは，外的要因の豊かさのみならず，高齢者が自分自身を支えるための内的要因の充実が重要である．

C. 生理的特性

加齢に伴い生理機能は全体的に低下するが，臓器による差は大きい．大部分の臓器は萎縮し，機能の低下と重量の変化が起こる．消化機能においては，唾液，胃液・胆汁，膵液などの分泌量が減少し，咀しゃく機能 (咀しゃく筋・顎関節の老化) や嚥下反射，食道や腸の蠕動運動が低下する．歯牙の脱落 (う

歯，歯槽膿漏），口腔の乾燥，味覚の低下（舌乳頭や味蕾数の減少，味覚細胞機能の減退など）が起こり，嗜好（舌や口腔粘膜の温度覚，蝕圧覚の減退）も変化する．

D. 行動特性

機能変化とともに，行動が制限されてくる．重いものが持てない，歩行が遅くなる，疲れやすい，転倒への不安などから，外出頻度が減る傾向がある．また，社会とのつながりが希薄になり，食欲不振，小食，欠食につながることがある．

E. 栄養トラブル

視力・嗅覚・味覚・消化液の分泌・消化管の運動機能などの低下により，食事摂取量が減退する．家族構成の変化や一緒に食事をする人や場所の減少，老化への不安や睡眠不足，社会的孤立などによる食欲低下が，食事に影響を与えることがある．また，高齢者は脱水が起きやすい生理機能と要因を多く持っているが，口渇中枢の感受性が低下し自覚症状が乏しいことから脱水状態を初期に発見することが難しい．また，個人差が大きく，低栄養や過栄養が混在するため，体調や体重の変化に十分留意する必要がある．

低栄養の要因を表9.1に示す．

表●9.1　高齢者低栄養の要因

社会的要因	疾病要因	加齢の関与
貧困 独居 介護力不足・ネグレクト 孤独（孤食） 家事能力の低下（欠如）	臓器不全 炎症・悪性腫瘍 義歯など口腔内の問題 摂食・嚥下障害 ADL障害	臭覚，味覚障害 食欲低下（中枢神経系の関与） フレイル・サルコペニア 消化管運動の減退 さまざまな老年症候群
精神的心理的要因	疼痛 消化管の問題（下痢・便秘） 多病（multimorbidity） 薬物副作用・polypharmacy	その他
認知機能障害 うつ 誤嚥・窒息の恐怖 せん妄		食形態の問題 栄養に関する誤認識 誤った栄養状態の評価 医療者の誤った指導 不十分な食事（栄養）提供 不規則な生活パターン

[日本静脈経腸栄養学会雑誌，34（2019）]

フレイル（Frailty）およびサルコペニア（Sarcopenia）

① **フレイル**：フレイルとは，老化に伴う種々の機能低下（予備能力の低下）を基盤とし，さまざまな健康障害に対する脆弱性が増加している状態，すなわち健康障害に陥りやすい状態を指す（表9.2）．健康障害の中にはADL障害，要介護状態，疾病発症，入院や生命予後などが含まれる．要介護状態に至る前段階として捉えることができ，介護予防との関連性が高い状態といえる．

② **サルコペニア**：サルコペニアとは「加齢に伴う筋力の減少，または老化に伴う筋肉量の減少」を指し，Rosenbergにより提唱された比較的新しい造語である．骨格筋量の減少は骨格筋指数（SMI：skeletal muscle index：四肢除脂肪軟組織量/身長^2）を使用し，健康な18〜40歳未満のSMIの2標準偏差（2SD）未満を有意な骨格筋量減少と定義することが多い．2010年にヨーロッパで，2014年にはアジアでサルコペニアの定義が発表されているが，日本人に適用するには課題が残っており，引き続き検討が必要とされている（表9.3）．

③ **フレイル・サイクル**：フレイルの診断項目には，身体機能の低下や筋力低下が組み込まれており，サルコペニアとフレイルは密接な関連があることがわかる．サルコペニアの存在は，高齢者の「ふらつき」，「転倒・骨折」，さらには「フレイル」に関連し，身体機能障害や要介護状態との関連性が強い．

　サルコペニアの要因はいまだ十分解明されているわけではない．図9.1はXue OLらの論文を参照し改変したものであるが，低栄養が存在すると，サルコペニアにつながり，活力低下，筋力低下・身体機能低下を誘導し，活動度，消費エネルギー量の減少，食欲低下

表●9.2　Friedらのフレイルの定義

1. 体重減少
2. 疲労感
3. 活動度の減少
4. 身体機能の減弱（歩行速度の低下）
5. 筋力の低下（握力の低下）

上記の5項目中3項目以上該当すればフレイル

表●9.3　サルコペニアの診断

1. 筋肉量減少
2. 筋力低下（握力など）
3. 身体能力の低下（歩行速度など）

診断は上記の項目1に加え，項目2または項目3を併せ持つ場合

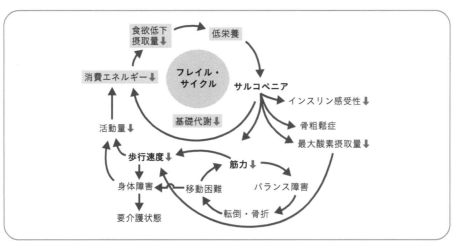

図●9.1　フレイル・サイクル
[Xue Q.L. et. al., J. Gerontol. A Biol. Sci. Med. Sci, **63**, 984−990]

をもたらし，さらに栄養不良状態を促進させるというフレイル・サイクルが構築される．一方では，欧米からの報告では過栄養，特に肥満の存在はフレイルに関連していることが報告されている．

食事・栄養の内容

ビタミン D：カルシウム吸収促進による骨粗鬆症治療は有名だが，筋肉にも，筋組織内のビタミン D レセプターを介して作用する．十分量摂取で筋力増強，転倒予防，骨折予防のエビデンスがある．

多く含まれる食品：魚に多い．いわし，鮭，さんまなど．他には乾しいたけも．

たんぱく質，アミノ酸：筋肉をつくるもとであるたんぱく質は，アミノ酸からなる．バリン，ロイシン，イソロイシンは必須アミノ酸の中でも分岐枝アミノ酸(BCAA)で，筋たんぱく質中の必須アミノ酸の 35％を占め，十分に摂取する必要がある．

BCAA を多く含む食品：大豆類，鶏肉(鶏胸肉)，マグロ(赤身)，かつお，あじ，さんま，卵，牛乳など

ビタミン B：ビタミン B 群，特にビタミン B_6 が筋肉の合成を促進するのに必要である．

ビタミン B_6 を多く含む食品：牛や豚，鶏のレバー，魚の赤身，ピーナッツなどの種実類．

ビタミン C：コラーゲンの合成，コレステロール代謝，薬物の水酸化反応，カルニチン合成，非ヘム鉄の腸管吸収の促進などの働きがある．欠乏すると，結合組織形成障害，出血，カルニチン欠乏による筋肉の低下や衰弱，骨の脆弱がみられる．ストレスにも影響し，さらには免疫系も弱めることも指摘されている．

ビタミン K：血液凝固因子として重要で，欠乏すると出血傾向がみられる．骨形成にも関与しており，骨粗鬆症にも影響している．緑黄色野菜や海草・きのこ類，果物に多く含まれる．

9.2 高齢期の栄養

A. 高齢者の健康と問題点

令和 2(2020)年国立社会保障・人口問題研究所が発表した人口の将来推計によると，65 歳以上の高齢者人口比率は，2020 年で 28.7％，2040 年 35.3％，2065 年 38.4％と推定されている．令和元(2019)年介護保険事業報告では，介護保険の実施状況は高齢者の 18.5％が要介護(要支援を含む)の認定を受けている．介護サービス利用者は 665 万人を上まわっている．また，高齢者は入院をしていないが，病気やけがなどで何らかの自覚症状を有する率が，若年層(20 ～ 40 歳代)の 20 ～ 30％に比べ，70 歳以上で 50％を超えている．一般に高齢者の有病率は高い．また，栄養摂取量の低下，身体活動の低下，代謝の低下などによる身体状況の低下がみられる．特に支援や介護を必要とする高齢者は，たんぱく質・エネルギー低栄養状態(PEM：Protein Energy Malnutrition)が多くみられることが指摘されている．特に在宅での栄養管理は不透明な部分が多く，疾病や障害の保有が多いなどの高齢者の特徴を考慮した栄養状態の評価が必要であるといわれている．

ⓐ 栄養アセスメント

　高齢者の栄養状態を評価するために，高齢者一人一人の必要エネルギー・栄養素量を算出し，それに基づいて栄養アセスメント，栄養評価を行うことが望ましい．栄養アセスメントを正確に行うことが栄養管理につながり，低栄養を予防し，結果的に介護予防になる．

　栄養アセスメントは，栄養スクリーニングによりリスクの高い高齢者を早期に見つけ，1日でも早い栄養介入を行うことが重要である．栄養評価は，食物・栄養に関連する履歴(食事調査)，身体計測，生理・生化学検査，身体所見等を基本に考える．

(1) 栄養スクリーニング　　栄養アセスメントに先立ち，栄養状態を簡便に評価するスクリーニングが行われる．方法には病院(高齢者対象)や施設で一般的に使用されているミニ・ニュートリショナル・アセスメント(Mini Nutritional Assesment：MNA®)がある(図 9.2)．これは，欧米でも高齢者栄養評価として使用されており，低栄養を早期に発見できるツールであり，誰にでも(家族，医療従事者など)数分で評価ができる．また，嚥下機能の状態は EAT-10 で評価することができる(図 9.3)．合計点数が 3点以上の場合，嚥下機能について，専門の医師に相談する．

(2) 身体計測　　簡便かつ非侵襲的，経済的な指標である．一般的には身長と体重であり，体格指数(BMI)や健常時体重との変化(%UBW)や体重減少率などの指標を用いて評価する．ほかに，上腕三頭筋部皮脂厚(triceps skinfold：TSF．体脂肪(貯蔵脂肪量)の評価に用いる)，上腕周囲長(arm circumference：AC．エネルギー摂取量を反映し，体脂肪量と筋肉量の指標となる)，上腕筋囲長(arm muscle circumference：AMC．骨格筋量および内臓たんぱく質指標ともよく相関する)などを測定して評価する．寝たきりや車いすなどで立位姿勢がとれない場合は，間接的な方法として，仰臥位による測定や，膝高から身長計算式で推定する方法もある．

(3) 臨床診査，臨床検査　　特に血清アルブミン，総たんぱく質，プレアルブミンなどのたんぱく質代謝に関する検査値が用いられる．アルブミンは半減期が 14 ～ 21 日と長いため，比較的長期の栄養状態の評価に用いられる．急性期において，短期間の栄養状態の変化を評価する必要がある場合の指標としては，半減期の短いプレアルブミン，レチノール結合たんぱく，トランスフェリンなどが適している．

(4) 食事摂取状況(摂取量，摂取内容)　　摂取状況の把握は記憶が曖昧なことが多く，食品の種類や量の把握が困難で信頼度が低くなる．食事づくりを担当している家族や介護者の協力が必要である．

ⓑ 身体活動・運動

　呼吸・循環機能などの身体機能の低下，骨・関節の老化による運動制限，社会活動の減少，独居などから，身体活動が低下する傾向にある．また，生活習慣病，介護予防の観点から適度の運動を安全に継続することが必要である．

　日常生活動作(activity of daiary living：ADL)，視力，聴力で評価されることが多い．
・基本的 ADL：移動・食事・排泄・入浴など日常生活するうえで必要な機能．
・手段的 ADL：買い物や金銭の管理，乗り物の移動，会話社会生活を送るうえで必要な機能．

簡易栄養状態評価表
Mini Nutritional Assessment-Short Form
MNA®

Nestlé NutritionInstitute

氏名：

性別：　　　　年齢：　　　　体重：　　　　kg 身長：　　　　cm 調査日：

下の□欄に適切な数値を記入し、それらを加算してスクリーニング値を算出する。

スクリーニング

A 過去3ヶ月間で食欲不振、消化器系の問題、そしゃく・嚥下困難などで食事量が減少しましたか？
0 = 著しい食事量の減少
1 = 中等度の食事量の減少
2 = 食事量の減少なし

B 過去3ヶ月間で体重の減少がありましたか？
0 = 3 kg 以上の減少
1 = わからない
2 = 1〜3 kg の減少
3 = 体重減少なし

C 自力で歩けますか？
0 = 寝たきりまたは車椅子を常時使用
1 = ベッドや車椅子を離れられるが、歩いて外出はできない
2 = 自由に歩いて外出できる

D 過去3ヶ月間で精神的ストレスや急性疾患を経験しましたか？
0 = はい　　　2 = いいえ

E 神経・精神的問題の有無
0 = 強度認知症またはうつ状態
1 = 中程度の認知症
2 = 精神的問題なし

F1 BMI (kg/m^2)：体重(kg)÷身長(m)^2
0 = BMI が19 未満
1 = BMI が19 以上、21 未満
2 = BMI が21 以上、23 未満
3 = BMI が 23 以上

BMI が測定できない方は、**F1** の代わりに **F2** に回答してください。
BMI が測定できる方は、**F1** のみに回答し、**F2** には記入しないでください。

F2 ふくらはぎの周囲長(cm)：CC
0 = 31cm未満
3 = 31cm以上

スクリーニング値
(最大：14ポイント)

12-14 ポイント：　　　栄養状態良好
8-11 ポイント：　　　低栄養のおそれあり (At risk)
0-7 ポイント：　　　低栄養

Ref.　Vellas B, Villars H, Abellan G, et al. *Overview of the MNA® - Its History and Challenges. J Nutr Health Aging 2006;10:456-465.*
Rubenstein LZ, Harker JO, Salva A, Guigoz Y, Vellas B. *Screening for Undernutrition in Geriatric Practice: Developing the Short-Form Mini Nutritional Assessment (MNA-SF). J. Geront 2001;56A: M366-377.*
Guigoz Y. *The Mini-Nutritional Assessment (MNA®) Review of the Literature - What does it tell us? J Nutr Health Aging 2006; 10:466-487.*
Kaiser MJ, Bauer JM, Ramsch C, et al. *Validation of the Mini Nutritional Assessment Short-Form (MNA®-SF): A practical tool for identification of nutritional status. J Nutr Health Aging 2009; 13:782-788.*
® Société des Produits Nestlé, S.A., Vevey, Switzerland, Trademark Owners
© Nestlé, 1994, Revision 2009. N67200 12/99 10M
さらに詳しい情報をお知りになりたい方は、**www.mna-elderly.com** にアクセスしてください。

図●9.2 簡易栄養状態評価表（ミニ・ニュートリショナル・アセスメント：MNA®）

EAT-10（イート・テン）
嚥下スクリーニングツール

Nestlé
Nutrition Institute

| 氏名： | 性別： | 年齢： | 日付： | 年 | 月 | 日 |

目的

EAT-10は、嚥下の機能を測るためのものです。
気になる症状や治療についてはかかりつけ医にご相談ください。

A. 指示

各質問で、あてはまる点数を四角の中に記入してください。
問い：以下の問題について、あなたはどの程度経験されていますか？

質問1:飲み込みの問題が原因で、体重が減少した
0=問題なし
1
2
3
4=ひどく問題

質問2:飲み込みの問題が外食に行くための障害になっている
0=問題なし
1
2
3
4=ひどく問題

質問3:液体を飲み込む時に、余分な努力が必要だ
0=問題なし
1
2
3
4=ひどく問題

質問4:固形物を飲み込む時に、余分な努力が必要だ
0=問題なし
1
2
3
4=ひどく問題

質問5:錠剤を飲み込む時に、余分な努力が必要だ
0=問題なし
1
2
3
4=ひどく問題

質問6:飲み込むことが苦痛だ
0=問題なし
1
2
3
4=ひどく問題

質問7:食べる喜びが飲み込みによって影響を受けている
0=問題なし
1
2
3
4=ひどく問題

質問8:飲み込む時に食べ物がのどに引っかかる
0=問題なし
1
2
3
4=ひどく問題

質問9:食べる時に咳が出る
0=問題なし
1
2
3
4=ひどく問題

質問10:飲み込むことはストレスが多い
0=問題なし
1
2
3
4=ひどく問題

B. 採点

上記の点数を足して、合計点数を四角の中に記入してください。　　　　　合計点数（最大40点）

C. 次にすべきこと

EAT-10の合計点数が3点以上の場合、嚥下の効率や安全性について専門医に相談することをお勧めします。

図●9.3　嚥下スクリーニングツール（EAT-10）

c こころの健康・心理的変化

精神的には，長年築いてきた自分の価値観や生き方に固執することが多くなる．

頑固になり，自己中心的になる．孤独になり，寂しい気持ちになる．短気になり，イライラする．生きがい・希望の喪失がおきる．コミュニケーション障害がおきる．

d 飲酒

加齢に伴い，肝機能の低下によりアルコール分解能力が落ちてくる．気分をリラックスすることや，食欲増進のための飲酒とし，適量を守ることが大切である．

e 歯科保健

歯の変化は最も早くはっきり現れる．歯に隙間ができ抜けやすくなり，欠損が多くなる．う蝕と歯周炎(歯槽膿漏)は歯科疾患の大部分を占めている．歯が老化すると，咀しゃく運動を阻害するだけでなく，味覚機能，特に甘味と塩味の識別能の低下，唾液分泌量・成分濃度の減少などにより，舌運動や嚥下運動を阻害する．咀しゃく・嚥下機能の低下は，脱水症や栄養状態悪化の原因となる．定期的な歯石除去や定期健診，口腔ケアで舌苔の細菌繁殖を予防し，歯の欠損，誤嚥性肺炎も予防する．厚生労働省は平均寿命である80歳まで自分の歯を20本以上保つことを目標とする「(8020 ハチマル・ニマル)運動」を提唱している．

B. 高齢者の生理的変化と食事

a 食事上の問題点

・食事量の低下(義歯が合わない，薬の副作用，不眠，運動不足など)
・唾液分泌量の減少(唾液腺が萎縮し唾液分泌量が少なくなり，質的にも粘度が高くなる)
・口渇感の鈍化(細胞内液の減少による細胞数の減少による)
・消化液の分泌不足(胃酸の分泌量の低下でたんぱく質消化能力および，ビタミン，カルシウム，ビタミンの吸収能力を遅らせる．また，鉄の吸収能力も低下する．膵液の分泌も衰え，脂肪の消化・吸収も低下する)
・大腸の蠕動運動の低下(強度の便秘)
・咀しゃく力の低下(むし歯や歯の欠損による)
・嚥下力の低下・嚥下反射の低下(咽頭，口腔，食道などの嚥下筋の低下)
・味細胞が減少し，味覚の感受性は低下する(特に甘味・塩味)
・嗜好の変化(さっぱりした食事を好み，脂っこいものは好まない)
・脱水(水分でむせるため．摂取不足になる)

b 栄養素摂取上の問題点

高齢者に最も重大な栄養障害はエネルギー，たんぱく質摂取不足の低栄養状態(PEM：protein energy malnutrition)である．PEMに陥ると，ADLおよびQOLの低下を招く．

①エネルギー：加齢に伴い食事量が減少する．基礎代謝は70歳代で20歳代に比べて15％前後減少するが，これは筋肉量の減少に伴うものである．エネルギー不足は低栄養の原因になる．また，慢性疾患などの治療薬の常用(多剤併用)による食欲減退も多くみられる．

②たんぱく質：たんぱく質の摂取量の不足は低栄養になり，感染症に対する免疫力が低下する．また，たんぱく質の必須アミノ酸(特にロイシン)の摂取でサルコペニア予防の効果につながる．良質なたんぱく質は吸収がよく必須アミノ酸含有量も多い．植物性たんぱく質より，動物性たんぱく質のほうに多く含まれる．ただし腎機能が低下している場合は高たんぱく質にしない．

③脂質：脂質の摂取は胸やけや食欲低下の原因になるが，不飽和脂肪酸(n−3系脂肪酸)は血栓予防，サルコペニア予防によいとされている．

④炭水化物：食事内容が炭水化物中心になりがちだが，耐糖能が低下して高血糖の原因になる．

⑤食物繊維：食物繊維には血糖上昇を緩やかにし，血中コレステロールの吸収を抑制する作用がある．また，高齢者は強度の便秘に悩まされているが，食物繊維を多く摂取することで便秘を予防する．しかし，咀しゃくの問題で(特に野菜の繊維の強いもの)不足しやすい．

⑥ビタミン：ビタミンDは高齢者に多発しやすい骨粗鬆症による骨折の予防や治療に必要であるが，外出の頻度が少なく日光を浴びる時間が少ないので，ビタミンD不足になる．不足すると，動脈硬化，心筋梗塞，脳梗塞，白内障などの老化防止と生活習慣病予防には十分な摂取が必要である．ビタミンCは活性酸素の害を防ぎ，細胞の結合組織であるコラーゲンの合成に働く(寝たきり高齢者の褥瘡の治癒)．果物，野菜の摂取量を多くする．

⑦ミネラル：カルシウム摂取量を増加させることで，骨量減少を抑制し，骨折の危険性を少なくし，骨粗鬆症予防になる．

⑧水分：加齢に伴い体内の水分や水分を蓄える筋肉，代謝水が減る．喉の渇きを感じなくなる．水分はむせやすく摂取不足になり，脱水状態に陥りやすい傾向にある．

サプリメントの使用

サプリメントの名称は，米国の法律用語である dietary supplement からきている．

錠剤やカプセルなど医薬品と同じ外見をしているが，成分はビタミン・ミネラル・ハーブ類の抽出物などで栄養補給や健康増進を目的とした食品という位置づけである．

日本で「サプリメント」とは「栄養補助食品」という一般的な概念として定義された．また，食品の安全性や有効性などを考慮して設定した規格基準等を満たした食品を「保健機能食品」と称して販売を認め，食品の目的や機能等の違いにより，栄養機能食品(栄養成分の補給)・特定保健用食品(有効成分により体調を整える)，特別用途食品(特別な状態にある人(病者・高齢者・乳児)の健康維持・増進に利用)に分けられている．栄養バランスのとれた食生活であれば，「サプリメント」の必要はない．

ただし，高齢で，食品の購入，調理などが困難な生活状況や咀しゃく・嚥下障害などの身体状況などから，食事の摂取量が不十分で低栄養を招くような場合は，最小限の利用を考える．サプリメントは「毎日・簡単・手軽に飲み続けられる」ことから「過剰症」に陥りやすい．とくに，脂溶性ビタミンの服用に注意する．サプリメント中には，栄養成分が高濃度に含まれているものもある．また，医師の処方による医薬品と同時に服用するとさらにリスクが高まる．脂溶性ビタミンの中でもビタミンAを含むサプリメントは，妊婦にも避けたい．

C. 咀しゃく困難・嚥下障害の食事

ⓐ 嚥下機能の低下

摂食・嚥下とは、「食物の認知→口腔へ取り込み→咀しゃく→食塊形成→食塊を咽頭→食道→胃へ送り込む」過程をいう。この摂食・嚥下運動は、先行期（認知期）・準備期・口腔期・咽頭期・食道期の5期に分類される。食べ物を摂取するには、この5期の機能が連動して行われる。このうち、嚥下反射に直接関与するのは、口腔期・咽頭期・食道期の3期である。高齢者は、口から食べられる「食べる機能」に注意をすることが重要である。口から食べることは消化器だけでなく五感を刺激し、筋肉などの身体機能に多くの影響を与える。しかし、加齢に伴い、歯・口腔機能の悪化による咀しゃくの問題や、脳梗塞の後遺症や認知症などから、摂食・嚥下機能は低下し、特に水分摂取時にむせたり、気道を塞ぐ窒息などの危険が生じる。複数の疾患を持っていることも原因と考えられ、高齢者独特の誤嚥性肺炎という死につながる疾患や、食欲低下による低栄養になるケースも多くみられるようになる。また、慢性疾患などの治療薬の常用（多剤併用）による食欲減退も多くみられる。食べる楽しみが喪失する。

ⓑ 老化に伴う嚥下機能低下の原因

①虫歯などで歯が弱り、咀しゃく力が低下する。義歯が合わず、うまく咀しゃくできない。

②口腔、咽頭、食道など嚥下筋の筋力が低下する。

③喉頭が解剖学的に下降し、嚥下反射時に喉頭挙上距離が大きくなる。

④無症候性脳梗塞の存在（潜在性仮性球麻痺）

⑤注意力、集中力の低下（口の中で嚥下のタイミングがとれず、食べ物を口腔内にため込んだり、逆にすぐ飲み込んでむせる）

⑥唾液の分泌が少なくなり、食塊形成が困難になる。

ⓒ 感覚機能の低下と対策

①視覚：老眼や白内障で視力が低下し料理の色合いを感じなくなり、白い食器ではご飯、おかゆが見えにくくなる。[対策]色の濃い食器を使用する。

②嗅覚：鼻腔内膜細胞の萎縮により鈍くなる。[対策]香りのある野菜を多く使用し、調理でスパイスを使用する。

③温覚：温度感覚も鈍化する。熱いものに気づかず口に入れる。[対策]よく冷ます。

④味覚：味を感知する味蕾の数の減少、萎縮により、味覚閾値が上昇し、鈍化する。[対策]料理の味に変化をつける。

経口摂取を増やす工夫として自宅でできるポイントと市販品でできるポイント（表9.4）を提示した。

D. 調理上の工夫

ⓐ 調理方法

①**軟らかくする調理方法**：蒸す、煮込む、すり潰す（スプーンの背で潰す。すり鉢でする）

②**飲みやすくする方法**：適度の水分を含ませる（パサつきを防ぐ）、ゲル化剤で固める（口の中でまとまる）。

　　＊液体はのどを流れるスピードが速く、誤って気道に入り込みやすくなるため、とろみをつけたり、ゼリー状にしたりする（d. 嚥下補助食品の項を参照）。

図9.4に日本摂食嚥下リハビリテーション学会が掲示する調理上の工夫を示す。

表●9.4　経口摂取を増やすために自宅でできる嚥下調整食や市販品の利用によるエネルギー量増量の工夫

嚥下調整食の工夫	・市販のスープやレトルト食品にとろみ調整食品を用いてアレンジする ・バターやマヨネーズを使って，高エネルギーでもボリュームを感じさせないようにする ・ポテトサラダやかぼちゃサラダなどにマヨネーズを追加して，しっとりさせる ・から揚げは，そのまま食べるよりも，マーボー豆腐の素をかけるととろみもつき，味も変化する ・市販のひじき煮に豆腐を混ぜると白和えになる ・ツナ缶＋マヨネーズ＋豆腐でなめらかになる
市販食品の利用	調理者が簡単につくることができる，喫食者が飽きがこないようにバリエーションや見た目にボリュームを出さず，食べる負担にならないよう，楽しさを盛り付けで工夫する 具体的な調理法 ・アボカドと納豆，アボカドとネギとろを和えて，マヨネーズ＋こいくちしょうゆで食べる ・ツナ缶＋マヨネーズ＋豆腐 ・スクランブルエッグ＋チーズ類（とろけるタイプがお勧めです）＋マヨネーズまたはケチャップ ・レトルトハンバーグ＋レトルトカレーまたはシチュー ・コンビニエンスストアのレトルト焼きさけ＋チーズ類（とろけるタイプがお勧めです） ・さんまのかば焼き（缶詰）を卵とじにする

[髙橋加代子, *nutrition care*, 13, 32-33 (2020) より改変]

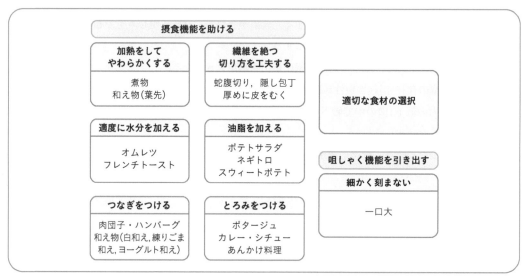

図●9.4　調理上の工夫
[日本摂食嚥下リハビリテーション学会，摂食嚥下障害患者の栄養 ver.2, p.79, 医歯薬出版 (2015) より改変]

ⓑ 最も好ましい食形態

①プリン状：プリン，絹豆腐，ムースなど

②ゼリー状：ゼリー，にこごりなど

③マッシュ状：イモ，カボチャ，など

④かゆ状：全がゆ，パンがゆ（パンは細かくする），くず湯など

ⓒ 好ましい食品

①ポタージュ状：ポタージュ，クリームスープ，シチューなど

②乳化状：ババロア，アイスクリーム，ヨーグルトなど

③ネクター状：リンゴ，バナナ，ピーチなど

④メンチ状：ハンバーグ，肉団子，すり身など

⑤その他：温泉卵(ミキサーにかけ均一にする)，ねぎとろ，ワンタン，ふ(乾燥の状態で潰す)など

d 嚥下補助食品について

液状のさらっとした食品でむせる場合は嚥下補助食品を使用し，とろみをつけたり，ゼリー状にしたりする．これは誤嚥性肺炎を予防する目的で使用する．嚥下補助食品には，少量でとろみをつける「とろみ調整食品(増粘剤)」，液体のものをゼリー状に固める「固形化補助食品(ゲル化剤)」がある．

(1)とろみ調整食品　主原料により，でんぷん系，増粘多糖類系(グアーガム系，キサンタンガム系)などに分かれる．30秒くらいで，とろみがつく．刻み食をまとめる時に使う．また，ミキサー食にとろみを段階的につけることができる．

増粘剤を選ぶ基準は，①粘性，②切れ，③透明感，④味の変化，⑤香りの変化，⑥溶解後の時間経過による物性の変化(商品によって使用量が異なるので注意する)．

食材(たんぱく質量が高いもの)，塩分濃度の高いものにも注意する(とろみがつきにくい)．

おもな市販品に，トロメリン(三和化学)，パワースマイル(ヘルシーフード)，つるりんこ Quickly (クリニコ)などがある．

(注意点)とろみの程度は混ぜながらではなく，時間が経ってから，適切かどうか判断する必要がある．液体の温度や食材の種類，とろみ調整食品の種類によっても，粘度のつき方が異なる．とろみ調整食品にはエネルギーがあるので，糖尿病の患者に大量使用する場合などは，エネルギー量に注意する．

また，日本摂食・嚥下リハビリテーション学会による「嚥下調整食分類2013」では，濃いとろみ，中間のとろみ，濃いとろみの三段階に分類されている(表9.5)．

(2)固形化補助食品　セラチンや粉寒天，カラギナン，ペクチン，ローカストビーンガム，グアーガムなどの多糖類，その他，それぞれのゲル化剤の特徴を生かしたテクスチャー調整食品がある．70℃から固まるもの，酵素を入れてあるもの，冷凍保存がきくものなど，各種メーカーが商品として多くの種類を発売している．ホット＆ソフトプラス(ヘルシーフード，コラム参照)，スベラカーゼ(フードケア)，ソフティア GEL(ニュートリー)などがある．

e 特別用途食品の嚥下困難者用食品

特別用途食品の嚥下困難者用食品について，嚥下困難者の重症度別に表9.6のような許可基準が策定されている．学会分類やその他の分類を図9.5に示す．

「ホット＆ソフトプラス」の特徴

- ・冷まさなくても温かいまま固まる．
- ・アミラーゼ酵素を含む．
- ・唾液中のアミラーゼの影響を受けず(スプーンについた唾液でおかゆが離水する)，かゆの離水を防止する．アミラーゼ酵素とはヒトの唾液や膵液に含まれる消化酵素の1つで，でんぷんを分解する働きがある．

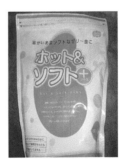

表●9.5　学会分類2021（とろみ）

	段階1：薄いとろみ 【Ⅲ-3項】	段階2：中間のとろみ 【Ⅲ-2項】	段階3：濃いとろみ 【Ⅲ-4項】
性状の説明 （飲んだとき）	・「drink」するという表現が適切なとろみの程度 ・口に入れると口腔内に広がる液体の種類・味や温度によっては，とろみが付いていることがあまり気にならない場合もある ・飲み込む際に大きな力を要しない ・ストローで容易に吸うことができる	・明らかにとろみがあることを感じ，かつ「drink」するという表現が適切なとろみの程度 ・口腔内での動態はゆっくりですぐには広がらない ・舌の上でまとめやすい ・ストローで吸うのは抵抗がある	・明らかにとろみが付いていて，まとまりがよい ・送り込むのに力が必要 ・スプーンで「eat」するという表現が適切なとろみの程度 ・ストローで吸うことは困難
性状の説明 （見たとき）	・スプーンを傾けるとすっと流れ落ちる ・フォークの歯の間から素早く流れ落ちる ・カップを傾け，流れ出た後には，うっすらと跡が残る程度の付着	・スプーンを傾けるととろとろと流れる ・フォークの歯の間からゆっくりと流れ落ちる ・カップを傾け，流れ出た後には，全体にコーティングしたように付着	・スプーンを傾けても，形状がある程度保たれ，流れにくい ・フォークの歯の間から流れ出ない ・カップを傾けても流れ出ない（ゆっくりと塊となって落ちる）
粘度（mPa·s）	50〜150	150〜300	300〜500
LST値（mm）	36〜43	32〜36	30〜32
シリンジ法による残留量（mL）	2.2〜7.0	7.0〜9.5	9.5〜10.0

本表を使用するにあたっては必ず「嚥下調整食学会分類2021」の本文を熟読のこと．本表中の【　】表示は，学会分類の本文中の該当箇所を指す．
粘度：コーンプレート型回転粘度計を用い，測定温度20℃，ずり速度50 s^{-1}における1分後の粘度測定結果【Ⅲ-5項】．LST値：ラインスプレッドテスト用プラスチック測定板を用いて内径30 mmの金属製リングに試料を20 mL注入し，30秒後にリングを持ち上げ，30秒後に試料の広がり距離を6点測定し，その平均値をLST値とする【Ⅲ-6項】．
注1：LST値と粘度は完全には相関しない．そのため，特に境界値付近においては注意が必要である．
注2：ニュートン流体ではLST値が高く出る傾向があるため注意が必要である．
注3：10 mLのシリンジ筒を用い，粘度測定したい液体を10 mLまで入れ，10秒間自然落下させた後のシリンジ内の残留量である．
[日本摂食嚥下リハビリテーション学会嚥下調整食分類2021]

表●9.6　特別用途食品における嚥下困難者用食品の規格基準

	許可基準Ⅰ	許可基準Ⅱ	許可基準Ⅲ
硬さ（N/m^2）	2500〜10000	1000〜15000	300〜20000
付着性（J/m^3）	400以下	1000以下	1500以下
凝集性	0.2〜0.6	0.2〜0.9	−
	均質なもの（たとえば，ゼリー状の食品）	均質なもの（たとえば，ゼリー状またはムース状等の食品）．ただし，許可基準Ⅰを満たすものを除く	不均質なものも含む（たとえば，まとまりのよいおかゆ，やわらかいペースト状またはゼリー寄せ等の食品）．ただし，許可基準Ⅰまたは許可基準Ⅱを満たすものを除く．

[厚生労働省（当時．現在消費者庁管轄），2009]

嚥下調整食分類 (日本摂食嚥下リハビリテーション学会, 2021)	嚥下食ピラミッド (金谷節子, 2004)	ユニバーサルデザインフード(UDF) (日本介護食品協議会, 2003)	特別用途食品 (消費者庁)	スマイルケア食 (農林水産省, 2015)		食品, 料理例 嚥下調整食	食品, 料理例 主食
嚥下訓練食品 0j	L0〈開始食〉, L3の一部(とろみ水)	—	許可基準Ⅰ, —	スマイルケア食 ⓪ ゼリー状	飲みこむことに問題	グレープゼリー	—
嚥下調整食 1j	L1(嚥下食Ⅰ), L2(嚥下食Ⅱ),	かまなくてよい	許可基準Ⅱ	スマイルケア食 ① ムース状	飲みこむことに問題	ねぎとろ, 茶碗蒸し, フォアグラムース	重湯ゼリー (分粥ゼリー)
嚥下調整食 2-1	L3 (嚥下食Ⅲ)	かまなくてよい	許可基準Ⅱ, 許可基準Ⅲ	スマイルケア食 ② ペースト状	飲みこむことに問題	水ようかん, 卵料理	全粥 (禁ミキサー食)
嚥下調整食 2-2	L3 (嚥下食Ⅲ)	かまなくてよい	許可基準Ⅱ, 許可基準Ⅲ	スマイルケア食 2 かまなくてよい	飲みこむことに問題	水ようかん, 卵料理	全粥 (禁ミキサー食)
嚥下調整食 3	L4 (移行食)	舌でつぶせる	—	スマイルケア食 3 舌でつぶせる	かむことに問題	こしあん, かぼちゃやわらか煮	全粥または軟飯
嚥下調整食 4	L4 (移行食)	歯ぐきでつぶせる	—	スマイルケア食 4 歯ぐきでつぶせる	かむことに問題	こしあん, かぼちゃやわらか煮	全粥または軟飯
—	—	容易にかめる	—	スマイルケア食 5			

図 ●9.5　嚥下調整食の分類
[橋本 賢, 臨床栄養学概論 第2版(友竹浩之ほか編), p.16, 講談社(2020)より改変]

E. 口腔ケア・嚥下体操・摂食姿勢

ⓐ 口腔ケア

①食物残渣がないかを確認する. ②舌苔を清掃. ③歯垢・歯石を除去する, ④口腔内を湿潤させ, 嚥下しやすくする.

ⓑ 嚥下体操(毎食前に実施)

①深呼吸：鼻から吸い込んで口からゆっくり吐く.

②首の運動：ゆっくり左右, 横, 回旋をする.

③肩の運動：両肩をすぼめ, すっと力を抜く.

④上体の運動：上体をゆっくり左右に倒す.

⑤頬の運動：口を閉じたまま頬を膨らましたり, すぼめたりする(2〜3回).

⑥舌の運動：口を開いて舌の出し入れをする(2〜3回), 舌で左右の口角を触る.

⑦言語訓練：パ, タ, カ, ラなどの発声練習(構音訓練), 口唇・舌運動, 鼻咽腔閉鎖などの強化.

⑧深呼吸：鼻から吸い, 口から吐き出す.

ⓒ 摂食姿勢

食物の取り込みや送り込みに障害がある場合や, むせがひどい場合など.

①体幹30度仰臥位をとる.

②頸部を前屈させる体位をとる.

③麻痺がある場合は麻痺側の肩に枕などを当て, 健側をやや下にした軽度側臥位をとる.

④嚥下がスムーズにできるようになったら徐々に体幹角度を上げていく, 60度になると, ふつうに食事する体位に近い. 介助者は健側に立ち, 健側から介助する.

＊その他：口蓋弓や舌根部を氷水に浸した綿棒などで刺激することで, 嚥下反射が誘発される. また口腔内のKポイント(kojima point)を刺激することで, 開口反射が促される. Kポイントの位置は臼後三角後縁のやや後方内側面.

d 自助具

食事動作が不自由な人の能力に合わせて，使いやすい食器や調理器具が開発されている(図9.6).

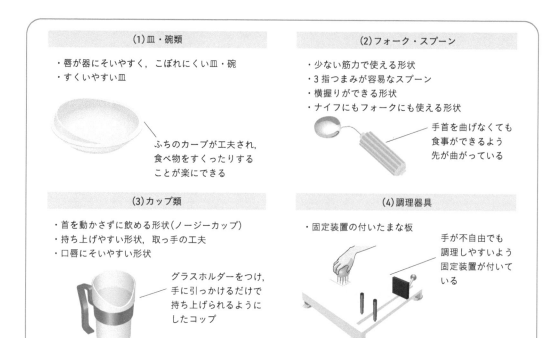

(1) 皿・碗類

・唇が器にそいやすく，こぼれにくい皿・碗
・すくいやすい皿

ふちのカーブが工夫され，食べ物をすくったりすることが楽にできる

(2) フォーク・スプーン

・少ない筋力で使える形状
・3指つまみが容易なスプーン
・横握りができる形状
・ナイフにもフォークにも使える形状

手首を曲げなくても食事ができるよう先が曲がっている

(3) カップ類

・首を動かさずに飲める形状(ノージーカップ)
・持ち上げやすい形状，取っ手の工夫
・口唇にそいやすい形状

グラスホルダーをつけ，手に引っかけるだけで持ち上げられるようにしたコップ

(4) 調理器具

・固定装置の付いたまな板

手が不自由でも調理しやすいよう固定装置が付いている

図●9.6 使いやすく自立を助ける食器や調理器具(自助具)

A. 食事摂取基準（表 9.7）

ⓐ 推定エネルギー必要量

健康で自立した高齢者について身体活動レベルを測定した報告から，身体活動レベル I（低い）：65〜74 歳は 1.45，75 歳以上は 1.40，レベル II（ふつう）：65〜74 歳は 1.70，75 歳以上は 1.65，レベル III（高い）：65〜74 歳は 1.95 とされている．基礎代謝基準値は，男性は 65〜74 歳が 21.6，75 歳以上は 21.5，女性は 50 歳以上で同じで 20.7 kcal/kg/日である．

高齢者は，他の代年に比べて年齢が高くなるほど栄養状態が悪い人の割合が増え，筋肉量の減少（サルコペニア）の危険性が高まることが明らかになっている．虚弱予防，転倒予防や介護予防の観点と生活習慣病予防の両者に配慮し，当面目標とする BMI の範囲を 50〜64 歳は 20.0〜24.9 kg/m^2，65 歳以上が 21.5〜24.9 kg/m^2 としていることからも推測されるとおり，さまざまな要因が背景に存在するため，個々人の特性を十分に踏まえた対応に注意すべきである．

ⓑ たんぱく質

成人期においては，加齢により，最大換気量，腎血流量，肺活量等の生理機能は低下し，体組織では骨格筋が減少し，脂肪は増加傾向を示す．一般に，高齢者では，日常の生活活動は不活発となり，食欲低下とあいまって食事摂取量が少なくなることが多い．ライフスタイルの違いもたんぱく質の推定平均必要量に影響を及ぼすと考えられている．

高齢者の維持必要量は，0.66 g/kg 体重/日とされる．これは，良質なたんぱく質における維持必要量であり，日常食混合たんぱく質の利用効率は 90 ％と見積もった．すなわち，維持必要量＝（良質な動

表 ● 9.7 食事摂取基準　高齢期（身体活動レベル I）

年齢		65〜74 歳		75 歳以上	
性別		男	女	男	女
参照体重（kg）		65.0	52.1	59.6	48.8
エネルギー（kcal/日）	推定エネルギー必要量	2050	1550	1800	1400
炭水化物（％エネルギー）	目標量	50〜65	50〜65	50〜65	50〜65
たんぱく質（g/日）	推奨量	60	50	60	50
（％エネルギー）	目標量	15〜20	15〜20	15〜20	15〜20
脂質（％エネルギー）	目標量	20〜30	20〜30	20〜30	20〜30
ビタミン B$_1$（mg/日）	推奨量	1.3	1.1	1.2	0.9
ビタミン B$_2$（mg/日）	推奨量	1.5	1.2	1.3	1.0
ビタミン C（mg/日）	推奨量	100	100	100	100
ビタミン A（μgRAE/日）	推奨量〜耐容上限量	850〜2700	700〜2700	800〜2700	650〜2700
ビタミン D（μg/日）	目安量〜耐容上限量	8.5〜100	8.5〜100	8.5〜100	8.5〜100
カルシウム（mg/日）	推奨量〜耐容上限量	750〜2500	650〜2500	700〜2500	600〜2500
鉄（mg/日）	推奨量〜耐容上限量	7.5〜50	6.0〜40	7.0〜50	6.0〜40

物性たんぱく質における維持必要量)/(日常食混合たんぱく質の利用効率)とされる．また，推奨量は，個人間の変動係数を成人と同様に 12.5％とし，推定平均必要量に推奨量算定係数 1.25 を乗じた値とされた．

$$推定平均必要量(g/日) = 維持必要量(g/kg 体重/日) \times 参照体重(kg)$$

$$推奨量(g/日) = 推定平均必要量(g/日) \times 推奨量算定係数$$

たんぱく質の摂取不足が直接的に，影響を及ぼすと考えられる疾患はフレイルおよびサルコペニアである．フレイルおよびサルコペニアの発症予防を目的とした場合，高齢者では少なくとも 1.0 g/kg 体重/日以上のたんぱく質を摂取することが望ましいと考えられ，目標量の下限は推奨量以上，上限は高窒素血症の発症予防の観点から 15 ～ 20％エネルギーとされた．

c 脂質

脂質，飽和脂肪酸，n−6 系脂肪酸，n−3 系脂肪酸について基準を設定している．

脂質は，目標量として 20 ～ 30％エネルギーとし，飽和脂肪酸は 7％エネルギー以下で示した．

n−6 系脂肪酸，n−3 系脂肪酸は，目安量として示されている(付表参照)．

d ビタミン

(1)ビタミン A　高齢者の食事摂取基準は，成人と同様に計算された．推定平均必要量の参照値である 9.3 μgRAE/kg 体重/日と参照体重から概算し，推定平均必要量は，65 歳以上の男性は 550 ～ 600 μgRAE/日，65 歳以上の女性は 450 ～ 500 μgRAE/日で，推奨量は個人間変動係数を 20％と見積もり，推定平均必要量に推奨量算定係数 1.4 を乗じ，成人男性は，800 ～ 850 μgRAE/日(≒550 ～ 600 × 1.4)，成人女性は，650 ～ 700 μgRAE/日(≒450 ～ 500 × 1.4)とされた．

(2)ビタミン D　ビタミン D はカルシウム代謝，骨代謝に密接にかかわっており，高齢者においては骨粗鬆症との関連が以前より注目され，腸管内カルシウム吸収を促すため，カルシウム摂取量が相対的に少ない日本人にとって重要な栄養素である．また，筋肉にも作用することから，サルコペニアにおける予防と治療の可能性が示唆されている．目安量は適切な日照曝露を受けることを推奨し，成人と同じ 8.5 μg/日，耐容上限量は 100 μg/日．

　＊その他のビタミン類は 2 章 p.29 参照．

e ミネラル

(1)カルシウム　十分なカルシウム摂取量は，骨量の維持に必要である．骨量の維持によって骨折の発症予防が期待される．閉経後女性および高齢男性では，カルシウムの吸収率が次第に低下する．推定平均必要量は，要因加算法により求め，男性：600 mg/日，女性：65 ～ 74 歳は 550 mg/日，75 歳以上は 500 mg/日，推奨量は男性：65 ～ 74 歳は 750 mg/日，75 歳以上は 700 mg/日，女性：65 ～ 74 歳は 650 mg/日，75 歳以上は 600 mg/日．耐容上限量は付表参照．

(2)鉄　高齢者では，鉄の吸収率が次第に低下する．また，小食や偏食なども加わり，鉄欠乏性貧血に陥りやすい．推定平均必要量は，男性：6.0 mg/日，女性：5.0 mg/日，推奨量は男性：65 ～ 74 歳は 7.5 mg/日，75 歳以上は 7.0 mg/日，女性：6.0 mg/日．

　＊その他のミネラルは付表参照．

B. 高齢者のための食生活指針

　高齢者は，身体活動が低下すると，食欲が減退したり食生活が単調になりがちである．低栄養予防をめざした食生活についての指針を表 9.8 に示す．

表●9.8　老化予防をめざした食生活指針

1. 食事は1日に3回バランスよくとり，食事は絶対に抜かない．	8. 食欲がないときは，おかずを先に食べ，ご飯を残す．
2. 動物性たんぱく質を十分にとる．	9. 調味料を上手に使い，おいしく食べる．
3. 魚と肉は1対1の割合でとり，魚に偏らないようにする．	10. 食材の調理法や保存法を覚える．
4. 肉は，さまざまな種類や部位を食べるようにする．	11. 和風，洋風，中華など，さまざまな料理をつくるようにする．
5. 油脂類の摂取が不足しないように注意する．	12. 家族や友人と会食する機会を増やす．
6. 牛乳は毎日200 mL（1本）以上飲む．	13. かむ力を維持するため，義歯の点検を定期的に受ける．
7. 野菜は，緑黄色野菜や根菜類など，たくさんの種類を食べ，火を通して調理し，摂取量を増やす．	14. 健康情報を積極的に取り入れる．

［東京都健康長寿医療センター研究所］

テーマ①　75歳女性の栄養アセスメントと食事計画/骨粗鬆症・サルコペニア予防

氏名		年齢：75歳　　性別：女性	家族構成：長男夫婦と同居，孫2人，3年前に夫と死別．
身体状況		身長：155 cm　体重：44.5 kg　標準体重：52.8 kg　BMI：18.5 kg/m² 身体徴候（健康　　　　　　　　　　　　　　　）　既往歴：過去に脂質異常症，現在は正常	
生活状況		外出の際，つまずいて，転倒しそうになることが増えた． 近所のデイサービスに3〜4回/週，通所している．	身体活動レベル：低い I 　　　　　　　　（1.40）
食生活状況		食事は嫁が作ってくれる．食欲があるがバラツキがあり，好き嫌いはないが，最近は偏り傾向がみられる．デイサービスでの食事は，ほぼ完食している様子．	
栄養アセスメントと短期目標		BMIが18.5 kg/m²と低めで，エネルギー量は必要食事摂取量を満たしてない可能性がある．食事のバラツキを確認し，偏りの状況を評価する．骨粗鬆症，サルコペニアの予防のため，栄養面ではエネルギー量は食事摂取基準を確保し，たんぱく質，カルシウム，ビタミンDを多く含む食品を摂取する．屋外での散歩，屋内でのストレッチ，レジスタンス運動を心がける．	

【食事計画】
目標：良質なたんぱく質，カルシウム，ビタミンDの多い乳製品を多く摂取する．副菜を揃え，野菜を多く摂る
　　　＊腎機能は正常であるので，たんぱく質は高めの設定で献立作成をした．

1. エネルギー・栄養素摂取基準

栄養素	エネルギー (kcal)	たんぱく質 [推奨量は50] (g)	脂質 (g)	炭水化物 (g)	ビタミン					カルシウム (mg)	鉄 (mg)	食物繊維総量 (g)	食塩相当量 (g)
					脂溶性	水溶性							
					A (μgRAE)	B₁ (mg)	B₂ (mg)	C (mg)					
基準	1600	68	45	232	650	0.9	1.0	100	600	6.0	17以上	6.5未満

栄養素	エネルギー産生栄養素バランス(%エネルギー)（目標量）				n−6系脂肪酸 (g)	n−3系脂肪酸 (g)	穀類エネルギー比率(%エネルギー)	動物性たんぱく質比 (%)
	たんぱく質	脂質		炭水化物				
			飽和脂肪酸					
基準	15〜20 (設定17)	20〜30 (設定25)	7以下	50〜65 (設定58)	7 (目安量)	1.8 (目安量)	50〜60	40〜50

2. 食品の組み合わせ

食品群	1群	2群	3群	4群	5群	6群	合計
6つの 基礎食品	魚・肉・卵・大豆 大豆製品	牛乳・乳製品 小魚・海藻類	緑黄色野菜	淡色野菜・ 果物	穀類・いも類・ 砂糖	油脂類・脂肪の 多い食品	
基準量（点数）	5	2	2		9	2	20

3. モデル献立

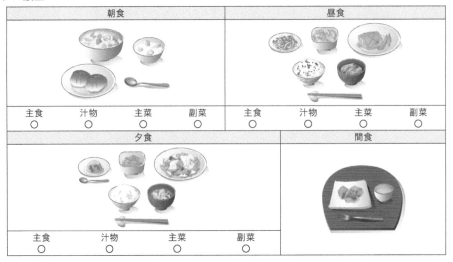

テーマ①　高齢期：骨粗鬆症・サルコペニア予防の献立

区分	料理名	食品名	重量(g)	エネルギー(kcal)	たんぱく質(g)	脂質(g)	炭水化物(g)	A(μg)	B1(mg)	B2(mg)	C(mg)	カルシウム(mg)	鉄(mg)	食物繊維総量(g)	食塩相当量(g)
朝食	ロールパン	ロールパン	60	185	6.1	5.4	29.2	1	0.06	0.04	(0)	26	0.4	1.2	0.7
		いちごジャム 高糖度	12	30	0	0	7.6	(0)	0	0	1	1	0	0.2	0
	ホワイトシチュー	若どり むね 皮つき	50	67	10.7	3	0.1	9	0.05	0.05	2	2	0.2	(0)	0.1
		食塩	0.5	0	0	0	0	(0)	(0)	(0)	(0)	0	Tr	(0)	0.5
		こしょう 白	0.03	0	0	0	0	(0)	0	0	0	0	0	—	0
		薄力粉	3	10	0.2	0	2.3	(0)	0	0	0	1	0	0.1	0
		調合油	2	18	0	2	0	0	0	0	(0)	Tr	0	0	0
		にんじん	25	8	0.2	0	2.2	173	0.02	0.02	2	7	0.1	0.6	0
		たまねぎ	40	13	0.4	0	3.4	0	0.02	0	3	7	0.1	0.6	0
		ブロッコリー	50	19	2.7	0.3	3.3	38	0.09	0.12	70	25	0.7	2.6	Tr
		かぶ 根 皮なし	20	4	0.1	0	1	(0)	0.01	0.01	4	5	0	0.3	0
		有塩バター	2	14	0	1.6	0	10	0	0	0	0	0	0	0
		洋風だし	100	6	1.3	0	0.3	0	0.02	0.05	1	5	0.1	—	0.5
		ぶどう酒 白	1	1	0	Tr	0	(0)	0	0	0	0	0	0	0
		薄力粉	5	17	0.4	0.1	3.8	(0)	0.01	0	0	1	0	0.1	0
		普通牛乳	150	92	5.0	5.7	7.2	57	0.06	0.23	2	165	0	(0)	0.2
		こしょう 白	0.02	0	0	0	0	(0)	0	0	0	0	0	—	0
	フルーツ ヨーグルト	ヨーグルト 脱脂無糖	60	22	2.4	0.2	3.4	2	0.02	0.1	1	84	Tr	(0)	0.1
		もも 缶詰 果肉 黄色種	40	33	0.2	0	8.2	7	0	0.01	1	1	0.1	0.6	0
	小計			**539**	**29.7**	**18.3**	**72**	**297**	**0.36**	**0.63**	**86**	**330**	**1.7**	**6.3**	**2.1**
昼食	さつま芋ご飯	精白米	60	205	3.7	0.5	46.6	(0)	0.05	0.01	(0)	3	0.5	0.3	0
		さつまいも 皮なし	20	25	0.2	0	6.4	0	0.02	0.01	6	7	0.1	0.4	Tr
	豆腐のすまし汁	木綿豆腐	20	15	1.4	1	0.3	0	0.02	0.01	0	19	0.3	0.2	Tr
		糸みつば	5	1	0	0	0.1	14	0	0.01	1	2	0.1	0.1	0
		かつお・昆布だし	150	3	0.5	Tr	0.5	(Tr)	0.02	0.02	Tr	5	Tr	—	0.2
		うすくちしょうゆ	3	2	0.2	0	0.2	0	0	0	0	1	0	(Tr)	0.5
	鯖のみそ煮	まさば	70	148	14.4	11.8	0.2	26	0.15	0.22	1	4	0.8	(0)	0.2
		昆布だし 水だし	40	2	0	Tr	0.4	(0)	Tr	Tr	Tr	1	Tr	—	0.1
		赤色辛みそ	4	7	0.5	0.2	0.8	(0)	0	0	0	5	0.2	0.2	0.5
		上白糖	2	8	(0)	(0)	2	(0)	(0)	(0)	(0)	0	Tr	(0)	0
		清酒	3	3	0	Tr	0.1	0	Tr	0	0	0	Tr	0	0
		しょうが 根 皮なし	5	1	0	0	0.3	Tr	0	0	0	1	0	0.1	0
		本みりん	6	14	0	Tr	2.6	(0)	Tr	0	0	0	0	0	0
		しょうが 甘酢漬	10	5	0	0	1.1	0	0.06	0	0	4	0	0.2	0.2
	大根の炒め煮	だいこん	80	12	0.3	0.1	3.3	0	0.02	0.01	9	18	0.2	1	0
		だいこん 葉	10	2	0.2	0	0.5	33	0.01	0.02	5	26	0.3	0.4	0
		にんじん	20	6	0.2	0	1.7	138	0.01	0.01	1	5	0	0.5	0
		かつおだし	100	2	0.4	Tr	0	0	Tr	0.01	0	2	Tr	0	0.1
		上白糖	2	8	(0)	(0)	2	(0)	(0)	(0)	(0)	0	Tr	(0)	0
		ごま油	2	18	0	2	0	0	0	0	0	0	0	0	0
		本みりん	4	10	0	Tr	1.7	(0)	Tr	0	0	0	0	0	0
		こいくちしょうゆ	4	3	0.3	0	0.3	0	0	0.01	0	1	0.1	(Tr)	0.6
		ゆず 果皮	0.5	1	0	0	0.1	0	0	0	1	1	0	0.1	0
	青菜のしらす和え	しらす干し 微乾燥	10	11	2.5	0.2	0	19	0.01	0	0	28	0.1	0	0.4
		ほうれんそう	80	14	1.8	0.3	2.5	280	0.09	0.16	28	39	1.6	2.2	0
	小計			**525**	**26.6**	**16.1**	**73.7**	**510**	**0.46**	**0.5**	**52**	**171**	**4.2**	**5.6**	**2.2**
間食	わらび餅	くずでん粉	15	53	0	0	12.8	(0)	(0)	(0)	(0)	3	0.3	(0)	0
		水	120												
		上白糖	4	16	(0)	(0)	4	(0)	(0)	(0)	(0)	0	Tr	(0)	0
		きな粉 黄大豆	6	27	2.2	1.5	1.7	Tr	0	0.01	0	11	0.5	1.1	0
		上白糖	2	8	(0)	(0)	2	(0)	(0)	(0)	(0)	0	Tr	(0)	0
	小計			**104**	**2.2**	**1.5**	**20.5**	**0**	**0**	**0.01**	**0**	**14**	**0.8**	**1.1**	**0**
夕食	ご飯	精白米	70	239	4.3	0.6	54.3	(0)	0.06	0.01	(0)	4	0.6	0.4	0
	味噌汁	じゃがいも	30	18	0.5	0	5.2	0	0.03	0.01	8	1	0.1	2.7	0
		たまねぎ	20	7	0.2	0	1.7	0	0.01	0	1	3	0.1	0.3	0
		葉ねぎ	3	1	0.1	0	0.2	4	0	0	1	2	0	0.1	0
		煮干しだし	180	2	0.2	0.2	Tr	—	0.02	Tr	0	5	Tr	(0)	0.2
		赤色辛みそ	7	12	0.9	0.4	1.5	(0)	0	0.01	0	9	0.3	0.3	0.9
	豚肉と野菜の煮物	ぶた かた 赤肉	40	46	8.4	1.5	0.1	1	0.3	0.11	1	2	0.4	0	0.1
		チンゲンサイ	60	5	0.4	0.1	1.2	102	0.02	0.04	14	60	0.7	0.7	0.1
		にんじん 根	10	3	0.1	0	0.9	69	0.01	0.01	1	3	0	0.2	0
		生しいたけ	10	3	0.3	0	0.6	0	0.01	0.02	0	0	0	0.5	0

区分	料理名	食品名	重量(g)	エネルギー(kcal)	たんぱく質(g)	脂質(g)	炭水化物(g)	ビタミン脂溶性 A(µg)	B$_1$(mg)	B$_2$(mg)	C(mg)	カルシウム(mg)	鉄(mg)	食物繊維総量(g)	食塩相当量(g)
夕食	豚肉と野菜の煮物	さといも	30	16	0.5	0	3.9	Tr	0.02	0.01	2	3	0.2	0.7	0
		かつおだし　荒節	50	1	0.2	Tr	0	0	Tr	0.01	0	1	Tr	0	0.1
		上白糖	1.5	6	(0)	(0)	1.5	(0)	(0)	(0)	(0)	0	Tr	(0)	0
		本みりん	5	12	0	Tr	2.2	(0)	Tr	0	0	0	0	—	0
		こいくちしょうゆ	4	3	0.3	0	0.3	0	0	0.01	0	1	0.1	(Tr)	0.6
	いんげんのかか和え	さやいんげん	40	9	0.7	0	2	20	0.02	0.04	3	19	0.3	1	0
		まぐろ 缶詰 水煮フレーク ライト	10	7	1.6	0.1	0	1	0	0	0	1	0.1	(0)	0.1
		かつお節	0.3	1	0.2	0	0	(Tr)	0	0	(0)	0	0	(0)	0
		こいくちしょうゆ	2	2	0.2	0	0.2	0	0	0	0	1	0	(Tr)	0.3
	フルーツゼリー	アセロラ 10%果汁入り飲料	50	21	0.1	0	5.3	2	tr	Tr	60	1	0.1	0.1	0
		レモン・果汁・生	2	0	0	0	0.2	0	0	0	1	0	0	Tr	0
		粉寒天	0.5	1	0	0	0.4	0	0	Tr	0	1	0	0.4	0
		水	30												
		上白糖	5	20	(0)	(0)	5	(0)	(0)	(0)	(0)	0	Tr	(0)	0
	小計			435	19.2	2.9	87.7	199	0.5	0.28	92	117	3	7.4	2.3
	合計			1603	77.7	38.8	253.9	1006	1.32	1.41	230	632	9.7	20.4	6.6

4. 評価・支援

　たんぱく質や乳製品を優先的に摂取し，副菜も揃えるように指導し，栄養バランスの改善がみられてきた．運動は週3回のデイサービス以外にも，屋内で可能なストレッチを行い，レジスタンス運動を心掛けるように指導した．その結果，活動量が増加し，食事内容のバランスもよくなり，体重の増加傾向がみられてきた．

骨粗鬆症・サルコペニア予防のための献立・食品について

　骨粗鬆症のほとんどは，原因となる病気はなく，加齢に伴うカルシウム，ビタミンDの欠乏で，骨吸収，骨形成のバランスが崩れることによって起こる．

　栄養管理は骨の材料となるカルシウム，カルシウムの吸収に必要なビタミンD，骨形成に必要なビタミンが摂取不足にならないようにする．また，サルコペニア予防につながる栄養素は，たんぱく質のなかの必須アミノ酸，n–3系脂肪酸などである．

【工夫のしかた】

・乳製品を献立に多く使用する(クリームシチュー，ヨーグルト)．

・良質な動物性たんぱく質(豚肉・鶏肉)，植物性たんぱく質(豆腐)やn–3系脂肪酸を含む青魚の(鯖)を主菜にする．

・カルシウムの吸収を良くするビタミンC(アセロラ，レモン)をデザートにする．

・副菜や主菜に青菜(青梗菜，小松菜)などの使用．

区分	料理名	食品名	重量(g)	エネルギー(kcal)	たんぱく質(g)	脂質(g)	炭水化物(g)	A(µg)	B₁(mg)	B₂(mg)	C(mg)	カルシウム(mg)	鉄(mg)	食物繊維総量(g)	食塩相当量(g)
朝食	ご飯	精白米	70	239	4.3	0.6	54.3	(0)	0.06	0.01	(0)	4	0.6	0.4	0
	野菜のみそ汁	なす	30	5	0.3	0	1.5	2	0.02	0.02	1	5	0.1	0.7	0
		みょうが	5	1	0	0	0.1	0	0	0	0	1	0	0.1	0
		葉ねぎ	3	1	0.1	0	0.2	4	0	0	1	2	0	0.1	0
		煮干しだし	180	2	0.2	0.2	Tr	—	0.02	Tr	0	5	Tr	(0)	0.2
		赤色辛みそ	8	14	1	0.4	1.7	(0)	0	0.01	0	10	0.3	0.3	1
	あじの干物	まあじ 開き干し 生	50	75	10.1	4.4	0.1	(Tr)	0.05	0.08	0	18	0.4	0	0.9
	大根おろし	だいこん 根 皮なし	30	5	0.1	0	1.2	(0)	0.01	0	3	7	0.1	0.4	0
	かぼちゃの甘煮	西洋かぼちゃ	60	47	1.1	0.2	12.4	198	0.04	0.05	26	9	0.3	2.1	0
		上白糖	5	20	(0)	(0)	5	(0)	(0)	(0)	(0)	0	Tr	(0)	0
		水	15												
	小計			409	17.2	5.8	76.5	204	0.2	0.17	31	61	1.8	4.1	2.1
昼食	ご飯	精白米	70	239	4.3	0.6	54.3	(0)	0.06	0.01	(0)	4	0.6	0.4	0
	わかめスープ	乾燥わかめ	1.5	2	0.2	0	0.6	10	0.01	0.01	0	12	0.1	0.5	0.3
		焼きふ 観世ふ	2	7	0.6	0.1	1.1	(0)	0	0	(0)	1	0.1	0.1	0
		葉ねぎ	2	1	0	0	0.1	2	0	0	1	2	0	0.1	0
		中華だし	150	5	1.2	0	Tr	—	0.23	0.05	0	5	Tr	—	0.2
	ひじき入りハンバーグ	うし ひき肉	60	151	10.3	12.7	0.2	8	0.05	0.11	1	4	1.4	0	0.1
		たまねぎ	20	7	0.2	0	1.7	0	0.01	0	1	3	0.1	0.3	0
		ほしひじき 鉄釜 乾	2	4	0.2	0.1	1.1	7	0	0.01	0	20	1.2	1	0.1
		ナチュラルチーズ エメンタール	5	20	1.4	1.7	0.1	11	0	0.02	(0)	60	0	0	0.1
		有塩バター	0.5	4	0	0.4	0	3	0	0	0	0	0	0	0
		パン粉 乾燥	6	22	0.9	0.4	3.8	Tr	0	0	(0)	2	0.1	0.2	0.1
		普通牛乳	10	6	0.3	0.4	0.5	4	0	0.02	0	11	0	0	0
		鶏卵 全卵	10	14	1.2	1	0	21	0.01	0.04	0	5	0.2	0	0
		こしょう 黒	0.02	0	0	0	0	0	0	0	0	0	0	0	0
		ナツメグ 粉	0.05	0	0	0	0	0	0	0	(0)	0	0	—	0
		調合油	2	18	0	2	0	0	0	0	(0)	Tr	0	0	0
		トマトケチャップ	10	11	0.2	0	2.8	4	0.01	0	1	2	0.1	0.2	0.3
		ウスターソース 濃厚ソース	6	7	0.1	0	1.6	0	0	0	(0)	4	0.1	0	0.5
	添え	トマト	40	8	0.3	0	1.9	18	0.02	0.01	6	3	0.1	0.4	0
		ブロッコリー	30	11	1.6	0.2	2	23	0.05	0.07	42	15	0.4	1.5	Tr
	キャベツのサラダ	キャベツ	30	6	0.4	0.1	1.6	1	0.01	0.01	12	13	0.1	0.5	0
		にんじん	5	2	0	0	0.4	35	0	0	0	1	0	0.1	0
		フレンチドレッシング 乳化液状	5	19	(0.0)	(1.9)	(0.5)	(0)	(Tr)	(0.00)	(0)	(0)	(0.2)	0	(0.3)
	小計			564	23.5	21.6	74.3	147	0.47	0.36	64	167	4.7	5.3	2.0
間食	蒸しパン	薄力粉	15	52	1.2	0.2	11.4	(0)	0.02	0	(0)	3	0.1	0.4	0
		ベーキングパウダー	0.4	1	Tr	0	0.1	0	0	0	0	10	0	—	0.1
		鶏卵 全卵	10	14	1.2	1	0	21	0.01	0.04	0	5	0.2	0	0
		上白糖	5	20	(0)	(0)	5	(0)	(0)	(0)	(0)	0	Tr	(0)	0
		さつまいも	20	25	0.2	0	6.4	0	0.02	0.01	6	7	0.1	0.4	Tr
		普通牛乳	10	6	0.3	0.4	0.5	4	0	0.02	0	11	0	0	0
	牛乳	普通牛乳	180	110	5.9	6.8	8.6	68	0.07	0.27	2	198	0	0	0.2
	小計			228	8.8	8.4	32	93	0.12	0.34	8	234	0.4	0.8	0.3
夕食	三色丼	精白米	70	239	4.3	0.6	54.3	(0)	0.06	0.01	(0)	4	0.6	0.4	0
		べにざけ	40	51	9	1.8	0	11	0.1	0.06	Tr	4	0.2	0	0
		食塩	0.3	0	0	0	0	(0)	(0)	(0)	(0)	0	Tr	(0)	0.3
		清酒	1	1	0	Tr	0	0	Tr	0	0	0	Tr	0	0
		にんじん	15	5	0.1	0	1.3	104	0.01	0.01	1	4	0	0.4	0
		鶏卵 全卵	20	28	2.4	2	0.1	42	0.01	0.07	0	9	0.3	0	0.1
		食塩	0.2	0	0	0	0	(0)	(0)	(0)	(0)	0	Tr	(0)	0.2
		グリンピース 冷凍	3	2	0.2	0	0.5	1	0.01	0	1	1	0.1	0.3	Tr
	おろし和え	だいこん 根 皮なし	50	8	0.2	0.1	2.1	(0)	0.01	0.01	6	12	0.1	0.7	0
		きゅうり	10	1	0.1	0	0.3	3	0	0	1	3	0	0.1	0
		穀物酢	8	2	0	0	0.2	0	0	0	0	0	0	0	0
		上白糖	1.5	6	(0)	(0)	1.5	(0)	(0)	(0)	(0)	0	Tr	(0)	0
		うすくちしょうゆ	2	1	0.1	0	0.1	0	0	0	0	0	0	(Tr)	0.3
	二色おひたし	はくさい	40	5	0.3	0	1.3	3	0.01	0.01	8	17	0.1	0.5	0
		こまつな	40	5	0.6	0.1	1	104	0.04	0.05	16	68	1.1	0.8	0
		かつおだし	7.5	0	0	Tr	0	0	Tr	0	0	0	Tr	0	0
		かつお・かつお節	0.5	2	0.4	0	0	(Tr)	0	0	0	0	0	(0)	0
		うすくちしょうゆ	4	2	0.2	0	0.2	0	0	0	0	0	0	(Tr)	0.6

区分	料理名	食品名	重量 (g)	栄養量											
				エネルギー (kcal)	たんぱく質 (g)	脂質 (g)	炭水化物 (g)	ビタミン				カルシウム (mg)	鉄 (mg)	食物繊維総量 (g)	食塩相当量 (g)
								脂溶性	水溶性						
								A (µg)	B₁ (mg)	B₂ (mg)	C (mg)				
夕食	りんごのコンポート ヨーグルトかけ	りんご　皮なし	80	42	0.1	0.2	12.4	1	0.02	Tr	3	2	0.1	1.1	0
		上白糖	5	20	(0)	(0)	5	(0)	(0)	(0)	(0)	0	Tr	(0)	0
		ヨーグルト　脱脂加糖	20	13	0.9	0	2.4	(0)	0.01	0.03	Tr	24	0	(0)	0
	小計			434	18.9	4.8	82.7	269	0.29	0.26	36	149	2.5	4.3	1.5
	合計			1635	68.4	40.6	265.5	713	1.08	1.13	139	611	9.4	14.5	5.9

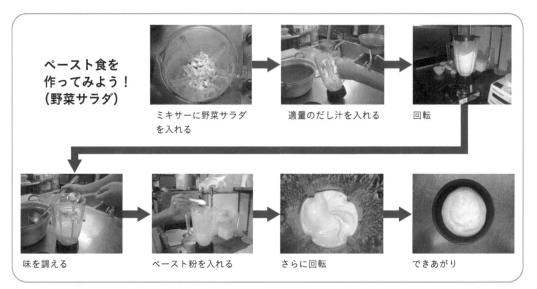

ペースト食を
作ってみよう！
（野菜サラダ）

ミキサーに野菜サラダ　　　適量のだし汁を入れる　　回転
を入れる

味を調える　　　　　　　ペースト粉を入れる　　　さらに回転　　　　できあがり

［写真：藤澤和子］

基本的な食形態		一口大軟食	ペースト状	ゼリー，ムース状	注意点
主食	米	軟飯，全がゆ	全がゆ	重湯ゼリー	
	パン	フレンチトースト 牛乳などと交互嚥下	パンがゆ	パンプリン	
	麺類	1.5 cm くらいにし，クタクタに煮る		そうめん寄せ	基本的に麺類は食べ方に注意しないと難しい
主菜	魚類	× 焼き魚 ○刺身，蒸し魚，煮魚，えび 　（すり身にし団子状にする） × かまぼこ　　　○はんぺん	煮魚，蒸し魚をミキサーにかけ，ペースト状にするえびは，すり身にし，団子状にしたものをミキサーにかける	ゼラチンなどでゼリー寄せにする	魚は，臭みがある時はソースを利用する
	肉類	ひき肉を使用 卵や小麦粉などつなぎを加え，肉団子やハンバーグにする	肉団子，ハンバーグなどをミキサーにかける	さらにゼラチンなどでゼリー寄せにする	ひき肉はそぼろ状にしない
	卵	× ゆで卵　　△卵焼き ○卵とじ，オムレツ 　（牛乳などを加え，半熟状に調理する）	○スクランブルエッグ	○茶碗蒸し，卵豆腐	
	大豆製品	× 凍り豆腐　　△きざみ納豆 （大豆は舌でつぶせるくらい軟らかく煮る）	○木綿豆腐，白和え	○絹ごし豆腐 △木綿豆腐	
副菜	いも類	少し水気を多めにし，軟らかく煮る（ホクホクさせない） ○かぼちゃ，さといも ○さつまいも，じゃがいも	すり鉢でつぶし，マッシュ状にする ○マッシュポテト ○スイートポテト	ゼラチンなどでゼリー寄せにする	ミキサーにかけると粘りが出るため注意
	青菜類	葉先を使用し，軟らかく煮る	煮びたしをミキサーにかける	ゼラチンなどでゼリー寄せにする	青臭みがある時はソースを利用する
	その他の野菜	一口大にし，軟らかく煮る，皮をむく ○だいこん，かぶ，にんじん，はくさい，トマト，ナス △れんこん，切り干し大根，ごぼう（れんこんやごぼうは下ゆでし，いったん冷凍する） × たけのこ（○姫竹），ねぎ	ミキサーにかけ，ペースト状にする	ゼラチンなどでゼリー寄せにする	
	きのこ類	細かくし，肉団子に混ぜるなどの工夫をする △なめこ			しめじはミキサーにかけると苦味が出るため注意
	海藻類	サラダや和え物などでは使用しない	ミキサーにかければ OK	ゼラチンなどでゼリー寄せにする	
その他	果物	○バナナ，いちご，桃，ぶどう，キウイフルーツ，りんご甘煮	果汁，果肉のペースト状 ○バナナ，桃缶	果汁のゼリー	
	乳製品	○ヨーグルト，クリームシチュー △牛乳	○ヨーグルト	○牛乳ゼリー	
	菓子類	カステラ，まんじゅう，ケーキ	水ようかん，アイスクリーム	プリン，ババロア	
	水分	必要ならばとろみをつける	とろみが必要	ゼリー状	

○適切　△やや適切　× 不適切
[小山珠美監修，ビジュアルでわかる早期経口摂取実践ガイド，日総研出版（2012）]

第10章 身体活動時および運動時の栄養管理

10.1 身体活動と栄養

A. 健康づくりのための身体活動

生活習慣病の発症と身体活動量は密接な関連性がある．すなわち，身体活動を行い，消費エネルギーが増えて身体機能が活性化することで，糖や脂質の代謝が活発となり，内臓脂肪の減少，血糖値や脂質異常，血圧の改善により生活習慣病の予防につながる．また，身体活動は，加齢に伴う生活機能低下（ロコモティブシンドロームや認知症の発症）のリスクを低減することが知られている．さらに，疾病予防の他に，ストレスの緩和にも有効であると考えられている．

ⓐ 健康日本21（第二次）の身体活動目標

厚生労働省は平成24（2012）年に第4次国民健康づくり運動として「21世紀における第二次国民健康づくり運動（健康日本21（第二次））」を告示した．この健康日本21（第二次）では，ライフステージに応じて，健やかで心豊かに生活できる活力ある社会を実現するために，国民の健康増進について数値目標等を設定した．この中で身体活動（生活活動・運動）に関する目標項目と関連項目を示す．

（1）身体活動に関する目標項目

①日常生活における歩数の増加（20〜64歳 男性9,000歩，女性8,500歩，65歳以上 男性7,000歩，女性6,000歩）

②運動習慣者の割合の増加（20〜64歳 男性36%，女性33%，65歳以上 男性58%，女性48%）

③住民が運動しやすいまちづくり・環境整備に取り組む自治体数の増加（47都道府県とする）

（2）身体活動に関連する目標項目

①ロコモティブシンドローム（運動器症候群）を認知している国民の割合の増加（80%）

②足腰に痛みのある高齢者の割合の減少（千人当たり）（男性200人，女性260人）

上記の身体活動に関連する目標項目において，ロコモティブシンドロームの予防の重要性が認知されることにより，国民の食生活改善とともに，運動習慣が定着することで，運動器の健康が保たれ，介護が必要となる国民の割合が減少することや健康寿命の延伸が期待されている．

ⓑ 健康づくりのための身体活動基準2013

ライフステージに応じた健康づくりのための身体活動（生活活動・運動）を推進することで，健康日本21（第二次）の目標達成につながるように「健康づくりのための身体活動基準2013」が策定された（表10.1）．なお，身体活動とは，エネルギー消費を伴う骨格筋の収縮によって安静にしている状態よりも多くのエネルギーを消費するすべての動作を示す．身体活動のうち，日常生活における労働，家事，通勤・通学等の「生活活動」と，体力（スポーツ競技に関連する体力と健康に関連する体力を含む）の維持・向上を目的とした計画的・継続的に実施される「運動」に分けられる．身体活動の強さを表す単位として

表●10.1 健康づくりのための身体活動基準 2013（概要）

血糖・血圧・脂質に関する状況		身体活動（生活活動・運動）*1		運動		体力（うち全身持久力）
健診結果が基準範囲内	65 歳以上	強度を問わず，身体活動を毎日 40 分（＝10 メッツ・時/週）	今より少しでも増やす（例えば 10 分多く歩く）*4	—	運動習慣をもつようにする（30 分以上・週 2 日以上）*4	—
	18〜64 歳	3 メッツ以上の強度の身体活動*2 を毎日 60 分（＝23 メッツ・時/週）		3 メッツ以上の強度の運動*3 を毎週 60 分（＝4 メッツ・時/週）		性・年代別に示した強度での運動を約 3 分間継続可能
	18 歳未満	—		—		—
血糖・血圧・脂質のいずれかが保健指導レベルの者		医療機関にかかっておらず，「身体活動のリスクに関するスクリーニングシート」でリスクがないことを確認できれば，対象者が運動開始前・実施中に自ら体調確認ができるよう支援した上で，保健指導の一環としての運動指導を積極的に行う．				
リスク重複者またはすぐ受診を要する者		生活習慣病患者が積極的に運動をする際には，安全面での配慮がより特に重要になるので，まずかかりつけの医師に相談する．				

*1 「身体活動」は，「生活活動」と「運動」に分けられる．このうち，生活活動とは，日常生活における労働，家事，通勤・通学などの身体活動を指す．また，運動とは，スポーツ等の，特に体力の維持・向上を目的として計画的・意図的に実施し，継続性のある身体活動を指す．
*2 「3 メッツ以上の強度の身体活動」とは，歩行またはそれと同等以上の身体活動．
*3 「3 メッツ以上の強度の運動」とは，息が弾み汗をかく程度の運動．
*4 年齢別の基準とは別に，世代共通の方向性として示したもの．
［厚生労働省］

は「メッツ」を用いる．メッツは身体活動の強さが，安静時の何倍に相当するかで表している．座って安静にしている状態が 1 メッツ，普通歩行が 3 メッツに相当する（表 10.2）．18〜64 歳の身体活動は，歩行またはそれと同等以上の強度（3 メッツ以上）の身体活動を毎日 60 分，65 歳以上では，どのような動きでもよいので，身体活動を毎日 40 分行うとした．なお，全ての世代に共通する方向性としては，現在の身体活動量は個人差が大きく，現実的に個々人のライフスタイルに合わせて誰でも毎日身体活動に取り組むことができるように，現在の身体活動量を少しでも増やすことが重要だとしている．

表●10.2 身体活動（生活活動・運動）のメッツ表（健康づくりのための身体活動基準 2013）

	メッツ	例
生活活動	1.8	立位（会話，電話，読書），皿洗い
	2.0	ゆっくりした歩行（平地，非常に遅い＝53 m/分未満，散歩または家の中），料理や食材の準備（立位，座位），洗濯，子どもを抱えながら立つ，洗車・ワックスがけ
	2.2	子どもと遊ぶ（座位，軽度）
	2.3	ガーデニング（コンテナを使用する），動物の世話，ピアノの演奏
	2.5	植物への水やり，子どもの世話，仕立て作業
	2.8	ゆっくりした歩行（平地，遅い＝53 m/分），子ども・動物と遊ぶ（立位，軽度）
	3.0	普通歩行（平地，67 m/分，犬を連れて），電動アシスト付き自転車に乗る，家財道具の片付け，子どもの世話（立位），台所の手伝い，大工仕事，梱包，ギター演奏（立位）
	3.3	カーペット掃き，フロア掃き，掃除機，電気関係の仕事：配線工事，身体の動きを伴うスポーツ観戦

（つづく）

(表 10.2 のつづき)

	メッツ	例
生活活動	3.5	歩行(平地, 75〜85 m/分, ほどほどの速さ, 散歩など), 楽に自転車に乗る(8.9 km/時), 階段を下りる, 軽い荷物運び, 車の荷物の積み下ろし, 荷づくり, モップがけ, 床磨き, 風呂掃除, 庭の草むしり, 子どもと遊ぶ(歩く/走る, 中強度), 車椅子を押す, 釣り(全般), スクーター(原付)・オートバイの運転
	4.0	自転車に乗る(≒16 km/時未満, 通勤), 階段を上る(ゆっくり), 動物と遊ぶ(歩く/走る, 中強度), 高齢者や障がい者の介護(身支度, 風呂, ベッドの乗り降り), 屋根の雪下ろし
	4.3	やや速歩(平地, やや速めに＝93 m/分), 苗木の植栽, 農作業(家畜に餌を与える)
	4.5	耕作, 家の修繕
	5.0	かなり速歩(平地, 速く＝107 m/分), 動物と遊ぶ(歩く/走る, 活発に)
	5.5	シャベルで土や泥をすくう
	5.8	子どもと遊ぶ(歩く/走る, 活発に), 家具・家財道具の移動・運搬
	6.0	スコップで雪かきをする
	7.8	農作業(干し草をまとめる, 納屋の掃除)
	8.0	運搬(重い荷物)
	8.3	荷物を上の階へ運ぶ
	8.8	階段を上る(速く)
運動	2.3	ストレッチング, 全身を使ったテレビゲーム(バランス運動, ヨガ)
	2.5	ヨガ, ビリヤード
	2.8	座って行うラジオ体操
	3.0	ボウリング, バレーボール, 社交ダンス(ワルツ, サンバ, タンゴ), ピラティス, 太極拳
	3.5	自転車エルゴメーター(30〜50ワット), 自体重を使った軽い筋力トレーニング(軽・中等度), 体操(家で, 軽・中等度), ゴルフ(手引きカートを使って), カヌー
	3.8	全身を使ったテレビゲーム(スポーツ・ダンス)
	4.0	卓球, パワーヨガ, ラジオ体操第1
	4.3	やや速歩(平地, やや速めに＝93 m/分), ゴルフ(クラブを担いで運ぶ)
	4.5	テニス(ダブルス)*, 水中歩行(中等度), ラジオ体操第2
	4.8	水泳(ゆっくりとした背泳)
	5.0	かなり速歩(平地, 速く＝107 m/分), 野球, ソフトボール, サーフィン, バレエ(モダン, ジャズ)
	5.3	水泳(ゆっくりとした平泳ぎ), スキー, アクアビクス
	5.5	バドミントン
	6.0	ゆっくりとしたジョギング, ウェイトトレーニング(高強度, パワーリフティング, ボディビル), バスケットボール, 水泳(のんびり泳ぐ)
	6.5	山を登る(0〜4.1 kg の荷物を持って)
	6.8	自転車エルゴメーター(90〜100ワット)
	7.0	ジョギング, サッカー, スキー, スケート, ハンドボール*
	7.3	エアロビクス, テニス(シングルス)*, 山を登る(約4.5〜9.0 kg の荷物を持って)
	8.0	サイクリング(約20 km/時)
	8.3	ランニング(134 m/分), 水泳(クロール, ふつうの速さ, 46 m/分未満), ラグビー*
	9.0	ランニング(139 m/分)
	9.8	ランニング(161 m/分)
	10.0	水泳(クロール, 速い, 69 m/分)
	10.3	武道・武術(柔道, 柔術, 空手, キックボクシング, テコンドー)
	11.0	ランニング(188 m/分), 自転車エルゴメーター(161〜200 ワット)

＊試合の場合
[厚生労働科学研究費補助金(循環器疾患・糖尿病等生活習慣病対策総合研究事業), 健康づくりのための運動基準 2006 改定のためのシステマティックレビュー(研究代表者：宮地元彦)]

テーマ①　Bさんの生活を考えてみよう

　以下のBさんの生活を実例として，生活活動記録をもとに総エネルギー消費量や，腰囲を減らすために目標とする身体活動量について考えてみよう．

1.　対象者の特性

① Bさん，性（男），年齢（41歳），身長（170.3 cm），体重（82.9 kg）

② BMI（28.6），腹囲（100 cm）

③職業（整体師），勤務状況（シフト制，日曜日休み），家族構成（夫婦，子ども1人），自転車通勤
　基礎代謝基準値（22.5 kcal/kg/日）

2.　生活時間（平日）

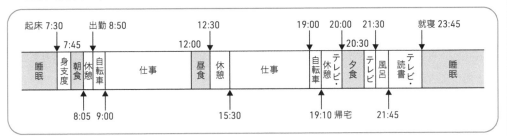

3.　メッツを利用した総エネルギー消費量　　　　　　　　　　　　　　　　（表 10.2 参照）

生活行動	活動時間（T分）	メッツ	メッツ×T
睡眠	465	0.9	419
食事（朝：20分，昼：30分，夕：30分）	80	1.5	120
通勤（自転車：往復）	20	4	80
仕事	390	3	1170
休憩・テレビ・読書等	455	1.3	592
風呂	15	2.0	30
身支度	15	2.0	30
合計	1440		2441
メッツの平均値（Σ（メッツ×T）/1440）			1.7

基礎代謝量＝基礎代謝基準値*×体重　　　＊基礎代謝基準値は食事摂取基準（2020年版）を参照

総エネルギー消費量＝（座位安静時代謝量×メッツ平均値）÷0.9＝（基礎代謝量×1.1×メッツの平均値）÷0.9
　　　　　　　　　＝22.5(kcal/kg/日)×82.9 kg×1.1×1.7÷0.9＝3876 kcal
　　　　　　　　　（食事による産熱は総エネルギー消費量の10％と仮定）

4.　目標

①現在の腹囲100 cmを，当面の目標として90 cmにすると，10 cm（100 − 90）の腹囲を減らすことが目標となる．

②腹囲を1 cm減らす（体重1 kg減らす）のに約7000 kcalのエネルギーを減らす必要性がある．したがって10か月で目標達成するために減らす1日あたりのエネルギー量は10 cm(kg)×7000 kcal÷10か月÷30日＝233 kcal/日．

③233 kcalを身体活動で約103 kcal，食事で130 kcalを1日あたり減らすことを目標とする．

A. 運動時のエネルギー供給機構

　運動時には，食べ物からとり入れた栄養素のうち，おもに糖質と脂質がエネルギー源として利用される．エネルギー源となるのは，アデノシン三リン酸(adenosine triphosphate：ATP)である．糖質および脂質によるエネルギー供給機構は，① ATP-PCr 系，②解糖系，③有酸素系の 3 つに分けられる(図10.1)．3 つのエネルギー供給機構は，運動開始直後から動き始め，運動の強度や継続時間により，主として働く機構が変化すると考えられている．3 つのエネルギー供給機構を表 10.3 に示した．

ⓐ ATP-PCr 系(非乳酸性エネルギー供給機構)

　筋肉中にある ATP は少量であるため，筋肉中にある高リン酸化合物であるクレアチンリン酸(phos-phocreatine：PCr)が，クレアチン(creatine：Cr)とリン酸(Pi)に分解される際に生み出されるエネルギーを用いて ATP を再合成する．酸素を使わず，クレアチンキナーゼ(creatine kinase：CK)という1 つの酵素で行われる反応であるため，無酸素性ともいう．ATP を最も早く再合成できる機構である．しかし，筋肉中にある PCr の量は少ないため，供給できるエネルギーは 10 秒以内でなくなる．

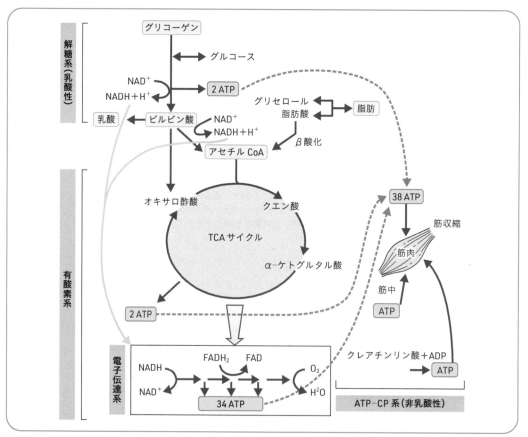

図●10.1　ATP 合成と筋収縮
[白尾美佳，応用栄養学実習 第 3 版，p.191，講談社 (2015)]

b 解糖系（乳酸性エネルギー供給機構）

血中グルコースや筋肉中のグリコーゲンをピルビン酸にまで分解する過程のエネルギーを利用してATPを再合成する．酸素を利用しないことから無酸素性ともいう．エネルギー供給速度は，3つの機構において中間に位置する．

c 有酸素系（有酸素性エネルギー供給機構）

筋肉内のミトコンドリア内で，酸素を用いておもに糖質または脂質が燃焼し，エネルギーが供給される機構である．ピルビン酸あるいは遊離脂肪酸から生成されるアセチルCoAはTCA回路に入り，ATPが再合成される．有酸素系のエネルギー供給速度は，3つの再合成機構において，最も遅い．しかし，体内の糖質や脂質がなくならなければ，長時間ATPを再合成し続けることができる．

B. スポーツと栄養管理

スポーツ選手が競技におけるパフォーマンスを向上させるためには，良好なコンディションを維持し，日々の充実したトレーニングを積み重ねていくことが望ましい．そのためには，トレーニング量に見合ったエネルギーや各栄養素の必要量を確保することが重要である．

a エネルギー

スポーツ選手においては，体重よりも除脂肪量と基礎代謝量との相関が強いことから，下記のような方法で推定エネルギー必要量を算出する推定式が提示されている．この式は，過大評価される可能性があることが報告されており，27で乗じる方法も提示されている．身体活動レベルが計測できない場合には，種目系分類別身体活動レベル（physical activity level：PAL）（表10.4）を利用するとよい．

除脂肪体重(kg) ＝ 体重(kg) － 体脂肪量(体重 kg × 体脂肪率 % ÷ 100)

推定エネルギー必要量(kcal/日) ＝
　　　　28.5(kcal) × 除脂肪量(kg) × 種目系分類別身体活動レベル(PAL)

運動量の多いスポーツ選手において，国際オリンピック委員会はRelative Energy Deficiency in Sports（RED-S）の概念を提唱している．「相対的なエネルギー不足」は発育・発達，代謝，心血管，精神，骨など全身への悪影響を与え，パフォーマンスの低下をもたらす．「運動によるエネルギー消費量に見合ったエネルギー摂取量」の確保の重要性を示している．その中でも，女性アスリートに多い健康

表●10.3　エネルギー獲得機構からみたスポーツ種目

段階	パワーの種類	運動時間	主たるエネルギー獲得機構	スポーツの種類(例)
1	ハイ・パワー	30秒以下	非乳酸性	砲丸投げ，100 m走，盗塁，ゴルフ，テニス，アメリカンフットボールのバックスのランニングプレー
2	ミドル・パワー	30秒〜1分30秒	非乳酸性＋乳酸性	200 m走，400 m走，100 m競泳，スピードスケート(500 m, 1,000 m)
3		1分30秒〜3分	乳酸性＋有酸素性	800 m走，体操競技，ボクシング(1ラウンド)，レスリング(1ピリオド)
4	ロー・パワー	3分以上	有酸素性	1,500 m競泳，スピードスケート(10,000 m)，クロスカントリー・スキー，マラソン，ジョギング

[樋口 満，栄養学雑誌，**55**(1)，1-12(1997)]

表●10.4 種目系分類別身体活動レベル（PAL）

種目カテゴリー	期分け	
	オフトレーニング期	通常練習期
持久系	1.75	2.50
筋力・瞬発系	1.75	2.00
球技系	1.75	2.00
その他	1.50	1.75

［小清水孝子ほか，栄養学雑誌，**64**(3)，205-208(2006)］

表●10.5 トレーニングと回復のための糖質摂取目標量

	トレーニング強度	糖質の摂取目標量（体重1kgあたり）
低強度	低高度または技術面のトレーニング	3〜5g/kg/日
中強度	1日1時間程度，中強度のトレーニング	5〜7g/kg/日
高強度	1日1〜3時間程度，中〜高強度のトレーニング	6〜10g/kg/日

［Nutrition Working Group of the medical and Scientific Commission of the International Olympic Committee. Nutrition for Athletes(2016)］

問題としてエネルギー不足，視床下部性無月経，骨粗鬆症を「女性アスリートの三主徴」と呼んでいる．摂取エネルギー不足を防ぐには，定期的に体重計測を行い，運動量に見合ったエネルギー量の過不足をチェックしておくことが望ましい．

ⓑ 糖質

運動時のエネルギー源は，おもに体内にある糖質か体脂肪に由来する脂肪酸である．体内には多数のグルコースが集まり，グリコーゲンとして蓄えられているが，その貯蔵量は多くない．中〜高強度運動では脂肪酸の利用は減少して，糖質の利用量が増加する．中〜高強度の運動を長時間続けていると，筋肉に蓄えられているグリコーゲンの量が減少し，血糖値が低下する．脳はグルコースをエネルギー源としているため，低血糖の状態が続くとパフォーマンスや集中力の低下につながる．そこで，運動前に食事から十分に糖質を補給しておくとよい．また，運動終了後においても速やかに糖質をとることで，筋肉にグリコーゲンが蓄えられ，リカバリーを促す．食事をとる時刻の間隔があいてしまうときには，おにぎりやパン，カステラ，バナナなどで補食をとり，糖質をとることが推奨されている．表10.5に糖質摂取目安量を示す．

ⓒ たんぱく質

たんぱく質は，身体の筋肉や臓器を構成する栄養素である．筋肉は約20％がたんぱく質であるため，筋肉合成には，たんぱく質を十分にとる必要がある．

運動後は，運動により損傷を受けた組織を速やかに回復させるため，たんぱく質の必要量が高まる．そのため，スポーツ選手は運動習慣がない人よりもたんぱく質量を増やすことが推奨されている．推奨されている量は，1日に1.2〜2.0g/kg体重である．運動により損傷を受けた組織を回復させるためには，運動後速やか（直後から2時間以内）にたんぱく質や必須アミノ酸を摂取することが勧められている．

エネルギー摂取量が不足すると，摂取したたんぱく質がエネルギー源として利用されてしまうため，エネルギー量を確保することも重要である．

d ビタミン

ビタミンの必要量は微量であるが，生体での生化学的な反応において重要な役割を担っている．エネルギー代謝が高まるスポーツ選手においては，ビタミン B_1・B_2，ナイアシンの必要量が増加する．日本人の食事摂取基準2020年版に示されている推奨量は，摂取エネルギー1,000 kcalあたり，それぞれ0.54 mg，0.60 mg，5.8 mgNEである．

抗酸化ビタミンであるビタミンA・C・Eは，トレーニングにより増加する活性酸素を除去することを目的に，摂取量を増やすことが勧められている．そのうち，ビタミンCは，皮膚，軟骨などの結合組織を構成するコラーゲンの合成にも関わっている栄養素である．ビタミンCは，野菜や果物以外の食品からはほとんど摂取できないため，野菜や果物から十分に摂取できるよう工夫するとよい．

e ミネラル

ミネラルは生体を構成する元素のうち，酸素，水素，炭素，窒素を除くすべての元素の総称である．ここでは，スポーツ活動に関わりが深いカルシウム，鉄についてとりあげる．

(1)カルシウム　ヒトの体重の1〜2%を占めており，約99%は骨や歯に存在する．残りの約1%は血液や細胞などに含まれており，血液凝固や神経刺激の伝達，筋収縮などに関わっている．カルシウムは体内で合成されないため，食事からの摂取に依存している．カルシウム摂取量が不足している状態であると，運動をしても，骨密度の増加などの運動効果が得られないことが知られている．また，カルシウムは発汗により，汗とともに失われるため，スポーツ選手は運動習慣のない人よりもカルシウムの摂取量を増やすことが望ましい．

(2)鉄　ヘモグロビンや各種酵素を構成する栄養素である．鉄やたんぱく質の摂取量が不足すると，ヘモグロビンや赤血球の生成量が低下し，鉄欠乏性貧血の一因となる．赤血球は酸素を身体の組織に運搬する働きがあるため，その数が減少すると，体内での酸素運搬能力は低下し，パフォーマンスは低下する．スポーツ選手に起こりやすい貧血を表10.6に示した．食事で貧血の予防や改善を行う場合には，鉄に加えて，たんぱく質やビタミンCを合わせてとると，鉄の吸収率が高まる．

表●10.6　スポーツ貧血の種類と特徴

種類	原因	症状・特徴	予防・対応策
鉄欠乏性貧血	・鉄の必要量が増加(成長期の場合，トレーニング量の増加など) ・エネルギーやたんぱく質，鉄の摂取量が不足 ・鉄の喪失量が増加(月経，出血，怪我など)	・ヘモグロビンが低値 ・疲労感，息切れなど ・パフォーマンスや記録の低下 ・スポーツ選手の貧血において最も頻度が高い	・必要量に応じたエネルギー，たんぱく質，鉄などの摂取
溶血性貧血	・足底への強い物理的な刺激	・血管内で赤血球が破壊されている	・着地用マットの装備やシューズの底を厚くすることにより，足裏への刺激を小さくする
希釈性貧血	・心肺機能の強化や筋肉量の増加に伴い，血漿量が増加	・赤血球，ヘモグロビンが低値 ・上記の値が低値であるのは見かけ上であり，貧血の症状は伴わない． ・体内の血流の流れは速やかになり，より多くの酸素を運搬できる状態	・必要ない

貧血予防・改善の献立例・女性選手向け（約 2500 kcal）

区分	料理名	食品名	重量(g)
朝食	トーストサンド	食パン	90
		ロースハム	10
		プロセスチーズ	18
		ほうれんそう	25
		マヨネーズ	2
		粒入りマスタード	1
	クラムチャウダー	調合油	1
		たまねぎ	30
		にんじん	20
		じゃがいも	40
		水	50
		コンソメ	1.3
		あさり　缶詰	20
		食塩	0.2
		こしょう	0.01
		┌有塩バター	3
		│薄力粉	3
		└加工乳　低脂肪	100
	茹で卵	鶏卵　全卵	50
	果物	バナナ	100
		いちご	15
昼食	ごはん	精白米	100
	鶏のからあげ	若どり　もも　皮つき	100
		┌鶏卵　全卵	13
		│カレー粉	1
		│こいくちしょうゆ	2
		│食塩	0.5
		└ごま油	1
		片栗粉	10
		揚げ油(目安量)	6
	つけ合わせ	レタス	30
	生野菜	トマト	50
	和風サラダ	きゅうり	40
		ながいも	40
		りんご　皮なし	20
		ごま油	2
		三温糖	1
		穀物酢	3
		食塩	0.3
		こいくちしょうゆ	4
	冷奴	絹ごし豆腐	75
	なめたけ添え	なめこ	5
		こいくちしょうゆ	3
		だいこん	10
	みそ汁	だし汁	160
		かぼちゃ	50
		さやいんげん	10
		淡色辛みそ	12
	ヨーグルト	ヨーグルト　全脂無糖	80

区分	料理名	食品名	重量(g)
間食	あべかわもち	もち	40
		┌きな粉　黄大豆　全粒大豆	5
		│三温糖	2
		└食塩	0.1
夕食	ごはん	精白米	100
	鮭のチーズサンド	しろさけ	80
	ムニエル	プロセスチーズ	6
		しそ	0.5
		食塩	0.5
		薄力粉	2
		調合油	4
	つけ合わせ	ブロッコリー	50
	ブロッコリーと	スイートコーン　カーネル　冷凍	10
	コーンのソテー	有塩バター	2
		食塩	0.2
		こしょう	0.01
	肉じゃが	ぶた　もも	40
		じゃがいも	75
		たまねぎ	35
		にんじん	15
		さやえんどう	3
		三温糖	3
		本みりん	3
		こいくちしょうゆ	12
	ひじきのサラダ	ほしひじき　鉄釜　乾	6
		にんじん	5
		きゅうり	20
		ごま　乾	0.5
		ドレッシングタイプ	12
		和風調味料	
	果物	キウイフルーツ　緑肉種	50
	牛乳	普通牛乳(200 mL)	206

合計			
エネルギー	2534 kcal	鉄	20.7 mg
たんぱく質	119.2 g	ビタミンA	1049 μg
脂質	81.7 g	ビタミンB_1	1.60 mg
炭水化物	359.0 g	ビタミンB_2	2.06 mg
食物繊維	33.2 g	葉酸	513 μg
カルシウム	1049 mg	ビタミンC	228 mg

C. 暑熱環境下におけるスポーツ

気温や湿度が高い環境下では，発汗の熱放散により，体温を調節している．しかし，発汗量に見合った水分補給が行われないと脱水を招く．脱水が進行するとさらに体温が上昇し，深部体温の上昇により，パフォーマンスは低下する．体重の2%の脱水で，パフォーマンスは有意に低下する．

深部体温を下げるためには，身体冷却が必要である．身体冷却には，アイスベストや冷水浴などのように外部から冷やす方法と，冷たい飲料を摂取して身体を内部から冷やす方法がある．飲料では，糖質が3〜8%，塩分が0.1〜0.2%の塩分のものが適している．市販されているスポーツドリンクのほとんどは，この糖質と塩分濃度の範囲内である．スポーツドリンクをシャーベット状に凍らせて（アイススラリー）摂取する方法もある．ただし，発汗によって喪失した水分をアイススラリーだけで補うことは難しいため，スポーツドリンクと組み合わせて摂取するとよい．

D. 期分けに対応した栄養管理

スポーツ選手は，目標とする試合やトレーニングの目的に合わせて，「調整期（試合期）」，「トレーニング期（準備期）」，「休養期（移行期）」などに期間を区分して（期分け），数日から数か月単位でトレーニング計画を立てることが多い．各期のトレーニングの目的に対応した栄養管理を行うことで，トレーニング効果を高めることが期待できる．

ⓐ トレーニング期（準備期）

選手の身体づくり，基礎体力づくり，技術の鍛錬が行われる期間である．トレーニング量に見合ったエネルギー量および各栄養素を摂取することが基本である．「主食＋主菜＋副菜＋果物＋牛乳・乳製品」をそろえた食事にすると，選手に必要な各栄養素が確保しやすい．運動強度が増加している場合には，消費エネルギー量に応じた食事量（摂取エネルギー量）が確保できているのか，日常的に体重測定を行い，確認するとよい．

ⓑ 調整期（試合期）

試合の開催日時が決定したら，試合の開始時刻に合わせた起床時刻とし，生活リズムを整えていく．また，試合前・試合中にとる食事内容，食事時刻をチェックしておくとよい．

試合前であっても，特別なものを食べる必要はない．普段食べ慣れた料理や食品を選び，「主食＋主菜＋副菜＋果物＋牛乳・乳製品」をそろえるようにする．トレーニングの負荷を少しずつ減らしている時期であれば，摂取エネルギー量を減らし，体重管理を行うようにする．また，試合当日に食中毒などで体調をくずさないように，衛生面に配慮するとよい．具体的には，生卵，刺身，カキなどの生ものは避け，加熱調理したものを選ぶようにする．

(1) グリコーゲンローディング　　グリコーゲンローディングは，試合前に筋グリコーゲンの貯蔵量を高めるための食事法である．この食事法は，運動時間が90分以上であること，高強度の持久性運動でグリコーゲン貯蔵が必要と考えられる場合に導入してもよいと考えられている．競技種目，競技時間，選手の健康状態などを考慮し，グリコーゲンローディングを実施するかどうかを決定するとよい．

かつては，強度の高い運動後，低糖質食を3日間とり，筋グリコーゲンを枯渇させる．その後，高糖質食を3日間とるという古典法が行われていた．最近では，鍛えられた持久性のスポーツ選手であれば24〜36時間の高糖質食摂取（糖質10〜12 g/kg体重）で，グリコーゲンの貯蔵量が高められることが報告されている．

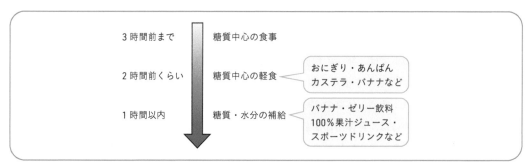

図●10.2 試合前のタイミングに合わせた補食（例）

(2)試合前日　運動時のエネルギー源であるグリコーゲンを蓄えておくため，糖質中心の食事とする．脂質を控え，消化のよい食事とする．糖質の摂取量を増やすため，エネルギー代謝に関与しているビタミン B$_1$ の摂取量が不足しないようにする．食物繊維の多い食品の摂取量が多いと，腸内にガスがたまりやすいため，食物繊維の摂取量は控えめにするとよい．

(3)試合当日の食事　安静時である睡眠時にも，肝臓はグリコーゲンを分解し，血液中にグルコースを放出している．そのため，試合前日，試合当日の食事ではグリコーゲンをフルに補給しておくとよい．脂質，食物繊維を控えた内容とする．試合当日は，試合開始時刻の 3 時間前くらいまでにとることが望ましい．その後は，補食により糖質や水分を補給する．（図 10.2）

(4)試合直後　試合中には，水分や糖質が十分に補給できていない可能性がある．運動終了後，速やかに水分と糖質を補給するとよい．1 時間あたり 1.0～1.2 g/kg 体重の糖質を摂取することで，筋グリコーゲンの回復を早めることができる．

ⓒ 休養期（移行期）

　休養をとり，次のシーズンに向けて精神的，肉体的な準備を行う期間である．消費エネルギー量が減少するため，摂取エネルギー量が過多にならないようにする．生活環境を整え，モチベーションアップを図る機会にできるとよいであろう．

第11章

環境と栄養管理

11.1 特殊環境と栄養ケア

A. 熱中症と水分・電解質補給

　人は外気温にかかわらず，37℃前後に体温を調節できる恒温動物である．暑熱環境下においても，効率的な体温調節機構（熱産生量と放熱量のバランス）が働く．しかし，急激な外気温の変動，高温下での労働やスポーツ活動などで体温調節機能が破綻し，身体に障害が発症することもあり，これを熱中症という．

　熱中症は重症度・緊急度でⅠ度，Ⅱ度，Ⅲ度に分類されるが，熱失神，熱けいれん，熱疲労，熱射病の病態にも分けられる（図11.1）．また，熱中症予防のための指標として，気温，湿度，日射・輻射，風の要素を取り入れた暑さ指数（WBGT：Wet Bule Globe Temperature，湿球黒球温度）がある．この暑さ指数は，高温環境の指標として労働や運動時の予防措置に用いられている（表11.1）．

　暑熱時は発汗量が多くなるため，水分補給を行うと同時に電解質を補給する．食塩（0.1〜0.2％）と糖質を含んだ飲料が効果的であり，市販の経口補水液を利用することも有効である．また，水分補給はこまめに摂取するとよい．電解質が減ると，消化機能の低下を起こすので，香辛料や酢などを利用して食

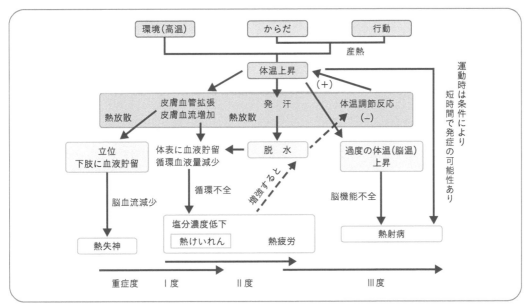

図●11.1　体温調節反応と熱中症の病態
［中井誠一ほか，環境省，熱中症 環境保健マニュアル 2018，p.11］

表●11.1 暑さ指数に応じた注意事項など

暑さ指数 （WBGT）	注意すべき生活 活動の目安*1	日常生活おける注意事項*1	熱中症予防のための運動指針*2
31℃以上	すべての生活活動でおこる危険性	高齢者においては安静状態でも発生する危険性が大きい 外出はなるべく避け，涼しい室内に移動する	**運動は原則中止** 特別の場合以外は運動を中止する．特に子どもの場合は中止すべき
28～31℃		外出時は炎天下を避け，室内では室温の上昇に注意する	**厳重警戒** 激しい運動や持久走は避ける．積極的に休息をとり，水分塩分補給．体力のない者，暑さになれていない者は運動中止
25～28℃	中等度以上の生活活動でおこる危険性	運動や激しい作業をする際は定期的に充分に休息を取り入れる	**警戒** 積極的に休息をとり，水分塩分補給．激しい運動では，30分おきくらいに休息
21～25℃	強い生活活動でおこる危険性	一般に危険性は少ないが激しい運動や重労働時には発生する危険性がある	**注意** 死亡事故が発生する可能性がある．熱中症の兆候に注意．運動の合間に水分塩分補給

*1 日本生気象学会「日常生活における熱中症予防指針 Ver.3」(2013)
*2 日本体育協会「熱中症予防のための運動指針」(2013)
[環境省，熱中症 環境保健マニュアル 2018, p.19]

欲増進を図る．食事の摂取量が減ると，水分摂取量も減るため，欠食は防止する．食事ではエネルギー，たんぱく質，ビタミン類の補給が重要であり，味噌汁などの汁物や野菜ジュース，果物などを組み合わせて，水分とともに効率よくとれる方法を工夫する．

　熱中症は高齢者と子どもの死亡率が高く，特に高齢者の日常生活下での温熱特性を理解する必要がある．高齢者は，①行動性体温調節の鈍化（暑さを感じにくい），②熱放散能力が低下するため，発汗量と皮膚血流量の増加が遅れ，体に熱がたまりやすい，③血液量や体液量の減少により熱放散が低下することによって，熱中症にかかりやすい．のどの渇きも感じにくく，脱水が進んでも気づきにくいため，渇きを感じなくても，こまめに水分補給を行い，部屋の温度や湿度を定期的に測るなど環境への配慮も必要となる．また，糖質やたんぱく質を補給することで血液量を増加して，熱放散能力の改善が期待される．

B. ストレス時の栄養ケア

ⓐ ストレス反応

　人を取り巻く環境は複雑であり，環境からさまざまな刺激を受けている．外部からの刺激などによって体内に生じる反応のことをストレスという．ストレスの原因となる外的刺激をストレッサーといい，暑熱・寒冷や有害物質，騒音などの物理的・科学的なもの，病気や睡眠不足などの生理的なもの，緊張や不安といった精神的・心理的なものがある．セリエ(Hans Selye)はストレス学説を唱え，ストレスを定義している．

　ストレスが生じると，ストレッサーの種類にかかわらず，生体は恒常性を維持しようとする防御反応が働き，共通の反応を示す．セリエはこの生体反応を(汎)適応症候群といい，3段階に分けられる(図11.2)

（1）**警告反応期**　有害なストレッサーにさらされた初期反応で，ショック相と反ショック相に分けられる．ショック相は，ストレッサーに対応できず，体温・血圧・血糖値の低下，虚脱感など一時的な

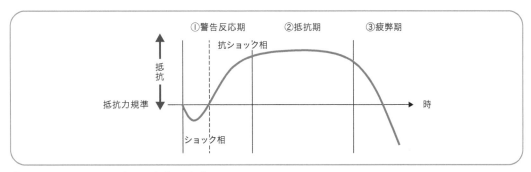

図●11.2　ストレス反応の 3 相期の変化
［ハンス・セリエ，現代社会とストレス　法政大学出版局(1988)］

ショック状態であり，反ショック相は，ショック相で受けたストレッサーに対して，生体防御反応が働き，体温・血圧・血糖値などが上昇する．

(2)抵抗期　　ストレッサーに対する抵抗力が増し，ストレス刺激に生体が適応した時期である．

(3)疲憊期　　長期間わたるストレスに生体が対抗できず，再び体温・血圧などが低下して，身体的変調をきたす時期である．

ⓑ ストレスと代謝

ストレスにより，自律神経系では，交感神経活動が亢進し，消化液の分泌は低下，消化管運動も減少するため，胃や十二指腸が影響を受けやすい．また，内分泌系では脳下垂体から成長ホルモンや副腎皮質刺激ホルモンの分泌が亢進する．副腎皮質からグルココルチコイドの分泌が増加することで，体たんぱく質の異化作用亢進により，尿中窒素損失量が高まり，窒素出納は負に傾く．副腎髄質からアドレナリンやノルアドレナリンの分泌が増し，糖代謝・脂質代謝の促進，心拍数増加，血圧上昇が起こる．

ⓒ 栄養ケア

ストレス時は特定のホルモンが合成され，体内での分解(異化反応)が亢進するので，十分な栄養素の補給を行う必要がある．

基礎代謝(エネルギー代謝)，体たんぱく質の異化が亢進するため，糖質，脂質，良質なたんぱく質を十分に摂取する．また，グルココルチコイドの生成にかかわるコレステロールやパントテン酸，エネルギー代謝やたんぱく質代謝に関与する補酵素のビタミン B 群の摂取も重要である．

ビタミン C はストレスにより体内消費が増大する．副腎髄質および副腎皮質ホルモンの合成にも関与するため，十分な量を摂取することで，ストレスに対する抵抗力を高める．ビタミン A は免疫力を高める作用があり，ストレスにおける免疫機能低下防止に効果的である．酸化ストレスを防止するために，ビタミン E・C，カロテノイド類も有効である．

C.低圧・高圧環境時

ⓐ 低圧環境

低圧環境は低酸素環境でもある．気圧が低下することで，呼気の酸素分圧の低下をまねき，動脈血の酸素飽和度も低下するので組織・細胞への酸素供給量が減少する．そのため，酸素を必要とするエネルギー代謝が低下し，糖質利用が亢進する．また，酸素の取り込み，運搬機能亢進のため呼吸数や心拍数が増加する．低圧環境が続くと高地馴化がみられ，腎臓から造血ホルモンであるエリスロポエチン分泌

が亢進し、赤血球数、ヘモグロビン濃度、ヘマトクリット値、循環血流量が増加し、身体の酸素運搬能力を向上させる。

低圧環境では脱水と食欲低下がみられ、それに伴う体重減少が起こる。低圧下では湿度の低下、呼吸数（肺換気量）の増加、発汗により脱水が生じやすく、口渇感の麻痺も起こるため、脱水をきたしやすい。そのため、1日3〜4Lの水分摂取が必要となる。また、エネルギー源として、糖質を十分に摂取し、補酵素であるビタミンB群も補給する。高所では紫外線照射が多くなるため、抗酸化ビタミン（A, C, E）の摂取にも注意する。赤血球増加の対応として、良質のたんぱく質や鉄の摂取も重要である。

ⓑ 高圧環境

高圧環境とは、日常の気圧（1気圧）より高い状態のことで、潜水・潜函作業時の環境である。水深10mにつき1気圧増加する。高圧環境下から急激に常圧に戻ると、体内に溶けていたガス（窒素）が体外へ排出できず気泡化し、塞栓を形成して潜函病を引き起こす。また、高圧環境そのものはエネルギー代謝に影響しないが、水中は低温環境のため体熱放散が大きく、閉鎖空間における精神的ストレスも大きいので、十分なエネルギーと抗酸化ビタミン（A, C, E）の摂取に努める。

D. 高温・低温環境時

ⓐ 高温環境

外気温が高い環境では、熱産生の低下、発汗による気化熱、末梢血管の拡張から、熱（体温）の放散が促進する。発汗により水分とナトリウムなどの電解質が喪失し、体温調節機能が低下して健康に障害が現れる（熱中症参照）。水分と同時に電解質を補給する。高温環境は食欲が低下するため、エネルギーを補給する。また、たんぱく質の必要量を増加させるので良質のたんぱく質と同時にビタミンB群やビタミンCの摂取も必要となる。

ⓑ 低温環境

低温環境下では交感神経系が刺激され、アドレナリンやノルアドレナリンの分泌が増加し、放熱抑制や筋収縮によるふるえが生じて、熱産生が増加し、基礎代謝が亢進する。また、甲状腺機能も亢進し、脂質代謝を亢進させる。

寒冷刺激で分泌するホルモン作用で、エネルギー代謝が亢進するので、十分なエネルギー補給と代謝にかかわるビタミンB群の摂取が必要である。高脂肪食は耐寒性を高めるため、脂質の補給にも努める。

E. 災害時の栄養

災害発生により普段とは違う生活状況下に置かれるため、人はさまざまなストレスを受けることになる。災害救助法において、災害時には飲料水の給与および炊き出しその他による食品の給与を行うものとしている（都道府県知事努力義務）。しかし、十分な飲料水が確保できるとは限らず、支援物資も限られたものになることが考えられる。生活環境が変化したことにより、食欲不振が起こるなど被災者の状況を理解して支援を行う必要がある。

ⓐ 災害発生時の食料（栄養）問題

災害時はライフラインが制限され、配給できる食事内容が限られることもあるため被災者の栄養上の問題が起こりやすい。支援物資が限られ、ご飯（おにぎり）・パン・カップ麺など炭水化物中心の食事となりやすく、肉・魚・野菜・果物といった生鮮食品が配給されにくいため、たんぱく質、ビタミン、ミ

ネラル，食物繊維が摂取しにくい．そのため，日頃からさんまのかば焼き，サバの水煮，焼き鳥などの缶詰や乾燥野菜，ドライフルーツなども備蓄しておくことが重要である．また，水の確保の困難や，トイレ問題などから，水分摂取を控えると脱水を起こしやすい．飲料水(1人1日3L；飲料水＋調理用水)を普段から備蓄しておくこと，好みのお茶や清涼飲料水，野菜ジュースなども備えておくと水分補給に役立つ．

災害後は冷たく硬い食品や同じような食事が続くなど，食事回数や食事量が減ることもあるため，自分の好みに応じた備蓄食品を用意しておくことも必要である．

ⓑ 避難所における栄養支援

避難所により支援状況は異なる．1日1食(パンやおにぎりのみ支給)の食糧不足の場所もあれば，1日3食の食料が十分に確保されている場所もあるため，実情を把握して具体的な支援の方法を検討する必要がある．

避難所では被災者の健康を維持するために，備蓄食料，支援物資の状況を確認しながら，水分やエネルギーを確保できるようにする(表11.2)．長期にわたる場合は，体内貯蔵量が短い栄養素(エネルギー，たんぱく質，ビタミンB₁・B₂・C)の補給を優先できるようにメニューや配給法を考える．

要配慮者(乳幼児，妊産婦，高齢者，嚥下困難者，食物アレルギーや疾患で栄養管理が必要な方)は個別対応が必要な場合もある．対象者の実情を把握し，食事内容や量を調整できるようにする，エネルギーや食塩量，アレルゲンなどの情報提供を行う，栄養補助食品などを活用して献立を工夫するなどの配慮が必要となる．

ⓒ 災害時に備えた食品などのストック

災害発生からライフライン復旧まで1週間以上を要するといわれ，家庭でも最低3日〜1週間分×人数分の食品備蓄が必要になる．缶詰，梅干し，切り干し大根，レトルト食品，フリーズドライ食品，野菜ジュース，カップラーメン，菓子，清涼飲料水など，嗜好に応じた食品を用意しておくとよい．また，普段の食品(日常から使用し，かつ災害時にも役立つものや非常食)を少し多めに買い置きしておき，賞味期限の古いものから消費して，消費した分を買い足すローリングストックも活用するとよい．

さらに，災害時は衛生環境も悪くなることがあるため，食品用ポリ袋，ラップ，アルミホイル，カセットコンロ，キッチンペーパー，除菌スプレーなども準備しておくとよい．

表●11.2 避難所における食事提供計画(の考え方)

1か月未満	・水分およびエネルギーの確保
1〜3か月	・水分およびエネルギーの確保最低限の必要量の確保(体内貯蔵期間が短い栄養素の補給を優先) →エネルギー，たんぱく質，ビタミンB₁，ビタミンB₂，ビタミンC ・食事回数，食事量の確保 ・栄養素添加食品(強化米など)
3〜6か月	・対象特性に応じた栄養素の摂取不足への配慮 →カルシウム，ビタミンA，鉄 ・エネルギーや特定の栄養素の過剰摂取への配慮 ・主食，主菜，副菜が揃う食事の確保
6か月以上	・生活習慣病の一次予防への配慮 ・各人の健康課題に対応した主食，主菜，副菜が揃う食事の確保

［資料：厚生労働省健康局がん対策・健康増進課，「地域における行政栄養士による健康づくり及び栄養・食生活の改善の基本方針」を実践するための資料集，平成25年4月］

食品用ポリ袋があると，パッククッキングに活用できる(図11.3)．パッククッキングは，洗い物いらずで簡単に加熱調理もできるため覚えておくと便利である．パッククッキングの注意点は，耐熱性のポリ袋(高密度ポリエチレン製，厚さ0.01 mm以上，食品用)を使用すること，1袋に入れる分量は1〜2人分を目安とする，入れる食品の量に応じて余裕をもった大きさの鍋を使用することである．

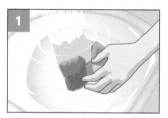
食材と調味料をポリ袋に入れたら，水圧を利用して中の空気をしっかり抜きます．

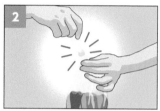
加熱するとふくらむので，袋の上の方でしっかりと結びます．

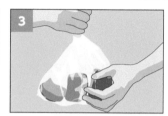
熱が通りやすいように，中の食材を均一に広げます．

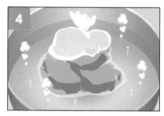
鍋で加熱．
※出し入れの際はやけどに注意しましょう．

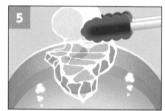
加熱されたポリ袋は，穴あきおたまやトングで取り出します．

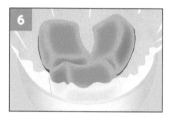
袋の結び目を切って，そのまま食器にのせれば出来上がり！

図●11.3　パッククッキングの方法
[資料：農林水産省，要配慮者のための災害時に備えた食品ストックガイド，p.8(2019)]

〈パッククッキング調理例〉　ご飯
①ポリ袋に，米1合と水220 mLを入れる．
②ポリ袋の中の空気を抜き，袋の上部をしっかり結ぶ．ポリ袋が敗れることがあるため2重にするとよい．
③30分ほど，米を浸水させる．
④鍋に湯を沸かし，鍋底に布巾や皿を沈める．
⑤③の袋を入れ，弱火で30分くらい茹で，袋ごと鍋から器に移し，そのまま15分蒸らす．

付表　日本人の食事摂取基準（2020 年版）

「日本人の食事摂取基準」策定検討会報告書より

策定の目的

日本人の食事摂取基準は，健康増進法（平成 14 年法律第 103 号）第 30 条の 2 に基づき厚生労働大臣が定めるものとされ，国民の健康の保持・増進を図るうえで摂取することが望ましいエネルギーおよび栄養素の量の基準を示すものである．

使用期間

使用期間は，2020 年度（令和 2 年度）から 2024 年度（令和 6 年度）の 5 年間である．

策定方針

日本人の食事摂取基準（2020 年版）の策定に当たっては，更なる高齢化の進展や糖尿病等有病者数の増加等を踏まえ，栄養に関連した身体・代謝機能の低下の回避の観点から，健康の保持・増進，生活習慣病の発症予防および重症化予防に加え，高齢者の低栄養予防やフレイル予防も視野に入れて策定を行うこととした（図 1）．このため，関連する各種疾患ガイドラインとも調和を図っていくこととした．

食事摂取基準の対象は，健康な個人および健康な者を中心として構成されている集団とし，生活習慣病等に関する危険因子を有していたり，また，高齢者においてはフレイル*に関する危険因子を有していたりしても，おおむね自立した日常生活を営んでいる者およびこのような者を中心として構成されている集団は含むものとする．

疾患を有していたり，疾患に関する高いリスクを有していたりする個人および集団に対して，治療を目的とする場合は，食事摂取基準におけるエネルギーおよび栄養素の摂取に関する基本的な考え方を理解したうえで，その疾患に関連する治療ガイドライン等の栄養管理指針を用いることになる．

＊フレイルについては，健常状態と要介護状態の中間的な段階に位置づける考え方を採用する．

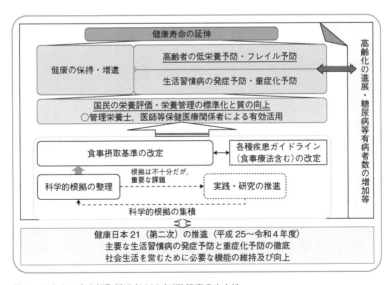

図 1　日本人の食事摂取基準（2020 年版）策定の方向性

策定の基本的事項

1. エネルギーの指標と概要

エネルギーの指標は，エネルギー摂取の過不足の回避を目的とする指標を設定する.

エネルギーの摂取量および消費量のバランス（エネルギー収支バランス）の維持を示す指標として，「体格（body mass index : BMI）」を採用することとした．このため，成人における観察疫学研究において報告された総死亡率が最も低かった BMI の範囲，日本人の BMI の実態などを総合的に検証し，目標とする BMI の範囲を提示した（表1）．なお，BMI は，健康の保持・増進，生活習慣病の発生予防，さらには高齢によるフレイルを回避するための要素の一つとして扱うことに留めるべきである.

表1 目標とする BMI の範囲（18 歳以上）[*1, *2]

年齢（歳）	目標とする BMI（kg/m²）
18 〜 49	18.5 〜 24.9
50 〜 64	20.0 〜 24.9
65 〜 74[*3]	21.5 〜 24.9
75 以上[*3]	21.5 〜 24.9

[*1] 男女共通．あくまでも参考として使用すべきである.
[*2] 観察疫学研究において報告された総死亡率が最も低かった BMI を基に，疾患別の発症率と BMI との関連，死因と BMI との関連，喫煙や疾患の合併による BMI や死亡リスクへの影響，日本人の BMI の実態に配慮し，総合的に判断し目標とする範囲を設定.
[*3] 高齢者では，フレイルの予防および生活習慣病の発症予防の両者に配慮する必要があることも踏まえ，当面目標とする BMI の範囲を 21.5 〜 24.9 kg/m² とした.

2. 栄養素の指標と概要

栄養素の指標は，従前のとおり，3 つの目的からなる 5 つの指標で構成した．摂取不足の回避を目的として，「推定平均必要量」（estimated average requirement : EAR），「推奨量」（recommended dietary allowance : RDA），「目安量」（adequate intake : AI）を設定した．過剰摂取による健康障害の回避を目的として，「耐容上限量」（tolerable upper intake level : UL）を設定した．生活習慣病の発症予防を目的に，「目標量」（tentative dietary goal for preventing life-style related diseases : DG）を設定した.

- **推定平均必要量（EAR）** ある母集団における必要量の平均値の推定値．当該集団に属する 50％の人が必要量を満たすと推定される 1 日の摂取量

- **推奨量（RDA）** ある母集団に属するほとんど（97 〜 98％）の人において 1 日の必要量を満たすと推定される 1 日の摂取量

- **目安量（AI）** 「推定平均必要量」を算定するのに十分な科学的根拠が得られない場合に，特定の集団が，ある一定の栄養状態を維持するのに十分な 1 日の摂取量

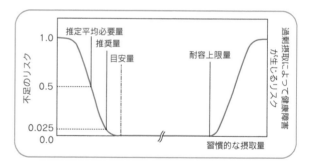

図2 食事摂取基準の各指標を理解するための概念図

- **耐容上限量（UL）** 健康障害をもたらすリスクがないとみなされる習慣的な摂取量の上限を与える量

- **目標量（DG）** 生活習慣病の発症予防を目的として，特定の集団において，その疾患のリスクや，その代理指標となる生体指標の値が低くなると考えられる栄養状態が達成できる量．現在の日本人が当面の目標とすべき摂取量．生活習慣病の重症化予防およびフレイル予防を目的とした量を設定できる場合は，発症予防を目的とした量（目標量）とは区別して示す.

3. 年齢区分と参照体位（表 2）

● 年齢区分

　乳児は，「0 〜 5 か月」と「6 〜 11 か月」の 2 つに区分．成長に合わせてより詳細な年齢区分設定が必要と考えられたエネルギーおよびたんぱく質については，「0 〜 5 か月」，「6 〜 8 か月」，「9 〜 11 か月」の 3 つに区分．1 〜 17 歳を小児，18 歳以上を成人，65 歳以上を高齢者とした．高齢者は，「65 〜 74 歳」，「75 歳以上」の 2 つに区分．

● 参照体位（参照身長，参照体重）

　性および年齢区分に応じ，日本人として平均的な体位を持った者を想定し，健全な発育および健康の保持・増進，生活習慣病の予防を考えるうえでの参照値として提示されている．

表 2　年齢区分と参照体位（参照身長，参照体重）[*1]

年齢区分	性　別	男　性		女　性[*2]	
年齢等	年齢等	参照身長(cm)	参照体重(kg)	参照身長(cm)	参照体重(kg)
0 〜　5 (月)[*3]	0 〜　5　(月)	61.5	6.3	60.1	5.9
6 〜 11 (月)[*3]	6 〜 11　(月)	71.6	8.8	70.2	8.1
－	6 〜　8　(月)	69.8	8.4	68.3	7.8
－	9 〜 11　(月)	73.2	9.1	71.9	8.4
1 〜　2 (歳)	1 〜　2　(歳)	85.8	11.5	84.6	11.0
3 〜　5 (歳)	3 〜　5　(歳)	103.6	16.5	103.2	16.1
6 〜　7 (歳)	6 〜　7　(歳)	119.5	22.2	118.3	21.9
8 〜　9 (歳)	8 〜　9　(歳)	130.4	28.0	130.4	27.4
10 〜 11 (歳)	10 〜 11　(歳)	142.0	35.6	144.0	36.3
12 〜 14 (歳)	12 〜 14　(歳)	160.5	49.0	155.1	47.5
15 〜 17 (歳)	15 〜 17　(歳)	170.1	59.7	157.7	51.9
18 〜 29 (歳)	18 〜 29　(歳)	171.0	64.5	158.0	50.3
30 〜 49 (歳)	30 〜 49　(歳)	171.0	68.1	158.0	53.0
50 〜 64 (歳)	50 〜 64　(歳)	169.0	68.0	155.8	53.8
65 〜 74 (歳)	65 〜 74　(歳)	165.2	65.0	152.0	52.1
75 以上 (歳)	75 以上　(歳)	160.8	59.6	148.0	48.8

* 1　0 〜 17 歳は，日本小児内分泌学会・日本成長学会合同標準値委員会による小児の体格評価に用いる身長，体重の標準値を基に，年齢区分に応じて，当該月齢ならびに年齢階級の中央時点における中央値を引用した．ただし，公表数値が年齢区分と合致しない場合は，同様の方法で算出した値を用いた．18 歳以上は，平成 28 年国民健康・栄養調査における当該の性および年齢階級における身長・体重の中央値を用いた．
* 2　妊婦，授乳婦を除く．
* 3　エネルギーおよびたんぱく質については，「0 〜 5 か月」，「6 〜 8 か月」，「9 〜 11 か月」の 3 つに区分．

活用の基本的考え方

　健康な個人または集団を対象として，健康の保持・増進，生活習慣病の発症予防および重症化予防のための食事改善に，食事摂取基準を活用する場合は，PDCA サイクルに基づく活用を基本とする．その概要を図 3 に示す．まず，食事摂取状況のアセスメントにより，エネルギー・栄養素の摂取量が適切かどうかを評価する．食事評価に基づき，食事改善計画の立案，食事改善を実施し，それらの検証を行う．検証を行う際には，食事評価を行う．検証結果を踏まえ，計画や実施の内容を改善する．

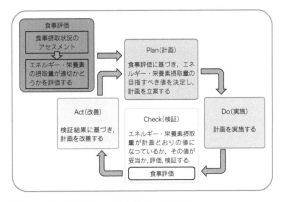

図 3　食事摂取基準の活用と PDCA サイクル

食事摂取基準

基準を策定した栄養素と指標[1]（1 歳以上）

栄養素			推定平均必要量 （EAR）	推奨量 （RDA）	目安量 （AI）	耐容上限量 （UL）	目標量 （DG）
たんぱく質[2]			○[b]	○[b]	−	−	○[3]
脂 質		脂質	−	−	−	−	○[3]
		飽和脂肪酸[4]	−	−	−	−	○[3]
		n-6 系脂肪酸	−	−	○	−	−
		n-3 系脂肪酸	−	−	○	−	−
		コレステロール[5]	−	−	−	−	−
炭水化物		炭水化物	−	−	−	−	○[3]
		食物繊維	−	−	−	−	○
		糖類	−	−	−	−	−
エネルギー産生栄養素バランス[2]			−	−	−	−	○[3]
ビタミン	脂溶性	ビタミン A	○[a]	○[a]	−	○	−
		ビタミン D[2]	−	−	○	○	−
		ビタミン E	−	−	○	○	−
		ビタミン K	−	−	○	−	−
	水溶性	ビタミン B_1	○[c]	○[c]	−	−	−
		ビタミン B_2	○[c]	○[c]	−	−	−
		ナイアシン	○[a]	○[a]	−	○	−
		ビタミン B_6	○[b]	○[b]	−	○	−
		ビタミン B_12	○[a]	○[a]	−	−	−
		葉酸	○[a]	○[a]	−	○[7]	−
		パントテン酸	−	−	○	−	−
		ビオチン	−	−	○	−	−
		ビタミン C	○[x]	○[x]	−	−	−
ミネラル	多量	ナトリウム[6]	○[a]	−	−	−	○
		カリウム	−	−	○	−	○
		カルシウム	○[b]	○[b]	−	○	−
		マグネシウム	○[b]	○[b]	−	○[7]	−
		リン	−	−	○	○	−
	微量	鉄	○[x]	○[x]	−	○	−
		亜鉛	○[b]	○[b]	−	○	−
		銅	○[b]	○[b]	−	○	−
		マンガン	−	−	○	○	−
		ヨウ素	○[a]	○[a]	−	○	−
		セレン	○[a]	○[a]	−	○	−
		クロム	−	−	○	○	−
		モリブデン	○[b]	○[b]	−	○	−

1 一部の年齢区分についてだけ設定した場合も含む. 2 フレイル予防を図るうえでの留意事項を表の脚注として記載. 3 総エネルギー摂取量に占めるべき割合（%エネルギー）. 4 脂質異常症の重症化予防を目的としたコレステロールの量と，トランス脂肪酸の摂取に関する参考情報を表の脚注として記載. 5 脂質異常症の重症化予防を目的とした量を飽和脂肪酸の表の脚注に記載. 6 高血圧および慢性腎臓病（CKD）の重症化予防を目的とした量を表の脚注として記載. 7 通常の食品以外の食品からの摂取について定めた.
a 集団内の半数の者に不足または欠乏の症状が現れ得る摂取量をもって推定平均必要量とした栄養素. b 集団内の半数の者で体内量が維持される摂取量をもって推定平均必要量とした栄養素. c 集団内の半数の者で体内量が飽和している摂取量をもって推定平均必要量とした栄養素.
× 上記以外の方法で推定平均必要量が定められた栄養素.

各論

● エネルギー

　エネルギー必要量を推定するためには，体重が一定の条件下で，その摂取量を推定する方法とその消費量を推定する方法の二つに大別される（図4）．今回，参考表（表3）として示した推定エネルギー必要量は，エネルギー消費量から接近する方法の一つとして算出された値となる．これに対してエネルギー出納の結果は，体重の変化やBMIとして現れることを考えると，体重の変化やBMIを把握することで，エネルギー出納の概要を知ることができる．なお，体重の変化もBMIもエネルギー出納の結果を示すものの一つであり，エネルギー必要量を示すものではないことに留意すべきである．

　生活習慣病の食事指導では，体重当たりの推定エネルギー必要量（kcal/kg 体重/日）が用いられることが多いので，表5を基に，18歳以上の年齢層について表4にまとめた．

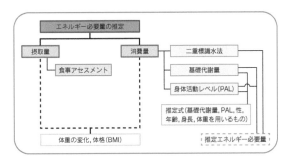

図4　エネルギー必要量を推定するための測定法と体重変化，体格（BMI），推定エネルギー必要量との関連

表3　年齢階級別にみた身体活動レベルの群分け（男女共通）

身体活動レベル	レベルI（低い）	レベルII（ふつう）	レベルIII（高い）
1～ 2歳	—	1.35	—
3～ 5歳	—	1.45	—
6～ 7歳	1.35	1.55	1.75
8～ 9歳	1.40	1.60	1.80
10～11歳	1.45	1.65	1.85
12～14歳	1.50	1.70	1.90
15～17歳	1.55	1.75	1.95
18～64歳	1.50	1.75	2.00
65～74歳	1.45	1.70	1.95
75歳以上	1.40	1.65	—

表4　体重あたりの推定エネルギー必要量

性別	男性			女性		
身体活動レベル	I（低い）	II（ふつう）	III（高い）	I（低い）	II（ふつう）	III（高い）
18～29（歳）	35.5	41.5	47.4	33.2	38.7	44.2
30～49（歳）	33.7	39.3	44.9	32.9	38.4	43.9
50～64（歳）	32.7	38.2	43.6	31.1	36.2	41.4
65～74（歳）	31.3	36.7	42.1	30.0	35.2	40.4
75以上（歳）	30.1	35.5	—	29.0	34.2	—

表5 推定エネルギー必要量(kcal/日)

性　別	男　性			女　性		
身体活動レベル*1	I	II	III	I	II	III
0〜 5 (月)	−	550	−	−	500	−
6〜 8 (月)	−	650	−	−	600	−
9〜11 (月)	−	700	−	−	650	−
1〜 2 (歳)	−	950	−	−	900	−
3〜 5 (歳)	−	1,300	−	−	1,250	−
6〜 7 (歳)	1,350	1,550	1,750	1,250	1,450	1,650
8〜 9 (歳)	1,600	1,850	2,100	1,500	1,700	1,900
10〜11 (歳)	1,950	2,250	2,500	1,850	2,100	2,350
12〜14 (歳)	2,300	2,600	2,900	2,150	2,400	2,700
15〜17 (歳)	2,500	2,800	3,150	2,050	2,300	2,550
18〜29 (歳)	2,300	2,650	3,050	1,700	2,000	2,300
30〜49 (歳)	2,300	2,700	3,050	1,750	2,050	2,350
50〜64 (歳)	2,200	2,600	2,950	1,650	1,950	2,250
65〜74 (歳)	2,050	2,400	2,750	1,550	1,850	2,100
75 以上 (歳)*2	1,800	2,100	−	1,400	1,650	−
妊婦(付加量)*3　初期				+50	+50	+50
中期				+250	+250	+250
後期				+450	+450	+450
授乳婦(付加量)				+350	+350	+350

＊1　身体活動レベルは，低い，ふつう，高いの3つのレベルとして，それぞれI，II，IIIで示した．
＊2　レベルIIは自立している者，レベルIは自宅にいてほとんど外出しない者に相当する．レベルIは高齢者施設で自立に近い状態で過ごしている者にも適用できる値である．
＊3　妊婦個々の体格や妊娠中の体重増加量および胎児の発育状況の評価を行うことが必要である．
注1：活用に当たっては，食事摂取状況のアセスメント，体重およびBMIの把握を行い，エネルギーの過不足は体重の変化またはBMIを用いて評価すること．
注2：身体活動レベルIの場合，少ないエネルギー消費量に見合った少ないエネルギー摂取量を維持することになるため，健康の保持・増進の観点からは，身体活動量を増加させる必要がある．

表6 参照体重における基礎代謝量

年齢	参照体重(kg)		基礎代謝基準値 (kcal/kg 体重/日)		基礎代謝量 (kcal/日)	
	男性	女性	男性	女性	男性	女性
1〜 2 (歳)	11.5	11.0	61.0	59.7	700	660
3〜 5 (歳)	16.5	16.1	54.8	52.2	900	840
6〜 7 (歳)	22.2	21.9	44.3	41.9	980	920
8〜 9 (歳)	28.0	27.4	40.8	38.3	1,140	1,050
10〜11 (歳)	35.6	36.3	37.4	34.8	1,330	1,260
12〜14 (歳)	49.0	47.5	31.0	29.6	1,520	1,410
15〜17 (歳)	59.7	51.9	27.0	25.3	1,610	1,310
18〜29 (歳)	64.5	50.3	23.7	22.1	1,530	1,110
30〜49 (歳)	68.1	53.0	22.5	21.9	1,530	1,160
50〜64 (歳)	68.0	53.8	21.8	20.7	1,480	1,110
65〜74 (歳)	65.0	52.1	21.6	20.7	1,400	1,080
75 以上 (歳)	59.6	48.8	21.5	20.7	1,280	1,010

● 栄養素

たんぱく質の食事摂取基準

性　別	男　性				女　性			
年齢等	推定平均必要量	推奨量	目安量	目標量[*1]	推定平均必要量	推奨量	目安量	目標量[*1]
	(g/日)			(%エネルギー)	(g/日)			(%エネルギー)
0～ 5(月)	－	－	10	－	－	－	10	－
6～ 8(月)	－	－	15	－	－	－	15	－
9～11(月)	－	－	25	－	－	－	25	－
1～ 2(歳)	15	20	－	13～20	15	20	－	13～20
3～ 5(歳)	20	25	－	13～20	20	25	－	13～20
6～ 7(歳)	25	30	－	13～20	25	30	－	13～20
8～ 9(歳)	30	40	－	13～20	30	40	－	13～20
10～11(歳)	40	45	－	13～20	40	50	－	13～20
12～14(歳)	50	60	－	13～20	45	55	－	13～20
15～17(歳)	50	65	－	13～20	45	55	－	13～20
18～49(歳)	50	65	－	13～20	40	50	－	13～20
50～64(歳)	50	65	－	14～20	40	50	－	14～20
65～74(歳)[*2]	50	60	－	15～20	40	50	－	15～20
75 以上(歳)[*2]	50	60	－	15～20	40	50	－	15～20
妊　婦(付加量) 初期					+0	+0	－	－[*3]
中期					+5	+5	－	－[*3]
後期					+20	+25	－	－[*4]
授乳婦(付加量)					+15	+20	－	－[*4]

[*1] 範囲に関しては，おおむねの値を示したものであり，弾力的に運用すること.
[*2] 65 歳以上の高齢者について，フレイル予防を目的とした量を定めることは難しいが，身長・体重が参照体位に比べて小さい者や，特に75 歳以上であって加齢に伴い身体活動量が大きく低下した者など，必要エネルギー摂取量が低い者では，下限が推奨量を下回る場合があり得る．この場合でも，下限は推奨量以上とすることが望ましい.
[*3] 妊婦(初期・中期)の目標量は，13～20%エネルギーとした.
[*4] 妊婦(後期)および授乳婦の目標量は，15～20%エネルギーとした.

脂質の食事摂取基準

	脂質(脂質の総エネルギーに占める割合(脂肪エネルギー比率)：%エネルギー)			
性　別	男　性		女　性	
年齢等	目安量	目標量[*1]	目安量	目標量[*1]
0～ 5 (月)	50	－	50	－
6～11 (月)	40	－	40	－
1以上 (歳)	－	20～30	－	20～30
妊婦・授乳婦			－	20～30

[*1] 範囲については，おおむねの値を示したものである.

	飽和脂肪酸(%エネルギー)[*1,2]	
性　別	男　性	女　性
年齢等	目標量	目標量
0～ 2(歳)	－	－
3～14(歳)	10 以下	10 以下
15～17(歳)	8 以下	8 以下
18 以上(歳)	7 以下	7 以下
妊婦・授乳婦		7 以下

[*1] 飽和脂肪酸と同じく，脂質異常症および循環器疾患に関与する栄養素としてコレステロールがある．コレステロールに目標量は設定しないが，これは許容される摂取量に上限が存在しないことを保証するものではない．また，脂質異常症の重症化予防の目的からは，200 mg/日未満に留めることが望ましい.
[*2] 飽和脂肪酸と同じく，冠動脈疾患に関与する栄養素としてトランス脂肪酸がある．日本人の大多数は，トランス脂肪酸に関する世界保健機関(WHO)の目標(1%エネルギー未満)を下回っており，トランス脂肪酸の摂取による健康への影響は，飽和脂肪酸の摂取によるものと比べて小さいと考えられる．ただし，脂質に偏った食事をしている者では，留意する必要がある．トランス脂肪酸は人体にとって不可欠な栄養素ではなく，健康の保持・増進を図るうえで積極的な摂取は勧められないことから，その摂取量は 1%エネルギー未満に留めることが望ましく，1%エネルギー未満でもできるだけ低く留めることが望ましい.

	n-6 系脂肪酸(g/日)		n-3 系脂肪酸(g/日)	
性 別	男 性	女 性	男 性	女 性
年齢等	目安量	目安量	目安量	目安量
0〜 5（月）	4	4	0.9	0.9
6〜11（月）	4	4	0.8	0.8
1〜 2（歳）	4	4	0.7	0.8
3〜 5（歳）	6	6	1.1	1.0
6〜 7（歳）	8	7	1.5	1.3
8〜 9（歳）	8	7	1.5	1.3
10〜11（歳）	10	8	1.6	1.6
12〜14（歳）	11	9	1.9	1.6
15〜17（歳）	13	9	2.1	1.6
18〜29（歳）	11	8	2.0	1.6
30〜49（歳）	10	8	2.0	1.6
50〜64（歳）	10	8	2.2	1.9
65〜74（歳）	9	8	2.2	2.0
75 以上（歳）	8	7	2.1	1.8
妊 婦		9		1.6
授乳婦		10		1.8

炭水化物の食事摂取基準

	炭水化物（%エネルギー）			食物繊維(g/日)	
性 別	男 性	女 性	性 別	男 性	女 性
年齢等	目標量[1,2]	目標量[1,2]	年齢等	目標量	目標量
0〜 5（月）	−	−	0〜 5（月）	−	−
6〜11（月）	−	−	6〜11（月）	−	−
1〜 2（歳）	50〜65	50〜65	1〜 2（歳）	−	−
3〜 5（歳）	50〜65	50〜65	3〜 5（歳）	8 以上	8 以上
6〜 7（歳）	50〜65	50〜65	6〜 7（歳）	10 以上	10 以上
8〜 9（歳）	50〜65	50〜65	8〜 9（歳）	11 以上	11 以上
10〜11（歳）	50〜65	50〜65	10〜11（歳）	13 以上	13 以上
12〜14（歳）	50〜65	50〜65	12〜14（歳）	17 以上	17 以上
15〜17（歳）	50〜65	50〜65	15〜17（歳）	19 以上	18 以上
18〜29（歳）	50〜65	50〜65	18〜29（歳）	21 以上	18 以上
30〜49（歳）	50〜65	50〜65	30〜49（歳）	21 以上	18 以上
50〜64（歳）	50〜65	50〜65	50〜64（歳）	21 以上	18 以上
65〜74（歳）	50〜65	50〜65	65〜74（歳）	20 以上	17 以上
75 以上（歳）	50〜65	50〜65	75 以上（歳）	20 以上	17 以上
妊 婦		50〜65	妊 婦		18 以上
授乳婦		50〜65	授乳婦		18 以上

＊1　範囲については，おおむねの値を示したものである．
＊2　アルコールを含む．ただし，アルコールの摂取を勧めるものではない．

エネルギー産生栄養素バランス

性別	男性				女性			
	目標量							
	目標量[1,2]				目標量[1,2]			
年齢等	たんぱく質[3]	脂質[4]		炭水化物[5,6]	たんぱく質[3]	脂質[4]		炭水化物[5,6]
		脂質	飽和脂肪酸			脂質	飽和脂肪酸	
0〜11(月)	−	−	−	−	−	−	−	−
1〜2(歳)	13〜20	20〜30	−	50〜65	13〜20	20〜30	−	50〜65
3〜5(歳)	13〜20	20〜30	10以下	50〜65	13〜20	20〜30	10以下	50〜65
6〜7(歳)	13〜20	20〜30	10以下	50〜65	13〜20	20〜30	10以下	50〜65
8〜9(歳)	13〜20	20〜30	10以下	50〜65	13〜20	20〜30	10以下	50〜65
10〜11(歳)	13〜20	20〜30	10以下	50〜65	13〜20	20〜30	10以下	50〜65
12〜14(歳)	13〜20	20〜30	10以下	50〜65	13〜20	20〜30	10以下	50〜65
15〜17(歳)	13〜20	20〜30	8以下	50〜65	13〜20	20〜30	8以下	50〜65
18〜29(歳)	13〜20	20〜30	7以下	50〜65	13〜20	20〜30	7以下	50〜65
30〜49(歳)	13〜20	20〜30	7以下	50〜65	13〜20	20〜30	7以下	50〜65
50〜64(歳)	14〜20	20〜30	7以下	50〜65	14〜20	20〜30	7以下	50〜65
65〜74(歳)	15〜20	20〜30	7以下	50〜65	15〜20	20〜30	7以下	50〜65
75以上(歳)	15〜20	20〜30	7以下	50〜65	15〜20	20〜30	7以下	50〜65
妊婦 初期					13〜20	20〜30	7以下	50〜65
中期					13〜20			
後期					15〜20			
授乳婦					15〜20			

* 1 必要なエネルギー量を確保した上でのバランスとすること.
* 2 範囲に関しては,おおむねの値を示したものであり,弾力的に運用すること.
* 3 65歳以上の高齢者について,フレイル予防を目的とした量を定めることは難しいが,身長・体重が参照体位に比べて小さい者や,特に75歳以上であって加齢に伴い身体活動量が大きく低下した者など,必要エネルギー摂取量が低い者では,下限が推奨量を下回る場合があり得る.この場合でも,下限は推奨量以上とすることが望ましい.
* 4 脂質については,その構成成分である飽和脂肪酸など,質への配慮を十分に行う必要がある.
* 5 アルコールを含む.ただし,アルコールの摂取を勧めるものではない.
* 6 食物繊維の目標量を十分に注意すること.

脂溶性ビタミンの食事摂取基準

性　別	ビタミン A（μgRAE/日）*1							
	男　性				女　性			
年齢等	推定平均必要量*2	推奨量*2	目安量*3	耐容上限量*3	推定平均必要量*2	推奨量*2	目安量*3	耐容上限量*3
0～5（月）	－	－	300	600	－	－	300	600
6～11（月）	－	－	400	600	－	－	400	600
1～2（歳）	300	400	－	600	250	350	－	600
3～5（歳）	350	450	－	700	350	400	－	850
6～7（歳）	300	400	－	950	300	400	－	1,200
8～9（歳）	350	500	－	1,200	350	500	－	1,500
10～11（歳）	450	600	－	1,500	400	500	－	1,900
12～14（歳）	550	800	－	2,100	500	700	－	2,500
15～17（歳）	650	900	－	2,500	500	650	－	2,800
18～29（歳）	600	850	－	2,700	450	650	－	2,700
30～49（歳）	650	900	－	2,700	500	700	－	2,700
50～64（歳）	650	900	－	2,700	500	700	－	2,700
65～74（歳）	600	850	－	2,700	500	700	－	2,700
75以上（歳）	550	800	－	2,700	450	650	－	2,700
妊　婦（付加量）								
初期・中期					＋0	＋0	－	－
後期					＋60	＋80	－	－
授乳婦（付加量）					＋300	＋450	－	－

＊1　レチノール活性当量（μgRAE）＝レチノール（μg）＋β-カロテン（μg）× 1/12 ＋α-カロテン（μg）× 1/24
　　　　　　　　　　　　　　　＋β-クリプトキサンチン（μg）× 1/24 ＋その他のプロビタミン A カロテノイド（μg）× 1/24
＊2　プロビタミン A カロテノイドを含む．
＊3　プロビタミン A カロテノイドを含まない．

性　別	ビタミン D（μg/日）*1				ビタミン E（mg/日）*2				ビタミン K（μg/日）	
	男　性		女　性		男　性		女　性		男性	女性
年齢等	目安量	耐容上限量	目安量	耐容上限量	目安量	耐容上限量	目安量	耐容上限量	目安量	目安量
0～5（月）	5.0	25	5.0	25	3.0	－	3.0	－	4	4
6～11（月）	5.0	25	5.0	25	4.0	－	4.0	－	7	7
1～2（歳）	3.0	20	3.5	20	3.0	150	3.0	150	50	60
3～5（歳）	3.5	30	4.0	30	4.0	200	4.0	200	60	70
6～7（歳）	4.5	30	5.0	30	5.0	300	5.0	300	80	90
8～9（歳）	5.0	40	6.0	40	5.0	350	5.0	350	90	110
10～11（歳）	6.5	60	8.0	60	5.5	450	5.5	450	110	140
12～14（歳）	8.0	80	9.5	80	6.5	650	6.0	600	140	170
15～17（歳）	9.0	90	8.5	90	7.0	750	5.5	650	160	150
18～29（歳）	8.5	100	8.5	100	6.0	850	5.0	650	150	150
30～49（歳）	8.5	100	8.5	100	6.0	900	5.5	700	150	150
50～64（歳）	8.5	100	8.5	100	7.0	850	6.0	700	150	150
65～74（歳）	8.5	100	8.5	100	7.0	850	6.5	650	150	150
75以上（歳）	8.5	100	8.5	100	6.5	750	6.5	650	150	150
妊　婦			8.5	－			6.5	－		150
授乳婦			8.5	－			7.0	－		150

＊1　日照により皮膚でビタミン D が産生されることを踏まえ，フレイル予防を図る者はもとより，全年齢区分を通じて，日常生活において可能な範囲内での適度な日光浴を心掛けるとともに，ビタミン D の摂取については，日照時間を考慮に入れることが重要である．
＊2　α-トコフェロールについて算定した．α-トコフェロール以外のビタミン E は含んでいない．

水溶性ビタミンの食事摂取基準

| | ビタミン B₁（mg/日）*1,2 | | | | | | ビタミン B₂（mg/日）*2 | | | | | |
| 性　別 | 男　性 | | | 女　性 | | | 男　性 | | | 女　性 | | |
年齢等	推定平均必要量*3	推奨量	目安量	推定平均必要量	推奨量	目安量	推定平均必要量*4	推奨量	目安量	推定平均必要量	推奨量	目安量
0〜 5 （月）	−	−	0.1	−	−	0.1	−	−	0.3	−	−	0.3
6〜11 （月）	−	−	0.2	−	−	0.2	−	−	0.4	−	−	0.4
1〜 2 （歳）	0.4	0.5	−	0.4	0.5	−	0.5	0.6	−	0.5	0.5	−
3〜 5 （歳）	0.6	0.7	−	0.6	0.7	−	0.7	0.8	−	0.6	0.8	−
6〜 7 （歳）	0.7	0.8	−	0.7	0.8	−	0.8	0.9	−	0.7	0.9	−
8〜 9 （歳）	0.8	1.0	−	0.8	0.9	−	0.9	1.1	−	0.9	1.0	−
10〜11 （歳）	1.0	1.2	−	0.9	1.1	−	1.1	1.4	−	1.0	1.3	−
12〜14 （歳）	1.2	1.4	−	1.1	1.3	−	1.3	1.6	−	1.2	1.4	−
15〜17 （歳）	1.3	1.5	−	1.0	1.2	−	1.4	1.7	−	1.2	1.4	−
18〜49 （歳）	1.2	1.4	−	0.9	1.1	−	1.3	1.6	−	1.0	1.2	−
50〜64 （歳）	1.1	1.3	−	0.9	1.1	−	1.2	1.5	−	1.0	1.2	−
65〜74 （歳）	1.1	1.3	−	0.9	1.1	−	1.2	1.5	−	1.0	1.2	−
75以上 （歳）	1.0	1.2	−	0.8	0.9	−	1.1	1.3	−	0.9	1.0	−
妊　婦（付加量）				+0.2	+0.2	−				+0.2	+0.3	−
授乳婦（付加量）				+0.2	+0.2	−				+0.5	+0.6	−

＊1　チアミン塩化物塩酸塩（分子量＝ 337.3）の重量として示した.
＊2　身体活動レベルⅡの推定エネルギー必要量を用いて算定した.
＊3　推定平均必要量は，ビタミン B₁ の欠乏症である脚気を予防するに足る最小必要量からではなく，尿中にビタミン B₁ の排泄量が増大し始める摂取量（体内飽和量）から算定.
＊4　推定平均必要量は，ビタミン B₂ の欠乏症である口唇炎，口角炎，舌炎などの皮膚炎を予防するに足る最小必要量からではなく，尿中にビタミン B₂ の排泄量が増大し始める摂取量（体内飽和量）から算定.

| | ナイアシン（mgNE/日）*1,2 | | | | | | | |
| 性　別 | 男　性 | | | | 女　性 | | | |
年齢等	推定平均必要量	推奨量	目安量	耐容上限量*3	推定平均必要量	推奨量	目安量	耐容上限量*3
0〜 5 （月）*4	−	−	2	−	−	−	2	−
6〜11 （月）	−	−	3	−	−	−	3	−
1〜 2 （歳）	5	6	−	60(15)	4	5	−	60(15)
3〜 5 （歳）	6	8	−	80(20)	6	7	−	80(20)
6〜 7 （歳）	7	9	−	100(30)	7	8	−	100(30)
8〜 9 （歳）	9	11	−	150(35)	8	10	−	150(35)
10〜11 （歳）	11	13	−	200(45)	10	10	−	150(45)
12〜14 （歳）	12	15	−	250(60)	12	14	−	250(60)
15〜17 （歳）	14	17	−	300(70)	11	13	−	250(65)
18〜29 （歳）	13	15	−	300(80)	9	11	−	250(65)
30〜49 （歳）	13	15	−	350(85)	10	12	−	250(65)
50〜64 （歳）	12	14	−	350(85)	9	11	−	250(65)
65〜74 （歳）	12	14	−	300(80)	9	11	−	250(65)
75以上 （歳）	11	13	−	300(75)	9	10	−	250(60)
妊　婦（付加量）					+0	+0	−	−
授乳婦（付加量）					+3	+3	−	−

＊1　ナイアシン当量（NE）＝ナイアシン＋ 1/60 トリプトファンで示した.
＊2　身体活動レベルⅡの推定エネルギー必要量を用いて算定した.
＊3　ニコチンアミドの重量（mg/日），（　）内はニコチン酸の重量（mg/日）.
＊4　単位は mg/日.

性別	ビタミン B$_6$(mg/日)*1								ビタミン B$_{12}$(μg/日)*3					
	男 性				女 性				男 性			女 性		
年齢等	推定平均必要量	推奨量	目安量	耐容上限量*2	推定平均必要量	推奨量	目安量	耐容上限量*2	推定平均必要量	推奨量	目安量	推定平均必要量	推奨量	目安量
0〜 5 （月）	−	−	0.2	−	−	−	0.2	−	−	−	0.4	−	−	0.4
6〜11 （月）	−	−	0.3	−	−	−	0.3	−	−	−	0.5	−	−	0.5
1〜 2 （歳）	0.4	0.5	−	10	0.4	0.5	−	10	0.8	0.9	−	0.8	0.9	−
3〜 5 （歳）	0.5	0.6	−	15	0.5	0.6	−	15	0.9	1.1	−	0.9	1.1	−
6〜 7 （歳）	0.7	0.8	−	20	0.6	0.7	−	20	1.1	1.3	−	1.1	1.3	−
8〜 9 （歳）	0.8	0.9	−	25	0.8	0.9	−	25	1.3	1.6	−	1.3	1.6	−
10〜11 （歳）	1.0	1.1	−	30	1.0	1.1	−	30	1.6	1.9	−	1.6	1.9	−
12〜14 （歳）	1.2	1.4	−	40	1.0	1.3	−	40	2.0	2.4	−	2.0	2.4	−
15〜17 （歳）	1.2	1.5	−	50	1.0	1.3	−	45	2.0	2.4	−	2.0	2.4	−
18〜29 （歳）	1.1	1.4	−	55	1.0	1.1	−	45	2.0	2.4	−	2.0	2.4	−
30〜49 （歳）	1.1	1.4	−	60	1.0	1.1	−	45	2.0	2.4	−	2.0	2.4	−
50〜64 （歳）	1.1	1.4	−	55	1.0	1.1	−	45	2.0	2.4	−	2.0	2.4	−
65〜74 （歳）	1.1	1.4	−	50	1.0	1.1	−	40	2.0	2.4	−	2.0	2.4	−
75 以上（歳）	1.1	1.4	−	50	1.0	1.1	−	40	2.0	2.4	−	2.0	2.4	−
妊 婦（付加量）					+0.2	+0.2	−	−				+0.3	+0.4	−
授乳婦（付加量）					+0.3	+0.3	−	−				+0.7	+0.8	−

＊1 たんぱく質の推奨量を用いて算定した（妊婦・授乳婦の付加量は除く）.
＊2 ピリドキシン（分子量＝ 169.2）の重量として示した.
＊3 シアノコバラミン（分子量＝ 1,355.37）の重量として示した.

性別	葉酸（μg/日）*1							
	男 性				女 性			
年齢等	推定平均必要量	推奨量	目安量	耐容上限量*2	推定平均必要量	推奨量	目安量	耐容上限量*2
0〜 5 （月）	−	−	40	−	−	−	40	−
6〜11 （月）	−	−	60	−	−	−	60	−
1〜 2 （歳）	80	90	−	200	90	90	−	200
3〜 5 （歳）	90	110	−	300	90	110	−	300
6〜 7 （歳）	110	140	−	400	110	140	−	400
8〜 9 （歳）	130	160	−	500	130	160	−	500
10〜11 （歳）	160	190	−	700	160	190	−	700
12〜14 （歳）	200	240	−	900	200	240	−	900
15〜17 （歳）	220	240	−	900	200	240	−	900
18〜29 （歳）	200	240	−	900	200	240	−	900
30〜64 （歳）	200	240	−	1,000	200	240	−	1,000
65 以上（歳）	200	240	−	900	200	240	−	900
妊 婦（付加量）*3, 4					+200	+240	−	−
授乳婦（付加量）					+80	+100	−	−

＊1 プテロイルモノグルタミン酸（分子量＝ 441.40）の重量として示した.
＊2 通常の食品以外の食品に含まれる葉酸（狭義の葉酸）に適用する.
＊3 妊娠を計画している女性，妊娠の可能性がある女性および妊娠初期の妊婦は，胎児の神経管閉鎖障害のリスク低減のために，通常の食品以外の食品に含まれる葉酸（狭義の葉酸）を 400 μg/日摂取することが望まれる.
＊4 付加量は，中期および後期にのみ設定した.

性別	パントテン酸（mg/日）		ビオチン（μg/日）	
	男 性	女 性	男 性	女 性
年齢等	目安量	目安量	目安量	目安量
0〜 5 （月）	4	4	4	4
6〜11 （月）	5	5	5	5
1〜 2 （歳）	3	4	20	20
3〜 5 （歳）	4	4	20	20
6〜 7 （歳）	5	5	30	30
8〜 9 （歳）	6	5	30	30
10〜11 （歳）	6	6	40	40
12〜17 （歳）	7	6	50	50
18〜49 （歳）	5	5	50	50
50 以上（歳）	6	5	50	50
妊 婦		5		50
授乳婦		6		50

ビタミンC（mg/日）*1						
性 別	男 性			女 性		
年齢等	推定平均必要量*2	推奨量	目安量	推定平均必要量*2	推奨量	目安量
0～11 （月）	－	－	40	－	－	40
1～ 2 （歳）	35	40	－	35	40	－
3～ 5 （歳）	40	50	－	40	50	－
6～ 7 （歳）	50	60	－	50	60	－
8～ 9 （歳）	60	70	－	60	70	－
10～11 （歳）	70	85	－	70	85	－
12～64 （歳）	85	100	－	85	100	－
65 以上 （歳）	80	100	－	80	100	－
妊 婦（付加量）				+10	+10	－
授乳婦（付加量）				+40	+45	－

* 1　L-アスコルビン酸（分子量＝ 176.12）の重量で示した．
* 2　推定平均必要量は，ビタミンCの欠乏症である壊血病を予防するに足る最小量からではなく，心臓血管系の疾病予防効果および抗酸化作用の観点から算定．

多量ミネラルの食事摂取基準

ナトリウム（mg/日，（　）は食塩相当量[g/日]）*						
性 別	男 性			女 性		
年齢等	推定平均必要量	目安量	目標量	推定平均必要量	目安量	目標量
0～ 5 （月）	－	100(0.3)	－	－	100(0.3)	－
6～11 （月）	－	600(1.5)	－	－	600(1.5)	－
1～ 2 （歳）	－	－	(3.0 未満)	－	－	(3.0 未満)
3～ 5 （歳）	－	－	(3.5 未満)	－	－	(3.5 未満)
6～ 7 （歳）	－	－	(4.5 未満)	－	－	(4.5 未満)
8～ 9 （歳）	－	－	(5.0 未満)	－	－	(5.0 未満)
10～11 （歳）	－	－	(6.0 未満)	－	－	(6.0 未満)
12～14 （歳）	－	－	(7.0 未満)	－	－	(6.5 未満)
15～17 （歳）	－	－	(7.5 未満)	－	－	(6.5 未満)
18 以上 （歳）	600(1.5)	－	(7.5 未満)	600(1.5)	－	(6.5 未満)
妊婦・授乳婦				600(1.5)		(6.5 未満)

*　高血圧および慢性腎臓病（CKD）の重症化予防のための食塩相当量の量は，男女とも 6.0 g/日未満とした．

カリウム（mg/日）				
性 別	男 性		女 性	
年齢等	目安量	目標量	目安量	目標量
0～ 5 （月）	400	－	400	－
6～11 （月）	700	－	700	－
1～ 2 （歳）	900	－	900	－
3～ 5 （歳）	1,000	1,400 以上	1,000	1,400 以上
6～ 7 （歳）	1,300	1,800 以上	1,200	1,800 以上
8～ 9 （歳）	1,500	2,000 以上	1,500	2,000 以上
10～11 （歳）	1,800	2,200 以上	1,800	2,000 以上
12～14 （歳）	2,300	2,400 以上	1,900	2,400 以上
15～17 （歳）	2,700	3,000 以上	2,000	2,600 以上
18 以上 （歳）	2,500	3,000 以上	2,000	2,600 以上
妊 婦			2,000	－
授乳婦			2,200	－

性別	カルシウム（mg/日）							
	男性				女性			
年齢等	推定平均必要量	推奨量	目安量	耐容上限量	推定平均必要量	推奨量	目安量	耐容上限量
0〜5（月）	−	−	200	−	−	−	200	−
6〜11（月）	−	−	250	−	−	−	250	−
1〜2（歳）	350	450	−	−	350	400	−	−
3〜7（歳）	500	600	−	−	450	550	−	−
8〜9（歳）	550	650	−	−	600	750	−	−
10〜11（歳）	600	700	−	−	600	750	−	−
12〜14（歳）	850	1,000	−	−	700	800	−	−
15〜17（歳）	650	800	−	−	550	650	−	−
18〜29（歳）	650	800	−	2,500	550	650	−	2,500
30〜49（歳）	600	750	−	2,500	550	650	−	2,500
50〜74（歳）	600	750	−	2,500	550	650	−	2,500
75以上（歳）	600	700	−	2,500	500	600	−	2,500
妊婦・授乳婦（付加量）					+0	+0	−	−

性別	マグネシウム（mg/日）*						リン（mg/日）			
	男性			女性			男性		女性	
年齢等	推定平均必要量	推奨量	目安量	推定平均必要量	推奨量	目安量	目安量	耐容上限量	目安量	耐容上限量
0〜5（月）	−	−	20	−	−	20	120	−	120	−
6〜11（月）	−	−	60	−	−	60	260	−	260	−
1〜2（歳）	60	70	−	60	70	−	500	−	500	−
3〜5（歳）	80	100	−	80	100	−	700	−	700	−
6〜7（歳）	110	130	−	110	130	−	900	−	800	−
8〜9（歳）	140	170	−	140	160	−	1,000	−	1,000	−
10〜11（歳）	180	210	−	180	220	−	1,100	−	1,000	−
12〜14（歳）	250	290	−	240	290	−	1,200	−	1,000	−
15〜17（歳）	300	360	−	260	310	−	1,200	−	900	−
18〜29（歳）	280	340	−	230	270	−	1,000	3,000	800	3,000
30〜64（歳）	310	370	−	240	290	−	1,000	3,000	800	3,000
65〜74（歳）	290	350	−	230	280	−	1,000	3,000	800	3,000
75以上（歳）	270	320	−	220	260	−	1,000	3,000	800	3,000
妊婦				（付加量）+30	（付加量）+40	−			800	−
授乳婦				（付加量）+0	（付加量）+0	−			800	−

* 通常の食品以外からの摂取量の耐容上限量は，成人の場合350 mg/日，小児では5 mg/kg体重/日とした．それ以外の通常の食品からの摂取の場合，耐容上限量は設定しない．

微量ミネラルの食事摂取基準

性別	鉄（mg/日）									
	男性				女性					
					月経なし		月経あり			
年齢等	推定平均必要量	推奨量	目安量	耐容上限量	推定平均必要量	推奨量	推定平均必要量	推奨量	目安量	耐容上限量
0〜5（月）	−	−	0.5	−	−	−	−	−	0.5	−
6〜11（月）	3.5	5.0	−	−	3.5	4.5	−	−	−	−
1〜2（歳）	3.0	4.5	−	25	3.0	4.5	−	−	−	20
3〜5（歳）	4.0	5.5	−	25	4.0	5.5	−	−	−	25
6〜7（歳）	5.0	5.5	−	30	4.5	5.5	−	−	−	30
8〜9（歳）	6.0	7.0	−	35	6.0	7.5	−	−	−	35
10〜11（歳）	7.0	8.5	−	35	7.0	8.5	10.0	12.0	−	35
12〜14（歳）	8.0	10.0	−	40	7.0	8.5	10.0	12.0	−	40
15〜17（歳）	8.0	10.0	−	50	5.5	7.0	8.5	10.5	−	40
18〜29（歳）	6.5	7.5	−	50	5.5	6.5	8.5	10.5	−	40
30〜49（歳）	6.5	7.5	−	50	5.5	6.5	9.0	10.5	−	40
50〜64（歳）	6.5	7.5	−	50	5.5	6.5	9.0	11.0	−	40
65〜74（歳）	6.0	7.5	−	50	5.0	6.0	−	−	−	40
75以上（歳）	6.0	7.0	−	50	5.0	6.0	−	−	−	40
妊婦（付加量）初期					+2.0	+2.5	−	−	−	−
中期・後期					+8.0	+9.5	−	−	−	−
授乳婦（付加量）					+2.0	+2.5	−	−	−	−

亜鉛(mg/日)

性別	男性				女性			
年齢等	推定平均 必要量	推奨量	目安量	耐容 上限量	推定平均 必要量	推奨量	目安量	耐容 上限量
0〜 5 (月)	−	−	2	−	−	−	2	−
6〜11 (月)	−	−	3	−	−	−	3	−
1〜 2 (歳)	3	3	−	−	2	3	−	−
3〜 5 (歳)	3	4	−	−	3	3	−	−
6〜 7 (歳)	4	5	−	−	3	4	−	−
8〜 9 (歳)	5	6	−	−	4	5	−	−
10〜11 (歳)	6	7	−	−	5	6	−	−
12〜14 (歳)	9	10	−	−	7	8	−	−
15〜17 (歳)	10	12	−	−	7	8	−	−
18〜29 (歳)	9	11	−	40	7	8	−	35
30〜64 (歳)	9	11	−	45	7	8	−	35
65〜74 (歳)	9	11	−	40	7	8	−	35
75以上 (歳)	9	10	−	40	6	8	−	30
妊　婦(付加量)					+1	+2	−	−
授乳婦(付加量)					+3	+4	−	−

銅(mg/日)

性別	男性				女性			
年齢等	推定平均 必要量	推奨量	目安量	耐容 上限量	推定平均 必要量	推奨量	目安量	耐容 上限量
0〜 5 (月)	−	−	0.3	−	−	−	0.3	−
6〜11 (月)	−	−	0.3	−	−	−	0.3	−
1〜 2 (歳)	0.3	0.3	−	−	0.2	0.3	−	−
3〜 5 (歳)	0.3	0.4	−	−	0.3	0.3	−	−
6〜 7 (歳)	0.4	0.4	−	−	0.4	0.4	−	−
8〜 9 (歳)	0.4	0.5	−	−	0.4	0.5	−	−
10〜11 (歳)	0.5	0.6	−	−	0.5	0.6	−	−
12〜14 (歳)	0.7	0.8	−	−	0.6	0.8	−	−
15〜17 (歳)	0.8	0.9	−	−	0.6	0.7	−	−
18〜29 (歳)	0.7	0.9	−	7	0.6	0.7	−	7
30〜49 (歳)	0.7	0.9	−	7	0.6	0.7	−	7
50〜74 (歳)	0.7	0.9	−	7	0.6	0.7	−	7
75以上 (歳)	0.7	0.8	−	7	0.6	0.7	−	7
妊　婦(付加量)					+0.1	+0.1	−	−
授乳婦(付加量)					+0.5	+0.6	−	−

マンガン(mg/日)

性別	男性		女性	
年齢等	目安量	耐容上限量	目安量	耐容上限量
0〜 5 (月)	0.01	−	0.01	−
6〜11 (月)	0.5	−	0.5	−
1〜 5 (歳)	1.5	−	1.5	−
6〜 7 (歳)	2.0	−	2.0	−
8〜 9 (歳)	2.5	−	2.5	−
10〜11 (歳)	3.0	−	3.0	−
12〜14 (歳)	4.0	−	4.0	−
15〜17 (歳)	4.5	−	3.5	−
18以上 (歳)	4.0	11	3.5	11
妊　婦・授乳婦			3.5	−

性　別	男　性				女　性			
年齢等	推定平均必要量	推奨量	目安量	耐容上限量	推定平均必要量	推奨量	目安量	耐容上限量

ヨウ素（μg/日）

年齢等	推定平均必要量	推奨量	目安量	耐容上限量	推定平均必要量	推奨量	目安量	耐容上限量
0〜 5 （月）	−	−	100	250	−	−	100	250
6〜11 （月）	−	−	130	250	−	−	130	250
1〜 2 （歳）	35	50	−	300	35	50	−	300
3〜 5 （歳）	45	60	−	400	45	60	−	400
6〜 7 （歳）	55	75	−	550	55	75	−	550
8〜 9 （歳）	65	90	−	700	65	90	−	700
10〜11 （歳）	80	110	−	900	80	110	−	900
12〜14 （歳）	95	140	−	2,000	95	140	−	2,000
15〜17 （歳）	100	140	−	3,000	100	140	−	3,000
18以上 （歳）	95	130	−	3,000	95	130	−	3,000
妊　婦（付加量）					+75	+110	−	−*
授乳婦（付加量）					+100	+140	−	−*

＊　妊婦および授乳婦の耐容上限量は 2,000 μg/日とした.

セレン（μg/日）

性　別	男　性				女　性			
年齢等	推定平均必要量	推奨量	目安量	耐容上限量	推定平均必要量	推奨量	目安量	耐容上限量
0〜11 （月）	−	−	15	−	−	−	15	−
1〜 2 （歳）	10	10	−	100	10	10	−	100
3〜 5 （歳）	10	15	−	100	10	10	−	100
6〜 7 （歳）	15	15	−	150	15	15	−	150
8〜 9 （歳）	15	20	−	200	15	20	−	200
10〜11 （歳）	20	25	−	250	20	25	−	250
12〜14 （歳）	25	30	−	350	25	30	−	300
15〜17 （歳）	30	35	−	400	20	25	−	350
18〜74 （歳）	25	30	−	450	20	25	−	350
75以上 （歳）	25	30	−	400	20	25	−	350
妊　婦（付加量）					+5	+5	−	−
授乳婦（付加量）					+15	+20	−	−

クロム（μg/日）

性　別	男　性		女　性	
年齢等	目安量	耐容上限量	目安量	耐容上限量
0〜 5 （月）	0.8	−	0.8	−
6〜11 （月）	1.0	−	1.0	−
1〜17 （歳）	−	−	−	−
18以上 （歳）	10	500	10	500
妊婦・授乳婦			10	

モリブデン（μg/日）

性　別	男　性				女　性			
年齢等	推定平均必要量	推奨量	目安量	耐容上限量	推定平均必要量	推奨量	目安量	耐容上限量
0〜 5 （月）	−	−	2	−	−	−	2	−
6〜11 （月）	−	−	5	−	−	−	5	−
1〜 5 （歳）	10	10	−	−	10	10	−	−
6〜 7 （歳）	10	15	−	−	10	15	−	−
8〜 9 （歳）	15	20	−	−	15	15	−	−
10〜11 （歳）	15	20	−	−	15	20	−	−
12〜14 （歳）	20	25	−	−	20	25	−	−
15〜17 （歳）	25	30	−	−	20	25	−	−
18〜29 （歳）	20	30	−	600	20	25	−	500
30〜64 （歳）	25	30	−	600	20	25	−	500
65〜74 （歳）	20	30	−	600	20	25	−	500
75以上 （歳）	20	25	−	600	20	25	−	500
妊　婦（付加量）					+0	+0	−	−
授乳婦（付加量）					+3	+3	−	−

索引

編者紹介

原田まつ子
（はらだ まつこ）

- 1972年　東京家政大学家政学部卒業
- 2020年　杏林大学医学部研究生修了
- 現　在　元東京家政大学家政学部 特任教授

色川木綿子
（いろかわ ゆうこ）

- 1997年　東京家政大学家政学部栄養学科卒業
- 現　在　東京家政大学家政学部栄養学科 講師

大野智子
（おおの ともこ）

- 1998年　宮城学院女子大学学芸学部家政学科卒業
- 2007年　秋田大学大学院医学研究科修了
- 現　在　青森県立保健大学健康科学部栄養学科 准教授

NDC 590　　248 p　　26 cm

応用栄養学実習　第4版　ライフステージ別の栄養管理
（おうようえいようがくじっしゅう　だい　はん　べつ　えいようかんり）

2021 年　3 月 25 日　第 1 刷発行
2023 年　1 月 26 日　第 3 刷発行

編　者　原田まつ子・色川木綿子・大野智子
発行者　髙橋明男
発行所　株式会社　講談社　　KODANSHA

〒 112-8001　東京都文京区音羽 2-12-21
　　販　売　(03)5395-4415
　　業　務　(03)5395-3615

編　集　株式会社　講談社サイエンティフィク
代表　堀越俊一

〒 162-0825　東京都新宿区神楽坂 2-14　ノービィビル
　　編　集　(03)3235-3701

本文データ制作
カバー印刷　株式会社　双文社印刷

本文・表紙印刷
製本　株式会社　KPSプロダクツ